刺激响应性纳米载体系统

梁菊 著

化学工业出版社

·北京·

内 容 简 介

纳米生物医学领域已涵盖诸多方面，主要研究方向包括纳米生物效应与安全性、纳米毒理学、生物传感、组织工程、医学成像、药物输送、疾病（特别是肿瘤）的诊断与治疗等。本书详细介绍了 pH 响应纳米传递系统、温度敏感纳米传递系统、酶敏感纳米传递系统、光响应纳米传递系统、磁敏感纳米传递系统、葡萄糖敏感纳米传递系统、氧化还原刺激响应性纳米传递系统等，以及它们在药物开发和临床治疗疾病中的应用。

本书适合生物医药、生物技术、药学等专业科研人员、高等院校相关专业师生阅读参考。

图书在版编目(CIP)数据

刺激响应性纳米载体系统/梁菊著. —北京：化学工业出版社，2022.8（2023.7 重印）

ISBN 978-7-122-41448-9

Ⅰ.①刺… Ⅱ.①梁… Ⅲ. ①纳米材料-应用-生物医学工程 Ⅳ.①R318

中国版本图书馆 CIP 数据核字（2022）第 086479 号

责任编辑：邵桂林　　　　装帧设计：张　辉
责任校对：边　涛

出版发行：化学工业出版社（北京市东城区青年湖南街 13 号　邮政编码 100011）
印　　装：北京科印技术咨询服务有限公司数码印刷分部
850mm×1168mm　1/32　印张 8½　字数 229 千字
2023 年 7 月北京第 1 版第 2 次印刷

购书咨询：010-64518888　　　　售后服务：010-64518899
网　　址：http://www.cip.com.cn
凡购买本书，如有缺损质量问题，本社销售中心负责调换。

定　　价：69.00 元

前　言

与传统药物载体系统相比，纳米药物载体系统因其尺寸、形状、材料等特殊性，可有效改善药物的药代动力学和药效学性能，提高药物疗效。随着现代纳米技术的深入研究和发展，纳米技术与物理化学、生物技术、制剂技术、医学和药学等领域、学科的融合，有望将基于纳米技术的药物载体系统向着更有效、更智能的精准医疗方向发展，其巨大的发展潜力与广阔的应用前景受到了广大制剂开发者与药品生产企业的广泛关注，越来越多的基于纳米载体系统的药物制剂开始步入临床试验阶段，走入市场。

刺激响应性纳米载体系统是指在外界刺激下可响应性发生构象变化或桥链断裂的聚合物纳米囊泡或脂质体或无机纳米颗粒等，这些纳米组装体在条件改变前可保持良好的结构稳定性，而在达到靶器官或其微环境中暴露功能特性基团后，成功释放药物。由于肿瘤微环境的特殊性（如酸性 pH 环境、氧化还原电势特异性、乏氧及酶表达异常等），以及外界环境中的刺激（如热、电磁波、光照等），可以设计刺激响应性纳米载体系统用于抗癌药物的有效递送。为进一步改善药物的释放性能，提高载体系统疗效，近年来围绕改善纳米载体系统的药物释放性能、改变药物的释放位点、调控胞内药物代谢途径等的研究持续火热。

为了使纳米制剂领域的研究者准确把握纳米载体系统的研究概况和研究趋势，笔者参阅了大量国内外文献，结合本课题组多年的科研实践经验编著了本书。本书按照目前刺激响应性纳米载体系统中常见刺激响应信号的种类分为七章，每章又分为若干个小节，条理清晰、内容丰富，具有基础性、前瞻性和系统性，适合纳米医学、生物材料、药剂学等相关学科领域的本科生、研究生、教师和科研人员参考。

在本书的撰写过程中，河南科技大学医学院吴文澜副教授，硕士研究生林阳、闫付晴、张云蕴在文献查阅和统稿方面给予了大力支持和帮助，在此一并感谢。

由于纳米医学发展迅猛，专家学者们关注的侧重点往往不同，因此本书难以面面俱到，疏漏之处在所难免，敬请广大读者批评指正。

梁菊

2022 年 3 月于河南科技大学

目录

第1章

pH敏感性纳米载体系统

肿瘤组织由于生长迅速，细胞会摄入大量葡萄糖，但不同于正常细胞的氧化磷酸化，肿瘤细胞主要通过糖酵解合成 ATP，这一代谢特征被称为 Warburg 效应。因此，肿瘤细胞外 pH 值一般维持在 6.5～7.0 之间，低于正常组织（pH7.4）。此外，当纳米粒子通过内吞作用进入细胞质后，内吞小泡会与初级溶酶体（pH4.5～5.0）结合，形成次级溶酶体（pH5.0～6.0）。因此，基于正常组织和肿瘤组织之间的 pH 值差异，以及溶酶体内部的酸性环境，具有 pH 敏感响应性的纳米药物载体体系可在正常 pH 条件下包埋/负载药物，并在特定 pH 条件下释放药物，从而实现肿瘤靶向性的药物释放。

这些药物载体体系一般通过两种机制实现药物的释放：一是基于 pH 响应性的电荷翻转（charge reversal），通过环境 pH 的变化诱导纳米材料分子产生带电特性的改变（质子化/去质子化），这种电荷改变可以驱动纳米粒子产生形变或降解，从而释放包埋/负载的疏水性药物。根据材料类型和组装体结构的不同，这类纳米递送体系主要包含水凝胶、脂质体和聚合物胶束等；二是基于 pH 响应性的化学键，通过相应化学键将活性药物共轭连接到纳米材料上，构建相应的药物载体系统。这一类化学键包括肼键、腙键、亚胺键、酰胺键、原酯键以及缩醛键等。在中性或碱性 pH 条件下，此类化学键通常是稳定的，但在酸性环境条件下，pH 敏感的化学键发生水解断裂，从而释放活性药物。

1.1 电荷翻转聚合物

使用 pH 响应性的聚合物构建纳米载体体系是一个简单且有效的设计策略，相应的聚合物在环境 pH 值低于聚合物本身的 pK_a值时发生电荷翻转，从而改变其电荷性以及亲水性，这些性质的变化可诱导纳米材料结构的变化，例如重排、溶胀或分解等。构建这类药物递送体系的聚合物通常有两种类型，即当 pH 值低于 pK_a值时从疏水性转变为带正电/亲水性的阳离子聚合物，或当 pH 值低于 pK_a值时从带负电/亲水性变为疏水性的阴离子聚合物。

1.1.1 阳离子聚合物

常见的阳离子聚合物通常含有氨基，例如聚 2-（二异丙基胺基）甲基丙烯酸乙酯（PDPAEMA）、叔胺聚合物、聚 4-乙烯基吡啶（P4VP）和聚 β-氨基酯等。当环境 pH 值低于其 pK_a时，质子化的氨基基团会携带有更多正电荷，并呈现由疏水性向亲水性的转变。利用此类聚合物制备的药物载体系统，其中一种技术路线需要合成两亲性嵌段共聚物。其中，具有 pH 响应性的嵌段在正常生理 pH 值条件下（pH≈7.4）会体现疏水性，从而自组装形成负载药物的纳米粒子结构。而当环境 pH 值下降后，该嵌段转变为亲水性并带正电荷，纳米粒子在静电排斥和亲水性的共同作用下分解，负载的药物得以释放。

研究者应用该策略设计了一种纳米药物递送体系，包含聚乙二醇（PEG）-阿霉素（DOX）共轭物和 PDPAEMA 均聚物，并加入了由精氨酸（R）和组氨酸（H）组成的 H_4R_4肽。研究结果证明该载体系统具有明显的 pH 响应性，在酸性条件下，PDPAEMA 可实现从疏水性到亲水性的转变，从而导致纳米材料的解体和 DOX 的释放。当 pH7.4 时，DOX 的释放仅有约 10%；而在 pH5.5 时，超过 90%的 DOX 在 36h 内释放。此外，细胞试验结果表明，加入

H_4R_4 肽的纳米粒子可使其细胞毒性增加 30 倍，同时也促进了 DOX 在细胞核内的富集。Stayton 等人也基于电荷翻转设计了一种 pH 响应性疫苗递送体系，其两亲性二嵌段聚合物可自组装形成胶束。该纳米粒子的疏水嵌段由丙烯酸丙酯（PPAA）、聚［2-（二甲胺基）甲基丙烯酸乙酯］（PDMAEMA）和甲基丙烯酸丁酯（BMA）构成，具有典型的 pH 响应性，会在低 pH 值的溶酶体内降解，并释放抗原物质。

2017 年，有研究者利用金纳米颗粒（AuNPs）作为锚定（聚甲基丙烯酸寡聚乙二醇酯）POEGMA、PDPAEMA 和聚［2-（甲基丙烯酰氧基）乙基磷酰胆碱］PMPC（POEGMA-*b*-PDPAEMA-*b*-PMPC）三嵌段共聚物的核心，并以二硫化物为引发剂，通过原子转移自由基聚合（ATRP）合成三嵌段共聚物。在该系统中，PDPAEMA 作为 pH 响应性组分，并用于封装疏水性药物 DOX，而 PMPC 用于提高胶束在生理环境中的稳定性。在 pH 6.0 环境中，聚合物可发生质子化，胶束解离并释放药物。乳腺癌细胞 MCF-7 的存活率结果显示，负载 DOX 的纳米粒子的毒性明显高于游离 DOX。

同样基于 PDPAEMA 的 pH 响应性，研究者设计纳米粒用于构建负载 siRNA、光敏剂或抗癌药物的递送体系，以期解决肿瘤的多药耐药（MDR）问题。2015 年，他们合成了二嵌段共聚物 PEG-*b*-PDPAEMA，并共轭连接 DOX 前药（P-DOX）和 pluronic P123，其胶束产物可实现对 pH 和近红外光（NIR）的共同响应。在生理条件下（pH7.4），胶束维持完整的纳米结构。而在 pH6.2 左右的酸性环境中，胶束迅速分解，并导致 DOX 的快速释放。同时，结合 NIR 激光照射，载药胶束显著提高了 DOX 耐药的乳腺癌细胞 MCF-7/ADR 对 DOX 的敏感程度。2020 年，该课题组进一步优化了胶束结构，通过苯硼酯接枝 pluronic P123（PHE），可有效抑制 MCF-7/ADR 主动外排 DOX 的过程，从而高效传递 DOX 并在体内逆转 MDR。相较于原 F127/P123 胶束，F127/PHE 胶束由于其较低的 CMC，可表现出更高的稳定性和药物包封率（约 80%）。此外，由于可以抑制P-gp介导的药物外排，胶束F127/PHE-DOX具有更高的细胞杀伤能力，可有效诱导MDR细胞的凋亡。体内实验进一步证明了胶束的作用，F127/PHE-DOX能在肿瘤区域富集，表现出最优的肿瘤生长抑制作用。结合其副作用小的优势，F127/PHE胶束具有较大的临床应用潜力。

此外，电荷翻转聚合物也可用于合成尺寸可变的纳米粒子，通过加入交联剂，可使粒子的粒径随着pH值的变化而改变。例如，我们课题组设计了一种咪唑基修饰的N-（3-氨基丙基）咪唑-胆固醇（IM-Chol），其中含有弱酸基团咪唑环，其pK_a值约为6.0。微酸环境下，咪唑基团质子化使pH响应性支链显示疏水性，导致基团之间由于静电斥力的作用而解体或溶胀，从而破坏纳米粒子的结构，并释放出其负载的姜黄素药物。在另一项研究工作中，通过乳液聚合合成了具有核壳结构的PDEAEMA/2-甲基丙烯酸氨基乙酯（PAEMA）纳米粒子。DEAEMA可首先与PEG-二甲基丙烯酸酯（PEG-DMA）作为交联剂聚合，形成具有pH响应性的粒子核心，再将甲基丙烯酸2-氨基乙酯（AEMA）添加到悬浮液中以聚合形成亲水壳层。通过动态光散射（DLS）检测粒径可发现，在细胞外/胞质（pH7.4）中，核中DEAEMA的叔胺大部分不带电，没有显著的静电斥力，核心塌陷形成粒径约为250nm的纳米粒子。然在溶酶体内（pH5.0）时，核心中的叔胺离子化，从而导致粒子尺寸增加，形成约为550nm的较大纳米粒子。相对地，Wang和他的团队开发了一种超pH敏感的纳米材料，该纳米材料能够随着pH值的降低而减小其尺寸。通过聚合物PEG-*b*-PAEMA修饰树状大分子PAMAM，并共轭连接铂（Pt）前药，自组装形成了胶束PEG-*b*-PAEMA-PAMAM/Pt。其中，PAMAM嵌段在胶束内充当pH响应性组分。在pH 7.4条件下，胶束表现为直径约为80nm的纳米粒子，且PAMAM嵌段具有疏水性，具有负载疏水性药物的能力。而在酸性肿瘤微环境中（pH6.5～7.0），PAMAM转变为亲水，导致胶束快速分解形成更小尺寸的纳米粒子（<10nm）。这种粒径的降低，有助于提高纳米粒子的渗透性能，从而改变治疗药物

难以到达肿瘤深层部位的难题。

有研究者分别以聚环氧乙烷（PEO）和一系列叔胺单体（PR）作为亲水和疏水嵌段，合成 pH 敏感的胶束系统（pHAM）。此外，他们通过不同类型的功能化 PR 嵌段组合来调节胶束解离的 pH 值，一种类型具有从甲基到丁基的不同链长的线性二烷基部分，另一种具有从五元环到七元环变化的环状部分，并将 pH 不敏感的染料四甲基罗丹明（TMR）与嵌段共聚物共轭连接。当环境 pH 值高于响应胶束体系的 pK_a时，PR 基团具有疏水性，通过光诱导电子转移和荧光能量传递，导致粒子自组装和荧光信号猝灭。而当 pH 值低于 pK_a时，PR 基团质子化，导致胶束解体，荧光强度显著增加。基于这一特性，通过跟踪荧光强度的变化，可确定纳米粒子进入内涵体/溶酶体的细胞定位信息。

最近，另有研究者设计了一系列用于实时肿瘤成像的超 pH 敏感聚合物（UPS）。这些纳米探针可以在非常窄的 pH 范围内对体内 pH 信号作出快速响应并放大。UPS 纳米颗粒由两亲性嵌段共聚物 PEG-*b*-PMA 组成，包括亲水性的 PEG 和具有叔胺取代基的疏水性聚甲基丙烯酸酯（PMA）。在生理 pH 下，嵌段共聚物自组装形成稳定的核壳胶束。而当环境 pH 值低于叔胺的 pK_a时，发生质子化，胶束迅速分解形成单体。值得注意的是，自组装-解离的过程是可逆的，完全由环境 pH 值决定，这使得 pH 值触发的胶束解离能够增加分子成像的荧光强度，并释放运载的药物。在此基础上，有研究者扩展了基于生物可降解多肽的 UPS 聚合物设计，利用超 pH 敏感的叔胺对多肽进行修饰，以实现 pH 响应行为。亲水性和疏水性嵌段通过铜催化的叠氮-炔环加成反应（CuAAC）合成并共价连接。通过改变氨基取代基的比例，可以很容易地调节共聚物的 pK_a。并通过在共聚物的链端连接荧光菁染料（Cy5.5），胶束可将细微的 pH 响应转化为显著的荧光强度变化。

2015 年，研究者合成了负载 5-氟尿嘧啶（5-FU）或荧光素的两亲性嵌段共聚物（P4VP-*b*-6-O-甲基丙烯酰半乳糖基吡喃糖）。研究发现，由于 P4VP 的 pH 响应性，聚合物胶束在 pH7.4 条件下保持结构稳定；而在 pH5 环境中迅速分解，其负载的药物或荧光素得以快速释放。类似地，Mishra 等人设计合成了具有 pH 响应性的胶束，[聚（*n*-乙烯基吡咯烷酮）-*b*-P4VP 共聚物（PNVP-*b*-P4VP）]。胶束表现为良好的生物相容性，并能在生理环境下保持高度稳定性。

聚 β-氨基酯（PBAE）也是一种具有 pH 响应性的聚合物。通过迈克尔加成反应，Li 等人合成了共聚物 PEG-PBAE，并验证了其自组装胶束（PPM）选择性消除癌症干细胞（CSC）的能力。在环境 pH7.4 时，PBAE 嵌段的胺基团表现为疏水。而当 pH 值低于 6.8 时，胺基团发生质子化而表现为亲水，并触发负载的抗癌药物硫醚嗪（THz）在弱酸性环境下的快速释放。此外，基于筛选自 MCF-7 的 CSC 细胞球（$CD44^+/CD24^-$ 表型），其细胞毒性及体内实验结果表明，THz/PPM 对细胞球具有较强的抗 CSC 作用，并能有效抑制乳腺肿瘤的体内生长，是一种理想而有效的 pH 响应性药物递送载体。

1.1.2 阴离子聚合物

阴离子聚合物在环境 pH 值降低时，可从带负电/亲水性转变成为具有带正电/疏水性的聚合物，此时的官能团可改变纳米材料或内涵体膜的不稳定性，从而促进相关膜结构的改变，实现药物释放、内涵体逃逸等功能。这类聚合物一般通过酸性单体合成，例如聚（甲基丙烯酸）（PMAA）、聚（天冬氨酸）（PAsp）和磺酰胺基聚合物等。

研究者首先以甲基丙烯酸（MAA）为单体，并通过 *N*，*N*-双（丙烯酰基）胱胺（BACy）交联制备了 PMAA（BACy）。并以 PMAA（BACy）为核心，制备了具有壳聚糖（CS）及二甲基马来酸酐修饰的 CS（CS-DMMA）的纳米材料 PMAA（BACy）/CS/CS-DMMA。该纳米材料不仅具有理想的粒径，同时对 DOX 表现出良好的载药率和包封率。在偏酸的肿瘤微环境中，通过交联结构的改变，触发了 GSH 响应性。此外，改变为正电荷的表面电荷也增强了肿瘤细胞的摄入。这些实验结果表明，这种具有表面电荷翻转的 pH/还原响应性纳米材料具有作为抗癌药物载体的良好潜力。

基于带有烷基链的抗菌肽（PEPc），研究者设计并合成了一种具有 pH 响应性的新型多肽-聚合物共轭物 PEPc-PMAA。结果表明，在中性条件下，PEPc-PMAA 具有亲水性；而在酸性条件下，PEPc-PMAA 转变为由带正电的 PEPc 和疏水性的 PMAA 组成，从而具有两亲性。通过研究了 PEPc-PMAA 与模拟细胞膜之间的相互作用，试验结果证明 PEPc-PMAA 在 pH 5.5 时能对脂质体膜造成明显的干扰，提示 PEPc-PMAA 在酸性条件下对带负电荷的生物膜具有较强的靶向和干扰作用。

研究者制备了具有 pH 响应性及 PEG 可分离的智能聚合物纳米载体系统，并用于联合传递抗癌药物紫杉醇（PTX）和 siRNA。该纳米粒子以 PEG-PAsp 作为壳结构，当肿瘤细胞摄取纳米粒子后，PEG-PAsp 片段由于环境 pH 的降低而呈电中性，从而与纳米粒子核心分离，使得其核心暴露的聚乙烯亚胺（PEI）通过质子-海绵效应实现溶酶体逃逸，从而释放负载的 PTX 及 siRNA。体内实验表明，肿瘤部位积累的纳米粒子能够通过沉默 survivin 基因和传递 PTX，抑制肿瘤生长、提高小鼠的存活率。

另有研究者开发了一系列带负电的磺酰胺基低聚物（OSA），随着 pH 值的降低，OSA 可从亲水性转变为疏水性，同时具有了质子缓冲能力。并通过对不同侧链的选择，如磺胺甲基噻唑（OSMT）、磺胺二甲氧嘧啶（OSDM）、磺胺嘧啶（OSDZ）和磺胺嘧啶（OSMZ）等，他们将 OSA 的 pK_a 调整到 pH3～11。研究发现，OSMT 和 OSDZ 分别在 pH5～6.4 和 pH5.7～7.3 范围内具有广泛的质子缓冲能力，而 OSDM 和 OSMZ 的质子缓冲能力出现在 pH6.5～7.3 之间。体外核酸转染实验证实，与聚赖氨酸（PLL）相比，OSDZ 和 OSMZ 与 DNA 的复合物在 HEK293 和 RINm5F 细胞中具有更高的转染效率（分别增加约 12 倍和约 55 倍）。

1.2 pH 响应性化学键

含有酸敏感化学键的聚合物已被广泛用于设计抗癌药物载体系统。图 1-1 展示了最常用的酸敏感化学键的结构和裂解后的产物结构。

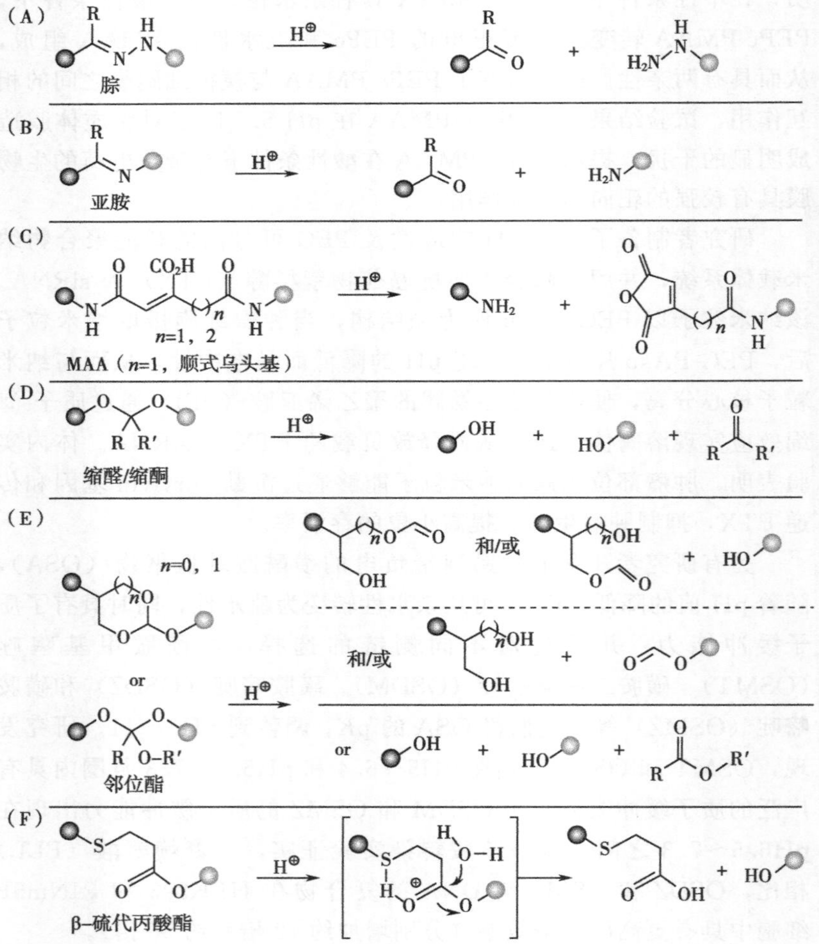

(A) 腙

(B) 亚胺

(C) n=1，2　MAA（n=1，顺式乌头基）

(D) 缩醛/缩酮

(E) n=0，1　邻位酯

(F) β-硫代丙酸酯

图 1-1　pH 响应性化学键及相应的水解产物

1.2.1　腙键

由于易于合成且具有敏感的响应性，将腙键引入聚合物的主链是设计 pH 响应性药物载体系统的理想策略。研究者基于 3-（2-吡啶基二硫代）丙酰肼（PDPH）在甲醇中与 DOX 的偶联，设计并合成了具有 pH 响应性的金纳米粒子系统（图 1-2），有望应用于化疗和表面增强拉曼散射（SERS）成像。系统由 PEG、DOX、肼连接剂和金纳米粒子（Au-DOX-PEG）组成，其中 PDPH 作为 pH 响应性的连接剂，并引入巯基以确保 DOX 锚定在金纳米颗粒表面。另有研究者基于特定性质的弹性蛋白样多肽和 pH 响应性的腙连接物，开发了一种用于靶向癌症治疗的 pH 响应性多肽-药物纳米粒子。此外，也报道了一种基于腙键的多功能丝胶纳米粒子，可用于抗肿瘤化疗药物的 pH 响应性肿瘤细胞递送。

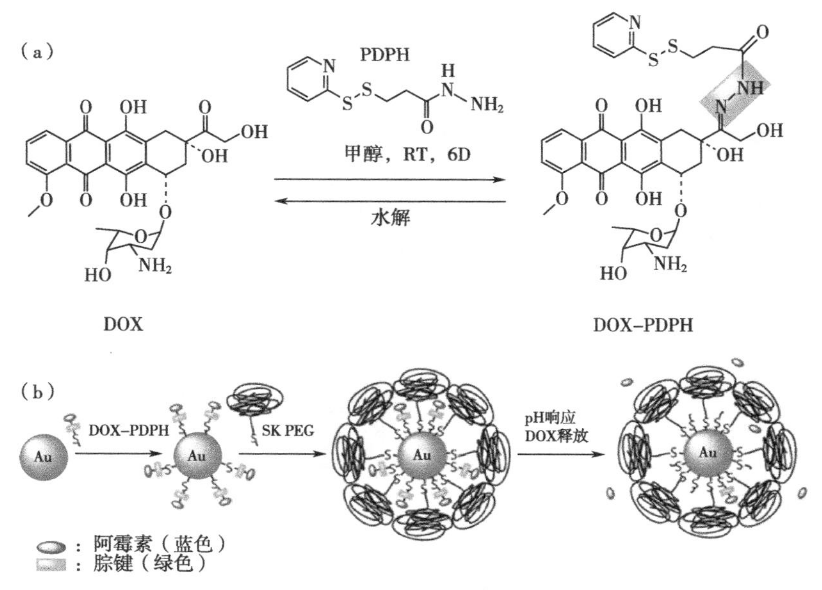

图 1-2　pH 敏感金纳米载药系统示意图

(a) 阿霉素腙连接物共轭物（DOX-PDPH）的化学合成；

(b) 多功能药物载体系统的合成及其 pH 响应性 DOX 释放

有研究报道了通过腙键连接的聚合物-顺铂结合物的抗肿瘤纳米粒子的设计和制备。利用水合肼对PEG-*b*-聚（L-丙交酯）（PEG-*b*-PLA）进行改性，得到带有酰肼端基的聚合物PEGPLA-NH-NH_2。该聚合物与Pt（IV）前药中的酮基反应，得到聚合物-药物共轭物双（PEGPLA）-Pt（IV）。结果表明，该体系的顺铂释放可随pH值而改变，在不同pH值（5.0、6.0和7.4）条件下，分别可在4、6和22h后观察到50%的顺铂释放。此外，有研究者也基于腙键，实现了聚合物粒子的pH相应性药物释放（图1-3）。通过巯基化聚甲基丙烯酸（PMASH）的巯基马来酰亚胺，通过点击化学和具有腙键的马来酰亚胺阿霉素（MAL-DOX）衍生物合成共轭聚合物，并通过介孔二氧化硅模板组装制备了纳米颗粒。在内涵体/溶酶体pH下，腙键断裂，导致DOX释放。相较于pH 7.2时约20%的药物释放，在pH 5.5条件下，大约80%的DOX会在24h内释放。并且，该纳米粒子的IC_{50}（≈28.5nmol/L）与游离DOX（≈62nmol/L）相比，显示出较低的毒副作用。

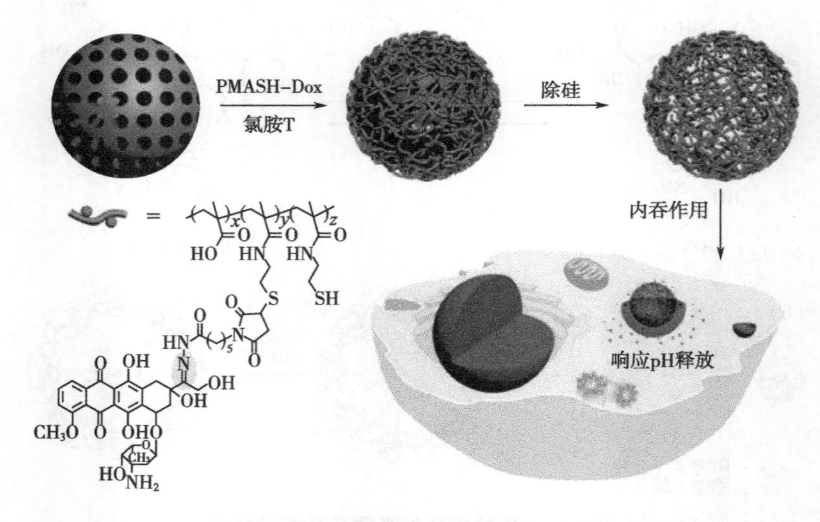

图1-3 巯基改性聚甲基丙烯酸（PMASH）纳米颗粒通过腙键负载DOX并随后在细胞内释放药物的过程

研究者评估了阳离子侧链对多聚物 DOX 纳米粒子的细胞内摄取、细胞毒性等性质的影响。通过迈克尔加成反应，将 2-（吡啶基二硫代）乙胺（PDA）、带有阳离子侧链的伯胺和 PEG 以摩尔比 7∶39∶4合成了该聚合物。其中，通过 PDA 单体与带有酰肼基团的马来酰亚胺反应，使得该聚合物含有 pH 响应性腙键。此外，该课题组研究了三种不同的阳离子侧链（精氨酸甲酯、组胺和叔胺）对纳米粒子性能的影响。结果发现，阳离子侧链的不同会实现不同的细胞定位行为，并导致细胞毒性的变化。

腙键也被用于将药物偶联到超支化纳米粒子上。研究表明，当 PAMAM 被修饰为腙键共轭连接 DOX 的超支化纳米粒子时，通过腙键结合的 DOX 比通过酰胺结合的 DOX 能更有效杀死肿瘤细胞。此外，研究者也开发了携带多肽适配体的超支化聚合物，其纳米粒子同时含有以 pH 响应性腙键连接的 DOX 和荧光基团 Cy5。通过 48h 药物释放检测发现，在 pH 5.0 环境中能观察到约 80%的 DOX 释放，而在 pH 7.4 时则不到 10%。

此外，一系列骨架或核心结构，包括聚甲基丙烯酸己酯（PHMA）、金属核（Fe_3O_4和 Au）、聚磷酸酯、聚甲基丙烯酰氧乙基磷酰胆碱、透明质酸、糖（普鲁兰和葡聚糖）、聚氨基酸等，也可通过腙键的连接负载药物，并设计出相应的 pH 响应性纳米粒子。例如，研究者合成了以 DOX、甲氧基聚乙二醇（mPEG）和叶酸-聚乙二醇（PEG-FA）为偶联剂的多功能核-壳型 Fe_3O_4@Au 纳米粒子（Fe_3O_4@Au-DOX-mPEG/PEG-FA）。其中，以 L-半胱氨酸甲酯（LCME）为连接剂，DOX 通过 pH 响应性腙键共轭连接于 Fe_3O_4@Au 表面。由于腙键的存在，制备的纳米粒子在酸性介质中的药物释放量远远大于在温和碱性介质中的药物释放量。并且由于肿瘤细胞表面 FA 受体的存在，Fe_3O_4@Au-DOX-mPEG/PEG-FA 可通过受体介导的内吞作用增加细胞摄取，从而提高了对肿瘤细胞的细胞毒性作用。同时，在激光照射下，由于 Au 壳层的光热效应而进一步提高了其细胞毒性。

类似的策略也可应用于其他医药领域。有课题组最近报道了一种靶向促炎巨噬细胞的纳米粒子，将全反式视黄醛通过pH响应性腙键连接葡聚糖主链结构，并与半乳糖（GDR）接枝后包封具有抗炎作用的雷公藤甲素（TPT）。试验结果证实，具有抗炎特性的GDR纳米粒子可优先聚集在弱酸性的炎症组织中。结合同时有抗炎作用的TPT，GDR-TPT纳米粒子可以有效降低组织的炎性反应，并有效缓解类风湿关节炎症状。

1.2.2 亚胺键

酸敏感的亚胺键也常常被用于设计具有pH响应性的载药纳米粒子。2014年，有课题组报告了一种利用氢键包装疏水性药物melphalan的策略，其载体系统的吡啶基团和melphalan的氨基之间形成了氢键，从而将药物负载于以羧甲基壳聚糖聚合物为壳的胶束中。其中，载体的吡啶基团则通过亚胺键连接到壳聚糖聚合物上，从而实现药物的pH响应性释放。实验结果证实，药物在pH 7.0和pH 7.4的中性条件下释放率均小于10%，而在pH 5.0时其释放率增加到65%。此外，研究者报告了基于亚胺键连接的葡聚糖-DOX结合物（DEX-DOX）的抗癌纳米粒子。在这项研究中，葡聚糖上的羟基被氧化成醛，并通过形成亚胺与药物DOX结合。其产物在水溶液中可自组装形成尺寸均匀的纳米粒子(平均粒径约为23nm)。相较于游离DOX对照组，DEX-DOX粒子对B16F10黑色素瘤的治疗效果有明显提高。同时，DEX-DOX的主要器官毒性则显著降低。在类似研究中，研究者开发了一种抗癌药物表柔比星（EPI）和甲氨蝶呤（MTX）共递送的“纳米鸡尾酒”系统（图1-4）。其中，EPI通过与磷脂复合物（PC）络合来装载，而具有靶向性的MTX则通过pH响应性亚胺键与脂质-PEG连接形成结合物DSPE。这些成分再通过自组装形成肿瘤靶向纳米粒子，从而兼具肿瘤细胞靶向性和酸性pH响应的药物释放能力。流式细胞仪分析显示，这种MTX靶向粒子的靶向性能得到显著增强。

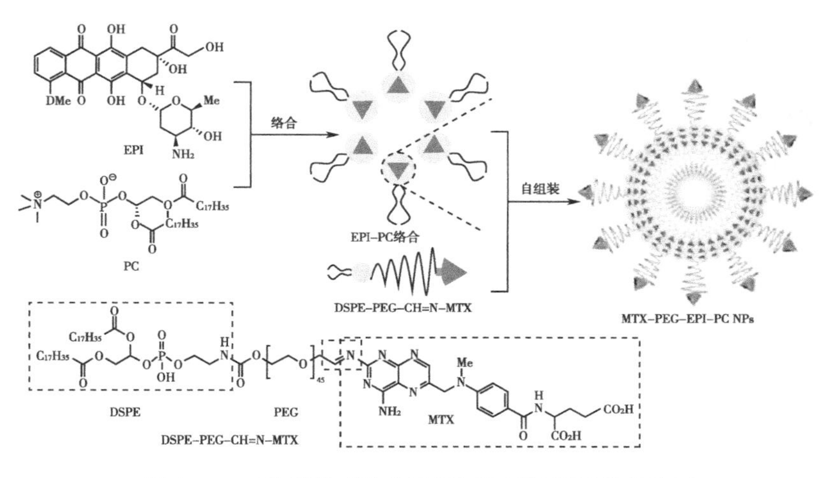

图 1-4　pH 响应性“纳米鸡尾酒”系统用于表柔比星（EPI）和甲氨蝶呤（MTX）共递送

1.2.3　顺乌头酰基

顺丁烯二酸酰胺（MAA）家族中的顺乌头酰基团也具有敏感的 pH 响应性，最早被用作设计具有多聚赖氨酸/柔红霉素的聚合物-药物传递体系。此外，此类顺乌头酰基已广泛应用于基于 HPMA、PAMAM 树状大分子、PVA（聚乙烯醇）、PLLA-PEG 共聚物和低聚糖等一系列药物载体中。

PAMAM 树状大分子作为药物载体能够介导内涵体逃逸，但是它们往往也表现出一定的非特异性和显著的正常细胞毒性。为解决这一难题，研究者使用 PEG、糖和多肽适配体对 PAMAM 树状大分子进行表面修饰，通过顺乌头酰基将线性 PEG 及靶向配体接枝到 PAMAM 树状大分子上。这种 PEG 修饰被证明可以提高纳米粒子的体内循环时间，并减少其在肝脏/肾脏中的富集，同时具有针对肝癌细胞的靶向性能和 pH 响应性。有课题组开发了基于 PEG 的自组装纳米粒子，其粒径约为 185nm。其中，DOX 通过顺乌头酰基连接到 PEG，另一端修饰肿瘤细胞靶向肽 RGD。与游离 DOX

和其他对照递送体系相比，具有靶向性的纳米DOX递送体系处理细胞后，其细胞核内具有更高的DOX荧光强度。研究者通过MMA键将蛋白质与PEG聚合物交联，提出一种具有pH响应性的蛋白质颗粒组装策略。其结果表明，在酸性（pH<6.5）条件下，MAA键水解断裂，使得蛋白质颗粒迅速解体，其中的蛋白质酶活性几乎完全得到恢复（>97%）。在另一项研究中，顺乌头酰基与二硫化物组分的连接产物通过透明质酸（HA）进行修饰，使纳米粒子兼具pH响应性和氧化还原电位响应性。结果也表明，在外界环境的双重刺激条件下，自组装纳米粒子可显示出协同释放DOX的效果。

此外，有课题组将MAA键应用于合成基于聚天冬氨酸（PAsp）的siRNA载体系统，以实现RNA干扰治疗。他们通过点击化学将siRNA连接到MAA修饰的PAsp（DET）上。聚丙烯酰胺凝胶电泳显示，在pH值为5.0的条件下处理1h后，载体系统可以有效释放siRNA。相比之下，没有pH响应性的对照组，其siRNA条带没有明显改变。并且，具有MAA键的PAsp（DET）-siRNA载体系统，比siRNA/PAsp（DET）的对照组显示出更有效的RNA干扰作用。

1.2.4 缩醛和缩酮

缩醛和缩酮也是常用的pH响应性键。它们在碱性条件下非常稳定，而在酸性条件下裂解时，通过羰基离子中间体，很容易水解为相应的羰基化合物（醛和酮）或醇。研究者于2004年首次报道了使用缩醛作为pH敏感键进行药物递送，通过缩醛键对右旋糖酐（DEX）进行修饰，最终形成疏水性纳米粒子。当pH值下降为酸性时，缩醛键会迅速水解，导致纳米粒子从疏水性变为亲水性，从而促进药物释放（图1-5）。他们研究发现，DEX聚合物中73%的羟基可通过乙酰化右旋糖酐（Ac-DEX）中的环缩醛和酰基缩醛进行修饰。在37℃和生理pH（7.4）条件下，Ac-DEX的半衰期为15d，而在弱酸性（pH 5.0）下，其半衰期缩短为10h。研究发现，低毒性的 Ac-DEX 可以负载不同治疗物质，包括咪喹莫特、质粒 DNA、siRNA 以及抗菌材料等。基于此，研究者开发了一系列新型递送体系。此外，另一课题组还将 Ac-DEX 与甘露糖基配体作为细胞表面受体进行配位，用于抗原递送。有研究者也发现，通过改变右旋糖酐的缩醛化反应时间，可以改变环缩醛与非环缩醛的比例。利用这种方法，Ac-DEX 的降解率可以得到比较精确的调控，从而让药物在数周内缓慢释放，可用于心肌梗死后的治疗。在相关的研究工作中，另有研究者使用宏观改性剂对 Ac-DEX 进行了改性，从而允许使用聚［低聚（乙二醇）甲醚-甲基丙烯酸酯］（POEGMA）共聚物对 Ac-DEX 进行改性，并研究了 pH 响应性的 Ac-DEX-POEGMA 纳米粒对 DOX 的负载和释放性质。

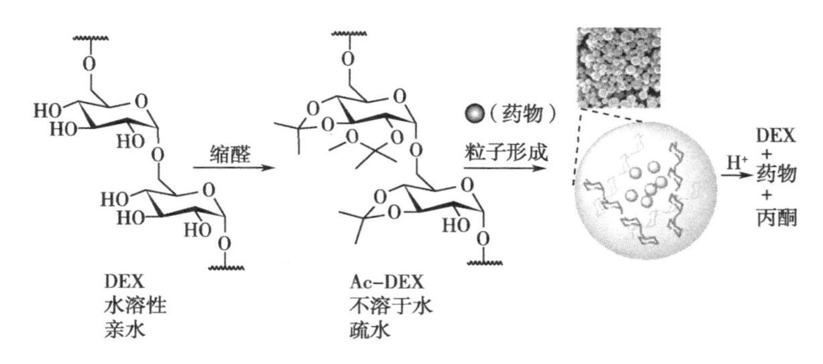

图 1-5　右旋糖酐缩醛化、药物包封形成纳米颗粒和药物释放过程示意图

文献报道了一种新型的介孔二氧化硅纳米粒子系统，该系统将缩醛固定在二氧化硅表面并耦合到纳米粒子。这种系统在酸性 pH 条件下，缩醛被有效水解，介孔的开放使得截留的药物分子能够快速释放。此外，有课题组报道了一种用于细胞内缓释药物的 pH 响应性载体系统。其疏水性双层膜中含有环苄叉缩醛的多聚体，在中性 pH 条件下稳定，而在酸性 pH 环境下能水解成亲水性二醇组分。也有报道发现，基于 pH 响应性的聚（缩醛氨基甲酸乙酯）可用于构建酸敏感的降解胶束，从而递送疏水性肿瘤治疗药物。最近，有课题组设计了一种新型超支化的两亲缩醛聚合物，用于pH响应性地递送药物。在中性条件下，嵌段共聚物会自组装形成典型的核壳胶束，而酸诱导的缩醛裂解可导致胶束的疏水性和结构发生明显改变。研究者也合成了一种含有缩酮的嵌段共聚物纳米载体，负载疏水性抗癌药物紫杉醇（PTX）。在pH<5.0时，嵌段共聚物侧链中的缩酮基团水解导致嵌段共聚物纳米颗粒分解，并释放PTX。

在最近的工作中，研究者报道了由PEG-*b*-PAA共聚物组成的胶束纳米粒子。将PAA与乙烯基醚功能化，然后与紫杉醇（PTX）反应。结果证实，这种粒子可以装载高达43wt%[1]的PTX，不仅具有与游离PTX相似的细胞毒性，而且在PTX耐药细胞系中能显示更好的细胞杀伤效果。值得注意的是，这种PTX纳米粒子还可以通过物理包封的方式，进一步负载第二种药物DOX，能随着pH值的变化而同步释放DOX。

1.2.5 邻酯键

邻酯键对pH非常敏感，且其产物的生物相容性好，自文献首次报道以来，已被广泛应用于构建pH响应性纳米药物载体。基于邻酯键，有研究者合成了两亲性二嵌段共聚物PEG-*b*-聚{N-[2-甲氧基-(1,3)二氧环烷-4-基甲基（甲基丙烯酰胺）]}（PEG-*b*-PMYM）。通过研究聚合物的pH响应性形态和水解特性改变，他们证明邻酯侧链的水解表现出典型的pH响应性动力学特征。此外，pH值的改变可调节这种纳米粒子的尺寸。在pH 7.4时，粒径可保持稳定，但在pH 6.0条件下维持两天后，粒径可改变至100～250nm。

研究者合成了聚(N-{[2-（二甲胺基）乙氧基]-1,3-二氧环烷-4-基}甲基丙烯酰胺)（PMAOE），并通过邻酯键连接其阳离子侧链。通过阳离子侧链和DNA之间稳定的静电相互作用，构建了

[1] wt%：质量百分数单位，表示分量比，一种物质占混合物的比重。在此，wt%=(PTX质量/胶束质量+PTX质量)×100%。

一种DNA载体系统。这种系统可利用pH响应键释放阳离子侧链，从而从聚合物主链有效释放DNA。结果证实，在pH 4.0时，聚合物主链可以缓慢水解释放约60%的阳离子侧链，从而递送DNA。

1.2.6 硼酸酯键

硼酸酯键可在硼酸和醇之间形成，在中性或碱性pH条件下能保持稳定，但在酸性环境下易分解为硼酸和醇基。因此，硼酸酯已被广泛用于开发pH响应性的聚合物载体，用于负载抗癌药物。研究者通过硼酸酯键，将含硼酸的抗癌药物硼替佐米（BTZ）与含邻苯二酚的聚合物偶联。在中性或碱性条件下，BTZ和邻苯二酚通过硼酸酯键连接形成稳定的结合物，结构的变化还使得BTZ不再具有细胞毒性。当处于较低pH值环境时，硼酸酯键水解，BTZ得以释放并恢复其细胞毒性。文献报道了一种基于葡聚糖的pH响应性纳米系统，通过硼酸修饰葡聚糖的邻位二醇形成硼酸酯键。低pH值可触发硼酸酯键的水解，并恢复了葡聚糖上右旋糖酐的亲水羟基基团，这种亲水性的增加破坏了纳米粒子结构的稳定，从而释放负载药物。此外，研究者通过将苯硼酸（PBA）接枝到聚马来酸酐的主链上，制备了一种pH响应性的纳米复合物，而且，通过简单的混合，药物DOX可以很容易地和PBA形成硼酸酯键。

1.2.7 β-硫代丙酸酯键

β-硫代丙酸酯键可经由巯基-烯点击反应形成，广泛应用于PEG和siRNA的连接。最近，研究者通过开环聚合（ROP）制备了带有末端烯烃的水溶性聚（环氧乙烷）-*b*-聚磷酸酯聚合物（PEG-*b*-PPE），从而引入β-硫代丙酸酯键来提高共轭药物的治疗效果。通过在烯烃上添加硫醇，将硫醇修饰的PTX装载到聚合物上，从而获得53wt%的载药量。结果表明，PEG-*b*-PPE纳米粒子对癌细胞的细胞毒性相比对照组的纳米粒子提高5～8倍。在另一项研究中，研究者基于β-硫代丙酸键的巯基迈克尔加成反应，连接二氢硫辛酸与丙烯酸酯共轭喜树碱，从而有效负载喜树碱（CPT）前药。药释实验显示，pH 7.4 时，纳米粒子无法释放 CPT；而在 pH 6.0 时，纳米粒子在 24h 和 96h 分别会有 23%和 50%的 CPT 释放。此外，游离 CPT 药物相比，前药纳米粒子也具有更好的抑制肿瘤效果。

以上例子中的纳米药物递送载体，基本使用 pH 响应性键作为侧链连接组分，从而负载药物或者改变载体的表面性能。但是，同样也有很多研究性工作聚焦于将 pH 响应性键引入到聚合物的主链中。例如，为了降低聚乙烯亚胺（PEI）纳米粒子的细胞毒性并提高其转染效率，有课题组基于邻位酯键交联低分子量 PEI，从而改进用于基因治疗的 PEI 纳米粒子。通过细胞实验，pH 响应性聚阳离子（POEIs）在许多细胞系中都显示出较低的细胞毒性，并且在 SH-SY5Y 细胞中呈现较高的转染效率。

同样，缩醛/缩酮键也可被用作聚合物主链中的连接组分。最近，研究者报道了主链中具有缩醛键结构的多嵌段聚 L-丙交酯的微球。通过开环聚合和形成缩醛等步骤制备了聚合物，并将 DOX 物理负载于微球中。虽然在 pH 7.4 时，微球显示出一定程度的裂解。然而，在 pH 5.0 时，DOX 的释放显示出明显增加（70%），远高于 pH 7.4 的 30%。Gilead 公司也开发了一种聚缩醛（聚乙醛酸酯）。这类聚合物可在各种不同刺激（包括紫外线、温度、氧化剂和还原剂）条件下促进降解。一般而言，当端基为三苯基保护基团时，该聚合物具有 pH 响应性。

综上所述，各种酸敏感键，包括腙键、亚胺键、缩醛键、原酯键、马来酸酰胺键和 β-硫代丙酸酯键等功能基团已被研究并应用于药物载体系统。总体而言，此类酸敏感键应该在生理 pH 条件下具有较高稳定性，从而能尽量减少非特异性的药物释放。其中，腙键得到最为广泛的研究，因为腙键在中性 pH 下稳定，而在微酸性环境中则表现出良好的药物释放行为。此外，连接功能基团的聚合物也更易于通过腙键改性，或者比较容易形成腙键。不过，在这些药物载体系统中，pH 7.4 条件下的稳定性相对容易实现，但却很难同时实现在 pH 6.5 左右的高效释放药物。因此，许多课题组的释药实验往往在 pH 5.0 的条件下进行，从而暗示其负载的药物或其他分子货物可以在溶酶体的较强酸性环境中释放。由此可见，多重响应性的功能基团组合有望是未来研究的重点。

1.3 非共价键交联（凝胶或胶束）

由于生理环境非常复杂，自组装材料的结构在这种环境中比较容易发生改变，因此相关药物载体系统需要尽可能提高基本生理环境中的结构稳定性。而非共价键交联就是一种有效提高体内稳定性的交联策略，例如 β-环糊精（β-CD）和苯并咪唑（BM）之间的非共价交联作用。此外，这种较为理想的交联方式是可逆的，即当纳米材料达到靶组时可以快速分解，从而实现 pH 响应性的药物释放。

研究者以 *N*，*N*′-亚甲基双丙烯酰胺（MBA）作为交联剂，通过聚 *N*-异丙基丙烯酰胺（PNIPAM）和 *N*-赖氨酸-*N*′-琥珀酰壳聚糖（NLSC）的自由基聚合形成核心结构。然后，将牛血清白蛋白（BSA）交联于核心结构，制备了具有核壳结构的纳米凝胶。此外，通过 *N*-赖氨酸壳聚糖（NLC）取代 NLSC，设计了一种不溶胀颗粒作为对照。结果发现，在环境转变为酸性时（从 pH 7.4 到 pH 4.0），NLSC 纳米凝胶表现出明显的溶胀（粒径从 200nm 到 2μm），而 NLC 纳米凝胶没有发生明显的粒径变化。此外，DOX-NLSC 可以在肿瘤球模型中呈现明亮的红色荧光，而对照组仅在肿瘤边缘显示荧光。有课题组在相关研究中，使用乙二醇二甲基丙烯酸酯（EGDMA）交联剂交联基于 *N*-（3-氨丙基）甲基丙烯酰胺（APM）和丙烯酰胺（AAM）原位聚合的纳米胶囊。其中，APM 可用于结合反义 miR-21 寡核苷酸（AS-miR-21），而 EGDMA 可通过酯键的水解而断裂。试验结果发现，纳米胶囊在 pH 7.4 条件下没有明显变化，但于 pH 5.4 条件下孵育 2h 后，其散射光强度会降低约 60%，证明纳米粒子的数量出现减少。体内试验也发现，该纳米粒子可有效抑制 U87 皮下肿瘤的生长。此外，研究者通过二嵌段共聚物，端羧基甲氧基 PEG-*b*-聚富马酸丙烯酯（mPEG-*b*-PPF），与布洛芬通过酸酐键反应合成了负载布洛芬的胶束。PPF 主链中的富马酸键通过自由基聚合与甲基丙烯酸 2-（二甲氨基）乙酯交联。对于含有 10wt%交联剂的颗粒，药物释放没有显示 pH 响应性；而含 17.5wt%交联剂的胶束，其药物释放行为在两种 pH 值（6.6 和 7.4）条件下差异明显，具有明显的 pH 响应性。

戊二醛结构中存在醛基，可通过戊二醛中氨基氮的亲核攻击，使得席夫碱（亚胺基，C=N）的胺基交联。不过，由于戊二醛的固有毒性，如果在药物载体系统中引入戊二醛，多少会存在一些安全性问题。在最近的一项研究中，研究者以聚赖氨酸-*b*-聚己内酯（PLL-*b*-PCl）作为自组装纳米粒子核心。此外，加入用戊二醛交联的聚谷氨酸-g-甲氧基聚乙二醇（PGlu-g-mPEG）形成复合物壳结构。PGlu-g-mPEG 的稳定性取决于 pH 值，在 pH 值降低时会释放。结果表明，其电荷翻转的速率可根据交联的比例进行调节。此外，试验结果还显示，延缓的电荷翻转可能会增强纳米粒子的肿瘤渗透性。

在另一项研究中，研究者合成了一种两亲性聚碳酸酯，聚乙二醇-b-聚（2,4,6-三甲氧基苄叉基苯四醇碳酸酯-co-5-甲基-5-丙炔基-1,3-二氧基-2-酮）[PEG-*b*-P（TMBPEC-c-MPMC）]，其中含有反应性炔基。此外，通过使用叠氮化物-炔烃点击化学，分别合成 pH 响应性的交联胶束（CCL/CC），以及兼具 pH 和氧化还原响应性的交联胶束（CCL/SS）。CCL/CC 胶束在 pH 7.4 时，48h 内 DOX 的释放约为为 32%，而在 pH 5.0 时约为 61%。很明显，由于其缩醛基团在酸性条件下的水解，导致其核心由疏水转变为亲水，从而增加了胶束 DOX 的释放。研究同时表明，负载 DOX 的 CCL/SS 胶束在耐药细胞中呈现最强的细胞杀伤效果，强于具有 pH 响应性的 CCL/CC 胶束，而游离 DOX 的细胞杀伤效果最弱。

在一项使用缩酮交联剂的研究中，研究者设计了自组装 PEG-*b*-（L-天冬氨酸）-*b*-（L-苯丙氨酸）（PEG-*b*-PAsp-*b*-PPhe）三嵌段胶束，其外层结构为 PEG，PAsp 为中间层，而 PPhe 形成核心结构。其中，Asp官能团与含有缩酮键的二胺交联剂反应，从而稳定纳米粒子的结构。pH 7.4时，缩酮水解的半衰期为52h；而在pH 5.0时，半衰期仅为0.7h（水解速度提高74倍）。类似工作中，有研究者以一种缩酮二氨基作为交联剂，通过活化酯单元反应交联核-壳界面，合成了聚［低聚（乙二醇）甲醚甲基丙烯酸酯］-*b*-聚（N-羟基琥珀酸甲基丙烯酸酯）-*b*-聚［1,1-二叔丁基3-(2-(甲基丙烯酰氧基）乙基］丁烷-1,1,3-三羧酸酯（POEGMEMA-*b*-PNHS-MA-*b*-PMAA）的三嵌段共聚物的交联胶束。同时，将顺式二氯二氨基铂（II）通过脱保护的丙二酸基团与聚合物络合。细胞毒性实验显示，交联胶束相较于未交联胶束，具有更高的细胞毒性。

在最近的一项研究中，研究者将聚甘油作为纳米粒子的结构单元，基于丙炔氧基苯乙缩醛修饰的聚甘油，以及叠氮化物功能修饰的聚甘油，通过点击化学反应合成树枝状聚甘油纳米凝胶（图1-6）。在制备过程中，其纳米粒子产物的粒径与溶液中大分子的浓度密切相关。因此，可通过大分子浓度调节粒径（100～1000nm），从而获得具有良好分散性和高载药率的纳米粒子。通过对负载的天冬酰胺酶的活性鉴定，纳米粒子在pH 7.4时几乎没有释放天冬酰胺酶，但在pH5时则释放全部蛋白质。

在一项研究多药耐药性的研究中，研究者通过邻酯交联剂分别制备了pH敏感纳米凝胶（NG1）、P-糖蛋白抑制纳米凝胶（NG2）。此外，还利用生育酚聚乙二醇琥珀酸酯修饰NG2，获得TPGS纳米凝胶。试验结果表明，在MCF-7肿瘤细胞系中，负载DOX的NG1和NG2的细胞毒性与游离DOX相似；但在耐药细胞系MCF-7/ADR中，NG1-DOX和NG2-DOX的IC_{50}均低于游离DOX，而TPGS-DOX的IC_{50}约为12μg/mL，远低于NG1-DOX和NG2-DOX的IC_{50}（分别为110μg/mL、106μg/mL）。

在分子相互作用中，两个或两个以上的分子或离子可通过非共价键（如氢键、离子键）、范德华力和疏水相互作用等，结合在一起。众所周知，环糊精能促进这种相互作用。它们是一类环状低聚

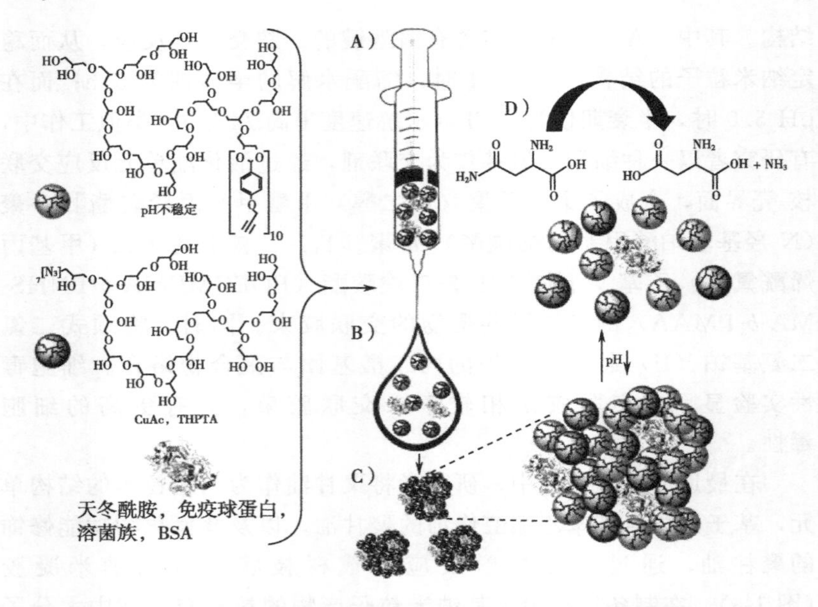

图 1-6　通过纳米沉淀法制备树枝状聚甘油纳米凝胶

糖，由六个、七个或八个通过 α-1，4-键连接的葡萄糖单元组成，分别称为 α-环糊精、β-环糊精和 γ-环糊精。由于在其低聚糖环内疏水性强，可通过疏水相互作用负载疏水性药物，从而形成复合物。因此，环糊精已被广泛应用于设计 pH 响应性纳米粒子。有课题组合成了基于两种聚合物组合的粒子，聚（甲基丙烯酸甜菜碱）甲基丙烯酸甲酯-*b*-聚（单 6-甲基丙烯酰乙二胺 β-环糊精）-*b*-聚（二异丙胺基）甲基丙烯酸乙酯（PCB-*b*-PCD-*b*-PDPAEMA）和聚（甲基丙烯酸甜菜碱）甲基丙烯酸甲酯-*b*-聚（苯并咪唑甲基丙烯酸乙酯）-*b*-聚（二异丙胺基）甲基丙烯酸乙酯（PCB-*b*-PBM-*b*-PDPAEMA）。为了形成交联粒子，使用了两种聚合物，而非交联粒子仅涉及一种聚合物（PCB-*b*-PCD-*b*-PDEAEMA）。其中，以 pH 响应性 PDPAEMA（$pK_a \approx 6.3$）作为核心，亲水性 PCB 作为外壳，两种聚合物的复合物则通过 β-CD 和苯并咪唑（BM）（$pK_a < 6.0$）之间的非共价交联作用形成。当 pH 值低于 6.0 时，BM 的氨

基（pK_a<6.0）质子化，静电排斥作用使得复合物解体。有趣的是，交联粒子显示出显著增强的稀释稳定性，即在 1000 倍稀释时仍保持稳定。

金属酚醛网络（MPN）作为一种自组装材料，用途广泛，且细胞毒性极低。最近，有研究者通过超声波乳化制备油酸（OA）乳液，从而形成直径小于 200nm 的液滴。这些 OA/水乳液被用作 MPN 界面自组装的模板。在 3-（N-吗啉基）丙磺酸（MOPS）缓冲液中，作者使用 8 臂聚乙二醇多酚和 $FeCl_3 \cdot 6H_2O$ 涂覆乳液，通过 PEG 多酚和 Fe^{3+} 的自组装在乳液相表面形成 MPN。结果表明，所制备的纳米粒子在 pH 5.0 时能特异性释放 DOX，其体内循环半衰期为约为 50min。

同一纳米颗粒内，多种刺激响应性部分的组合对于提高肿瘤治疗效果具有重要意义。在最近的一项研究中，研究者利用两亲性聚（ε-己内酯）-*b*-聚｛［低聚（乙二醇）单甲醚-甲基丙烯酸-co-聚（甲基丙烯氧基乙氧基）苯甲醛］｝（PCL-*b*-P（OEGMA-co-MAEBA）二嵌段共聚物合成了壳交联胶束。并通过使用二硫醇双（丙酰二肼）交联醛基来合成壳交联纳米粒子，从而使粒子兼具 pH 和氧化还原响应性。喜树碱（CPT）被分别负载于交联（SCL）和非交联（NCL）颗粒中，并研究药物释放行为。双重响应性的 SCL 颗粒的非特异性药物释放率较低（pH 7.4 时约为 18%）；而 NCLs 的释放率为 56%。pH 值从 7.4 降至 5.0 使药物释放更快，结果显示同时有相应两种刺激对药物释放更有优势。

在另一项研究中，研究者合成了基于单甲氧基聚乙二醇（mPEG）、2-巯基乙胺（MEA）接枝聚 L-天冬氨酸（PAsp（MEA））和 2-（二异丙基氨基）乙胺（DIP）-接枝聚 L-天冬氨酸［PAsp（DIP）］三嵌段共聚物的交联胶束。在 pH 10 条件下形成颗粒后，对 MEA 基团进行二硫键交联，然后将 pH 值调节到 7.4，并负载 DOX。在 pH 7.4 时，粒子粒径约为 60nm，但在 pH 5.0 时膨胀至约为 300nm。同时，在 pH 7.4 的条件下，用 DTT 处理后，其粒径约为 550nm。在没有 DTT 的情况下，在 pH 7.4 时未观察到DOX释放，而在pH 5.0环境中10h后，约40%的DOX得到释放。在10mmol/L DTT存在下，5h后观察到显著的DOX释放(95%)。该聚合物也用于后来的一些工作中，以形成pH/氧化还原响应性的金纳米笼。在pH 7.4的条件下，24h后未检测到DOX释放；然而，在pH 5.0且有10mmol/L GSH的条件下，可在5h后释放出约40%的DOX。

此外，研究者基于嵌段共聚物PEG-*b*-聚（单-2,4,6-三甲氧基亚苄基戊四醇碳酸酯-共吡啶基二硫化物碳酸酯）[PEG-*b*-P(TMBPEC-co-PDSC)]，制备了负载DOX的胶束，其核心区域含有pH响应性的TMBPEC和吡啶基二硫化物基团。中性条件下，仅约20%的DOX会从纳米粒子中释放。但当pH降至5.0，或在pH 7.4及10mmol/L GSH条件下，药物释放增加（分别约为64%、44%)。尤其在pH 5.0以及10mmol/L GSH的条件下，DOX几乎完全释放（≈99%)，抗肿瘤实验也进一步确认了这一结果。

在类似研究中，有课题组制备了一种自组装三嵌段共聚物，聚羧甲基丙烯酸甜菜碱-*b*-聚[N-2-（2-吡啶基二硫化物）乙基甲基丙烯酰胺]-*b*-聚[2（二异丙胺基）甲基丙烯酸乙酯]（PCB-*b*-PDSEMA-*b*-PDPAEMA)，并通过二硫化物进行交联。此外，用精氨酸-甘氨酸-天冬氨酸（RGD）修饰粒子表面以增加其与肿瘤细胞的亲和性。结果表明，交联密度可以有效控制粒子的药物释放速率。在低pH（pH 5.0）或添加10mm GSH时，释放率均会提高。而同时满足这两个条件时，5h后100%的DOX会得到释放。而且与非交联对照组相比，这些粒子的细胞毒性小，具有较高的生物安全性。在另一项研究中，研究者将pH和氧化还原反应性组分，分别纳入基于低聚乙二醇富马酸和二硫代二乙醇富马酸（POEGSSFM）构成的胶束体系，DOX通过富马酸嵌段共轭而负载。同时，这些粒子通过迈克尔加成、硫醇-烯点击反应与1，6-己二醇原位交联。结果表明，pH 5.8和10mmol/L GSH的条件对DOX的释放具有显著促进效果（≈70%)。但在pH 7.4的条件下，无论是否存在

DTT，DOX 释放率均较低（≈5%）。

很多研究表明，交联有助于纳米粒子到达靶组织之前增强其体内稳定性。然而，如果微酸性环境和生理 pH 值之间差异较小，依赖共价键交联的纳米粒子，其药物释放速率可能较低。因此，非共价交联策略，例如铁和多酚的络合，会显现突出的药物释放行为。不同的研究也反复证实，结合多种响应性的交联组分，药物递送体系的药物释放会得到显著提高。

1.4　pH 响应性多肽和生物大分子

多肽和蛋白质是由 α-氨基酸按照一定的排列顺序通过肽键结合而成的生物活性物质，普遍存在于生物体内，是构成蛋白质的结构片段，同时也是生物体进行代谢调控的重要物质。在 pH 值变化时，多肽或蛋白质会发生明显的构象变化行为，通常是由于肽链的侧链基团的表面电荷改变，或者是特定序列产生了二级结构的改变，导致分子间的作用力发生变化。基于这种可逆的构象变化，可相应设计具有 pH 响应性的多肽和蛋白质组装体。当 pH 从中性下降到酸性时，组装体结构破坏，导致其包载的药物或基因得以释放。由于肿瘤环境的微酸性，这类材料在抗肿瘤药物和基因递送方面具有明显优势。通过在递送载体上装配 pH 响应性多肽或者直接将其应用于基因或药物的装载，能够明显对提高递送体系的靶向选择性和控制释放性，提高药物和基因的递送效率。因此，近年来，以肿瘤组织的弱酸性环境为靶点的多肽载体系统的设计和研究得到了快速发展。表 1-1 列出了目前报道的具有 pH 响应性的多肽序列。这些酸敏感多肽的酸敏感性与其结构之间的关系密切。

表 1-1　pH 响应性多肽及其序列

多肽	序列
TH	AGYLLGHINLHHLAHL（Aib）HHIL-NH_2
TR	c（RGDfK）-AGYLLGHINLHHLAHL（Aib）HHIL-NH_2

续表

多肽	序列
Chol-H_7R_8	HHHHHHHRRRRRRRR-Chol
HR_{15}-Chol	HHHHHRRRRRRRRRRR-Chol
HR_{20}-Chol	HHHHHHHHHHRRRRRRRRRR-Chol
HA-R_6H_4-L	HA-RRRRRRHHHH-L
V_6K_2RGDS	VVVVVVKKGRGDS
MAX1	VKVKVKVDPPTKVKVKVKV-NH_2
RGDS-E_{10}-Lys（C_{18}）	RGDSEEEEEEEEEEK
pHLIP	ACEQNP IYWARY ADWLFT TPLLLL DLALLV DADEGT
p-RRL	pal-RLRRLRARARA
$(HE)_{10}$	HEHEHEHEHEHEHEHEHEHE
GALA	WEAALAEALAEALAEHLAEALAEALEALAA

1.4.1 由氨基酸侧链基团引起的 pH 响应性

根据氨基酸侧链 R 基团的不同，氨基酸可以分为 3 大类：酸性氨基酸、碱性氨基酸和中性氨基酸。常见的 pH 响应性氨基酸包括含有咪唑基团的组氨酸、含有侧链伯氨基的赖氨酸和含有羧基侧链的谷氨酸和天冬氨酸。当 pH 从中性下降到酸性时，这些氨基酸侧链基团的表面电荷随之改变，影响多肽分子间的静电作用，从而使这些多肽具有酸敏感性。

1.4.1.1 由组氨酸侧链咪唑基团引起的 pH 响应性

在组成蛋白质的 20 种氨基酸中，组氨酸归属于碱性氨基酸，其 $pK_a \approx 6.5$，是 pK_a 值唯一接近于 7.0 的特殊氨基酸。组氨酸在正常的生理环境下略带负电，在 pH≤6.5 时会发生质子化带正电。组氨酸的侧链咪唑基团，在生理环境下既能释放质子又能接受质子，具有质子海绵效应。同时，它还能与其他一些基团缔合形成氢键。组氨酸或咪唑的掺入已被证明是增加多肽酸敏感的有效策略。研究人员设计出了许多含有组氨酸的酸敏感多肽。TP10-5（TK）[AGYLLGKINLKKLAKL（Aib）KKIL-NH_2] 是 TP10 类似物中最好的细胞穿膜肽，但因其低特异性和高毒性限制了其成功用于药物递送应用。为了克服 TK 的不足，有课题组用组氨酸替换 TK 模板中所有的赖氨酸，合成了一种新型的酸敏感肽，TH [AGYLLGHINLHHLAHL（Aib）HHIL-NH_2]。研究发现，TH 具有明显的 pH 响应性且毒性降低，而 TK 的活性在不同 pH 条件下并没有明显差别。后续研究中，研究者通过把 TH 引入到脂质体的表面，设计出了多肽修饰的脂质体 TH-Lip。TH-Lip 提高了脂质体载体对抗肿瘤药物紫杉醇（PTX）的递送能力。在正常组织及血液循环等中性环境下，TH-lip 的细胞穿透能力被掩蔽；当 TH-Lip 到达肿瘤组织后，随着 pH 的下降，TH 侧链咪唑基团质子化，使得 TH-Lip 表面电荷由负电荷转变为正电荷，TH 的穿膜活性被激活，从而提高了肿瘤细胞对 TH-Lip 的摄取能力。荷瘤小鼠结果表明，TH-Lip 可以有效地内化到肿瘤细胞中，当递送 PTX 时，肿瘤抑制率达到 86.3%。随后，为了增加 TH-Lip 的主动靶向性，Shi 等将 TH 的 C 末端连接了短肽 RGDfK，合成了新的肽链 TR [c（RGDfK）-AGYLLGHINLHHLAHL（Aib）HHIL-NH2]，TR 不仅具有 pH 响应性细胞穿膜活性，而且能够特异性识别肿瘤细胞表面过表达的整合素 $\alpha_v\beta_3$。此外，研究者发现共轭组氨酸的分子能够通过增强内涵体逃逸来提高基因递送效率。有课题组利用七个组氨酸和八个精氨酸合成了一种胆固醇作为疏水端的 pH 响应性两亲阳离子多肽（Chol-H_7R_8），用于药物和基因的协同递送。由于组氨酸中咪唑环的存在，富含组氨酸的这类肽链分子不仅具有优良的 pH 响应性和穿膜性能，而且能够破坏内涵体膜。实验结果显示，负载 DOX 的 Chol-H_7R_8 胶束在 pH 5.0 时的药物释放速率快于在 pH 7.4 时的药物释放速率。同时，负载 DOX 的胶束还可有效地将 DNA 同时递送到细胞中。

与前面的设计思路类似，研究者合成了两种由胆固醇结合的

His_5Arg_{10}（HR_{15}-Chol）和 $His_{10}Arg_{10}$（HR_{20}-Chol）DOX 载体系统（图 1-7），其组氨酸片段分布在肽链的中间。在生理环境（pH 7.4）下载体系统是疏水的，DOX 难以释放。当载体被内化并转移到溶酶体（pH 5.0）后，咪唑基团质子化，导致 DOX 快速释放。研究显示，多肽嵌段中的组氨酸片段在 pH 7.4 时不溶于水，当 pH 低于 6.0 时变成带正电而溶解于水中。为了比较这两种肽组装体的 pH 响应性，将临界胶束浓度（CMC）作为 pH 的函数进行了研究。结果发现，在 PBS（pH 5.0）缓冲液中，HR_{15}-Chol 和 HR_{20}-Chol 的 CMC 值为分别为 17.8g/mL 和 28.21g/mL。原因可能是，与 HR_{15}-Chol 相比，pH 5.0 时的 HR_{20}-Chol 的质子化组氨酸更多。当两种缀合肽的胆固醇部分的比例相同时，HR_{20}-Chol 需要更大的疏水相互作用来抵消来自 HR_{20}-Chol 分子的亲水性嵌段产

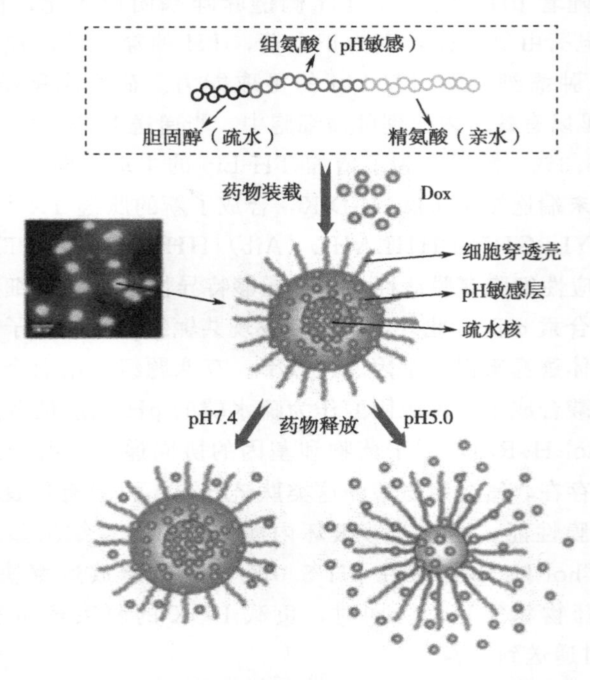

图 1-7 基于酸敏感性胆固醇缀合肽的 DOX 载体系统

生的静电排斥力，导致 HR_{20}-Chol 的 CMC 更高。随着 pH 值的增加，两种肽 CMC 值均显示出下降趋势，在 pH 7.4 PBS 缓冲液中分别为 9.6g/mL 和 11.71g/mL。此外，研究者利用富含组氨酸和精氨酸的 R_6H_4（RRRRRRHHHH-NH_2）和透明质酸（HA）通过共修饰得到一种双功能靶向脂质体 HA-R_6H_4-L，同样表现出了很好的 pH 响应性。

1.4.1.2 由赖氨酸侧链伯氨基团引起的 pH 响应性

赖氨酸是一种含有伯氨基的碱性氨基酸，其 pK_a约为 9.2。生理条件下，赖氨酸所含的氨基和羧基，既可接受质子，又可释放质子。考虑到赖氨酸的以上特点，我们课题组设计出了一种含有两个赖氨酸的酸敏感两亲性多肽（VVVVVVKKGRGDS）作为抗肿瘤药物的载体。该多肽的载药和释药过程如图 1-8 所示。负载 DOX 的胶束在中性介质（pH 7.0）中显示持续缓慢的 DOX 释放，但在酸性介质（pH 5.0）中，DOX 快速释放。当将这些载有 DOX 的胶束与 HeLa 和 COS7 细胞一起孵育时，胶束可以有效地利用 RGD 序列的肿瘤靶向功能将药物递送到 HeLa 细胞中。该两亲性多肽在其结构中含有两个赖氨酸（pK_a = 10.54）残基，一个精氨酸（pK_a=12.48）残基和天冬氨酸（pK_a=3.90）残基。两个赖氨酸残基的氨基在酸性环境中可以质子化，离子化氨基的量与游离氨基在 pH 5.0 的比例比在 pH 7.0 时大约高 100 倍。氨基离子化程度的增加加剧了两亲性分子之间的静电排斥，胶束组装体解体。

有课题组合成了一种含有 20 个氨基酸残基的肽 MAX1。MAX1 的分子结构由疏水性的缬氨酸和亲水性的赖氨酸交替排列而成，如图 1-9 所示。在 pH5.5 条件下，赖氨酸发生质子化，赖氨酸残基之间的静电排斥作用使多肽 MAX1 最终以无规卷曲构象的集合形式存在；通过加入 NaOH 将 pH 调节至 9.0，静电排斥作用被屏蔽之后，多肽 MAX1 则能够形成以缬氨酸残基为外层、赖氨酸残基为内层的 β-发夹结构，并且可以进一步自组装形成纳米纤维结构。如果将 pH 值调节到 6.0，β-发夹结构完全丧失，呈现无规卷

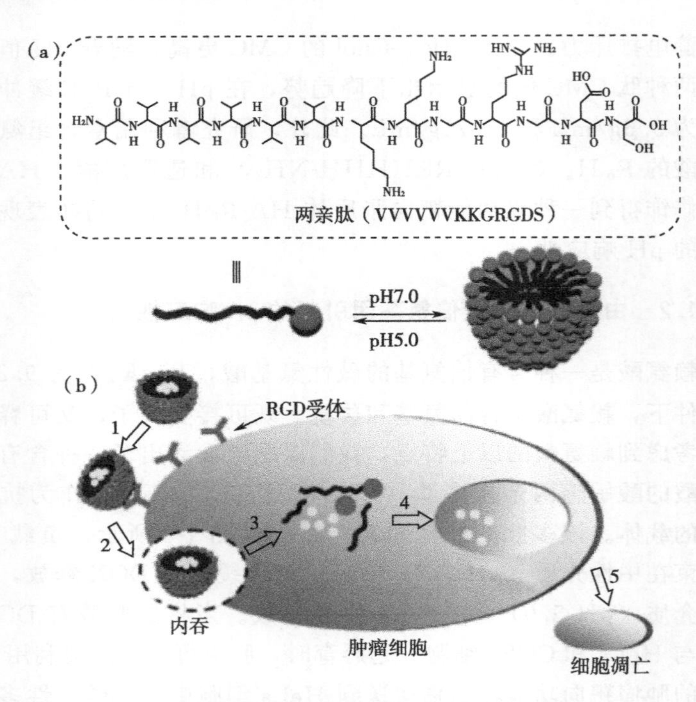

图 1-8 两亲性肽 VVVVVVKKGRGDS 的序列（a）；pH 响应性自组装胶束及靶向释放抗肿瘤药物（b）

曲。多肽 MAX1 自组装过程的可逆性很可能是由于赖氨酸去质子化和质子化调节的结果。

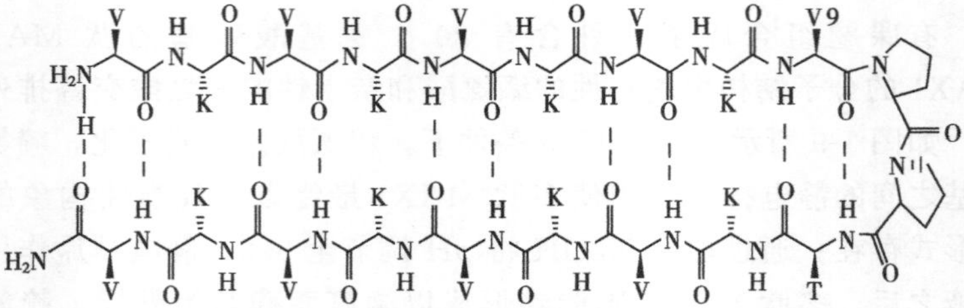

MAX1：VKVKVKVKV^{D}PPTKVKVKVKV-NH_2

图 1-9 MAX1 的序列和拟建的分子结构

除此之外，研究者设计出一种酸敏感两亲肽（PA）C_{16}-KTTKS，由于存在两个赖氨酸残基和羧基末端，C_{16}-KTTKS 的极性头部在低 pH 下具有＋2 净电荷，在 pH 7.0 时具有＋1 净电荷。该两亲肽通过调整氢键、疏水缔合和静电作用的平衡，在 pH 2.0 时能够自组装成球形胶束；在 pH 3.0 时，形成平坦的带状结构；而在 pH 4.0 时，组装成扭曲的右手螺旋结构；当在 pH 恢复到 7.0，这些扭曲的结构再次形成扁平带状结构。此外，为了研究赖氨酸的含量对肽两亲物分子的二级构象和自组装行为的影响，研究者将赖氨酸残基掺入两亲肽分子（PA）中，合成了一系列具有不同赖氨酸含量的 PA 衍生物（PA-Kn）。赖氨酸在肽两亲分子中作为双功能基团，既具有 pH 响应性，又具有抗菌性。研究结果发现，在酸性溶液（pH 1.0）中，PA-K2 的胺基被完全质子化。带电荷的氨基基团增加了体系的亲水性，并抑制了由于静电排斥而形成的 β-折叠构象。

1.4.1.3 由谷氨酸侧链羧基引起的 pH 响应性

谷氨酸是含有两个羧基的酸性氨基酸，而聚（L-谷氨酸）（PLGA）具有优异的生物相容性、无毒性和非免疫原性等特点，大量的侧链羧基可用于调节 pH 值。谷氨酸侧链上羧基的 pK_a约为 4.1，在酸性 pH 条件下，羧基以质子化形式存在，容易发生聚沉；在中性 pH 下，羧基去质子化，成为可溶性的多肽分子。研究者设计并合成了以 RGDSEEEEEEEEEEK 为亲水链段和以硬脂酸为疏水链段［RGDS-E_{10}-Lys（C18）］的新型脂肽（PA）。PA 能够形成以疏水性硬脂酸为核心，以及以亲水性多肽 RGDS-E_{10}为壳的自组装胶束。随着环境 pH 值的变化，胶束会发生二级构象转变。在 pH 7.4 的介质中，PA 可以形成均匀分散的纳米粒子；而在 pH 5.0 条件下，纳米粒子分解。圆二色谱（CD）测试显示，多肽在中性条件（pH 7.4）下，主要以无规卷曲构象存在；在 pH 5.0 的条件下，CD 信号显著减弱，PA 的溶解度降低。负载 DOX 后，RGDS-E_{10}-Lys（C18）组装体显示出显著的 pH 响应性，在 pH 7.4 和 pH 5.0

培养基中，56h 内的累积药物释放分别为 51.7%和 89.2%，作为抗癌药物载体具有很大的潜力。该药物释放行为的差异归因于酸性 pH 值介质中多肽二级结构变化导致的胶束结构解体。该两亲性脂肽的胶束化和 pH 响应性结构变化示意图如图 1-10。

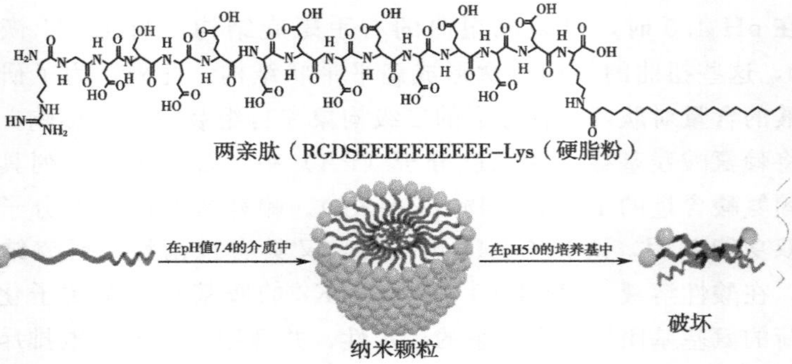

两亲肽（RGDSEEEEEEEEEE–Lys（硬脂酚）

在pH值7.4的介质中

纳米颗粒

在pH5.0的培养基中

破坏

图 1-10　两亲性脂肽的胶束化和 pH 响应性结构变化

1.4.1.4　由天冬氨酸侧链羧基引起的 pH 响应性

天冬氨酸又称天门冬氨酸，它与谷氨酸同为酸性氨基酸。有课题组研发的多肽 pHLIP 是一种含有天冬氨酸的 36 肽，其序列源自细菌视紫红质蛋白质的螺旋结构。pHLIP 在溶液中具有三种构象，非结构单体（状态Ⅰ）、膜结合非结构单体（状态Ⅱ）和膜插入单体（状态Ⅲ）。从状态Ⅱ到Ⅲ的转换是通过在酸性条件下天冬氨酸残基质子化形成 α-螺旋插入模式实现的。pHLIP 肽的跨膜部分含有两个天冬氨酸残基。在中性 pH 下，这些带电荷的残基增强了肽的溶解性，并起到了将肽保持在膜表面的锚定作用，从而防止 pHLIP 分配到疏水膜双层中。pH 下降导致负电荷残基（天冬氨酸或谷氨酸）的质子化，增强了肽的疏水性，增加了肽对脂质双分子层的亲和力并引发肽折叠和随后的膜插入。通过赖氨酸，丙氨酸或天冬酰胺取代关键天冬氨酸残基导致 pH 依赖性膜插入肽的损失。用 Glu 残基置换肽的跨膜部分中的一个天冬氨酸残基导致膜插入的

pH从6.0变到6.5。通过Glu取代两个天冬氨酸残基导致肽聚集的增强和在中性pH下在双层表面上形成二级结构的元件。除此之外，pHLIP肽还具有双重递送能力，pHLIP在插入后停留在细胞膜中，将一端转移到细胞质中，并将另一端转移到细胞外空间中，它可以将货物分子系到细胞表面或将细胞不可渗透的货物分子注入和释放到细胞质中。后续有课题组在研究中通过引入pHLIP肽靶向到肿瘤酸性微环境，实现了酸响应性SPION的有效递送。

1.4.2　多肽中特定序列对pH响应性的影响

1.4.2.1　组氨酸-谷氨酸pH响应性序列

组氨酸-谷氨酸（HE）聚合物是一类高度酸敏感的低聚寡肽序列。为克服MAP（KLALKLALKALKAALKLA）非特异性摄取的缺陷，研究者将高度酸敏感寡肽序列HE与MAP相互融合，得到一种酸敏感重组体HE-MAP。该重组体能够通过连接谷胱甘肽-S-转移酶（GST），表达成融合蛋白GST-HE-MAP。结果显示，在pH≤6.8时，GST-HE-MAP能够和HeLa细胞高度结合，并可以很快被细胞内化；当pH>7时，GST-HE-MAP与HeLa细胞的结合和内化程度显著降低，说明HE序列赋予了融合蛋白敏感的pH响应性。这主要是由于组氨酸（$pK_a \approx 6.5$）的咪唑基团在生理条件pH 7.4时是中性的，此时的组氨酸不带电荷，而带负电荷的谷氨酸（$pK_a \approx 4$）阴离子γ羧酸酯基团和带正电荷的赖氨酸（$pK_a \approx 10$）的阳离子ε-氨基基团或精氨酸（$pK_a \approx 12$）的胍基之间产生静电相互作用，屏蔽了MAP上的正电荷。当重组体HE-MAP暴露于微酸性环境，组氨酸中的咪唑基团将从中性变为阳离子，导致谷氨酸残基与MAP上的阳离子赖氨酸和精氨酸之间的静电相互作用被解除，从而使得MAP的细胞穿膜活性被激活。

基于以上研究，研究者又将酸敏感寡肽HE重复序列$(HE)_{10}$（HEHEHEHEHEHEHEHEHEHE）与MAP融合，研究了^{125}I标记的GST-融合蛋白在不同pH条件下的细胞结合情况，并与^{125}I-

GST-HE 和^{125}I-GST-MAP 两种融合蛋白比较。结果显示，只有当$(HE)_{10}$肽与 MAP 融合时才观察到 pH 依赖性细胞结合。此外有课题组将酸敏感寡肽（$(HE)_5$和细胞穿膜肽（$(RG)_5$分别连接到 PEG-PLA 的末端，使得组装后多肽分子位于胶束 PHPO 表面。同时，负载抗肿瘤药物多烯紫杉醇（DTX），制备载药胶束 DTX-PHPO。结果表明，由于寡肽（$(HE)_5$的存在，DTX-PHPO 的细胞摄取及体外释放均具有显著的 pH 响应性。

为了克服细胞穿透肽（CPPs）的非特异性细胞摄取缺陷，研究者使用 pH 作为激活开关，通过改变（$(HE)_n$重复序列的长度，将 HE 二肽重复序列（$(HE)_n$（n=8，10，12）分别与阳离子细胞穿膜肽［YGR_6G_6、YG（$(RG)_6$或 Tat］连接，系统研究了 CPP 的二级结构与 pH 响应性之间的关系。为了研究 HE 重复长度对掺入 CPP 的重组 GST-融合蛋白的 pH 响应性的影响，他们分别基于 GST-（$(HE)_n$-YG（$(RG)_6$和 GST-（$(HE)_n$-YGR_6G_6（n=8，10，12），在不同 pH 值（6.0、6.5、7.0 和 7.5）条件下进行了细胞摄取和表面结合测定研究。通过对比各组实验数据发现，HE 寡肽的掺入以 pH 依赖性方式显著影响细胞摄取和表面结合，并且随着 pH 的降低，融合蛋白的内化均增加。另外，重复序列的长度也影响 pH 依赖性摄取模式，对于 GST-（$(HE)_n$-YG（$(RG)_6$和 GST-$(HE)_n$-YGR_6G_6重组蛋白，具有（$(HE)_8$和（$(HE)_{10}$的融合蛋白在整个 pH 范围内的细胞摄取明显高于（$(HE)_{12}$时的融合蛋白，其中当 HE 的重复序列 n=10、阳离子细胞穿膜肽为 YGR_6G_6时，得到的融合蛋白显示出最显著的 pH 响应性。此外，对比 YGR_6G_6和 YG（$(RG)_6$，含有聚集的精氨酸残基的 YGR_6G_6的 pH 响应性明显高于含有分离的精氨酸残基的 YG（$(RG)_6$。细胞实验结果表明，当$(HE)_{10}$没有与阳离子细胞穿膜肽结合时，融合蛋白 GST-（$(HE)_{10}$的结合和摄取都不依赖于 pH；与之相反，GST-（$(HE)_{10}$-YGR_6G_6具有明显的 pH 依赖性，这说明细胞穿膜肽 YGR_6G_6的酸敏感性能与氨基酸序列（$(HE)_{10}$密切相关。

通过 CD 光谱分析 HE-肽的二级结构得到以下结论：（$(HE)_{10}$-

YG (RG)$_6$为反平行的β-折叠构象，并且 (HE)$_{10}$-YG (RG)$_6$中β-折叠含量随着pH的增加而增加，这种β-折叠构象可以使 (HE)$_{10}$与YG (RG)$_6$的缔合稳定，从而减弱 (HE)$_{10}$-YGR$_6$G$_6$的酸敏感性；(HE)$_{10}$-Tat和 (HE)$_{10}$-YGR$_6$G$_6$采用无序的二级结构，对于(HE)$_{10}$-YGR$_6$G$_6$和 (HE)$_{10}$-Tat，pH对二级结构的影响有限。在细胞实验中，具有随机卷曲结构的 (HE)$_{10}$-Tat和 (HE)$_{10}$-YGR$_6$G$_6$显示出较高的pH响应性。因此，HE-肽重组体的pH响应性既与 (HE)$_n$重复序列的长度有关，又与CPPs中精氨酸的排列顺序及它们的二级结构有关。

1.4.2.2 GALA (Glu-Ala-Leu-Ala) pH响应性序列

GALA肽，是目前被广泛研究的融合肽之一，其多肽序列包含4个Glu-Ala-Leu-Ala残基重复单元，由30个残基组成（WEAALAE-ALAEALAEHLAEALAEALEALAA)。GALA肽能够以酸敏感的方式与膜相互作用。在中性条件下，带负电荷的谷氨酸残基之间的排斥可以使GALA肽保持无规卷曲状态，因此不能与细胞膜有效的结合；而处于酸性条件时，谷氨酸的质子化有利于螺旋结构的形成，使得融合肽GALA的表面电荷转变成正电，这将促进脂质膜的去稳定化和融合。随着pH值从中性变为酸性，其分子链构象会由亲水的无规卷曲构象转变为两亲性的α-螺旋构象，插入脂质双层中，这使得该α-螺旋肽与负电性膜的结合能力进一步增强，并与脂质体双层膜结合，帮助药物跨过脂质体层。然而，有课题组的研究表明，当将GALA引入使用胆固醇部分进行锚定的脂质体膜(Chol-GALA) 时，GALA必须存在于脂质体的表面才能发挥其功能。而将GALA肽封装在脂质体中时，没有观察到pH依赖性的结构转变，即使当溶液的pH从7.4调节到5.0时，GALA肽在脂质体中仍保持相当无序的构象；在Chol-GALA被掺入到脂质体中的情况下，即使在pH 7.4，GALA肽也显示螺旋结构，由于胆固醇部分锚定，肽可能被迫躺在膜上形成螺旋结构；当溶液的pH降低到5.0时，结构变化显著，谷氨酸残基负电荷的丢失可能改变了肽与膜相互作用的模式，最终促进了膜融合。有课题组研究发现GALA呈现α-螺旋结构或无规卷曲状态取决于环境的pH值：在pH>6.0时，谷氨酸侧链去质子化带上负电荷，使得螺旋结构不稳定。在展开状态下，多肽序列是非活性的，功能被“关闭”。在pH<6.0时，GALA呈现α-螺旋二级结构，在微酸性环境下异位靶向于脂质膜，并且在其螺旋状态下，GALA能够插入脂质膜中。为了弄清楚哪种pH响应性两亲融合肽可有效应用于药物/基因载体系统，有研究者使用重组生物聚合物平台作为工具，评估pH依赖性膜破坏活性、细胞毒性和对五种最广泛使用的阳离子和阴离子pH响应性融合肽INF7、GALA、KALA、H5WYG和RALA的基因转移效率的影响。实验数据表明，在测试的构建体中，GALA是最适合的用于提高基因载体系统效率的pH响应性融合肽，这主要是由于其有效的内涵体溶解活性和较低的细胞毒性。

以上研究工作展示了近年来有关多肽结构与其pH响应性之间的关系，其中序列TH、HE和GALA的研究相对深入，这些多肽链的pH响应性得到了广泛认可。对单个氨基酸侧链基团的研究，往往仅能说明单个残基或局部序列对多肽酸敏感性的影响，而实际上，当外界环境发生改变时，往往是整个多肽序列均参与了其构象的改变，进而影响多肽的整体pH响应性。由于多肽结构受多种因素影响，多肽结构与pH响应性之间的研究依然困难重重。或许，随着测试手段的进步，多肽的结构与pH响应性的研究能够取得更大的突破。

1.5 介孔纳米载药体系

介孔纳米颗粒由于其坚固性、高负载能力和表面易于功能化修饰，越来越多地引起了研究者的关注，为化疗药物的靶向给药和控释提供了巨大的潜力。介孔二氧化硅或碳基纳米颗粒呈现开放式结构，药物可通过内部扩散进行装载。但在水溶液中静置时，药物也可能扩散出去，这与其靶向性药物释放的体系设计期望有一定的冲突。尽管通过静电相互作用，介孔纳米载体可以更稳定地负载药物或其他分子，但目前的研究工作主要还是通过堵塞介孔的策略来降低非特异性扩散。这种有机或无机的堵塞结构被称为“守门人”，能够在生理条件下阻碍释放，并在施加一定外界或内部刺激时发生结构变化，从而打开孔隙并释放药物。

1.5.1 介孔二氧化硅纳米粒子

介孔二氧化硅纳米颗粒（MSN）的合成基于溶胶-凝胶过程。在此过程中，二氧化硅前体通过连续水解和缩合的步骤，最终形成二氧化硅的网络结构。该聚合过程在表面活性剂的存在下进行［如图 1-11（a）］。最终的介孔结构取决于表面活性剂的类型、浓度，以及某些实验参数，如温度。去除表面活性剂，将形成具有空介孔的介孔材料，并可在其中负载药物分子。在经典的合成过程中，十六烷基三甲基溴化铵（表面活性剂）在氢氧化钠存在下溶解于纯水，从而使表面活性剂形成圆柱形胶束。然后，滴加正硅酸乙酯（二氧化硅前体），通过二氧化硅前体在胶束周围的水解和缩合形成二氧化硅网络。最后，通过使用甲醇/盐酸或乙醇/硝酸铵溶液萃取，将表面活性剂从介孔中去除，从而产生具有六边形分布的空孔的纳米颗粒［如图 1-11（b）］。

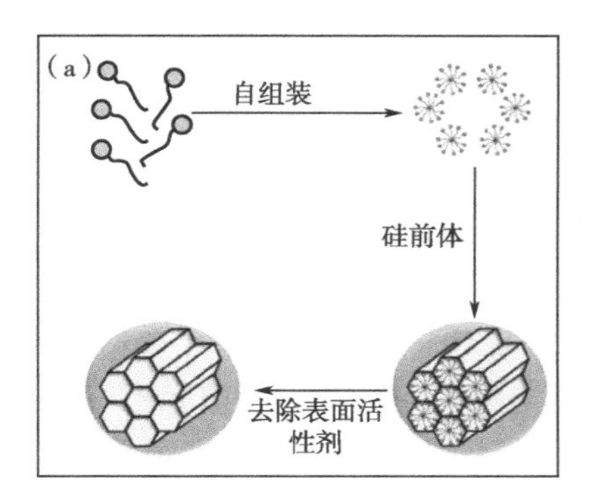

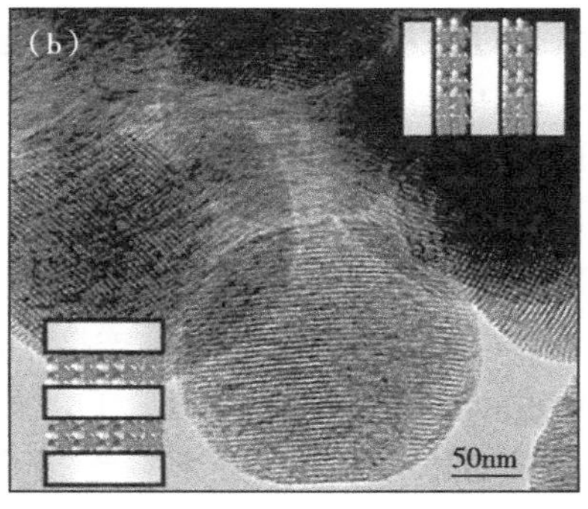

图 1-11　通过改性 Stöber 合成介孔二氧化硅纳米颗粒的过程（a）；MCM-41 型介孔二氧化硅纳米颗粒的透射电子显微镜照片（b）

以MSN作为pH响应性药物递送载体时，常常负载DOX药物。DOX中氨基的pK_a值为8.2，MSN中硅醇基的pK_a值则为3.5。在pH 7.4条件下，DOX带部分正电荷，而硅醇基去质子化带负电。因此，通过DOX和纳米颗粒表面的硅醇基团之间的静电相互作用，实现DOX的负载。而pH值下降时，硅醇基团以及DOX氨基部分质子化，二者之间会出现静电排斥，从而导致DOX的释放。通过引入硅烷化有机基团来功能化MSN，可以调节药物的吸附和释放。因此，MSN负载DOX的总量取决于加载DOX时溶液的pH，以及纳米载体的有机基团类型。此外，在碱性介质中负载药物是一种常见的策略，在质子化过程中，随着静电排斥作用的降低，DOX溶解度也随之降低。相反，在酸性介质中，静电排斥力会减缓扩散，导致载药量的下降，从而降低治疗效果。因此，带正电基团的功能化MSN易于形成静电排斥，而带负电基团的功能化MSN则具有更高的负载能力。

由于物理吸附的DOX在酸性介质中可以自由扩散，金纳米颗粒（AuNPs）往往通过导入pH响应性腙键，形成“守门人”结构。这种AuNPs会在生理pH条件下堵塞介孔，同时在肿瘤微酸环境中释放药物。此外，这种方法应用于核壳磁性纳米颗粒时，能够同时实现热疗、化疗的性能，并防止磁共振成像过程中MSN的负载过早释放。但值得注意的是，由于其表面等离子体共振性能，AuNPs也可应用于光动力疗法。也有报道证实，结合腙键的透明质酸也可形成“守门人”结构，并使MSN具有肿瘤靶向性。此外，也可利用生物相容性高的聚合物来防止药物的过早释放。此类聚合物既可以充当被动的“守门人”，也可以作为主动的“守门人”。聚合物可通过pH响应性键连接，从而堵塞介孔；而堵塞介孔的聚合物也可以在特定条件刺激下，发生构象变化，从而释放负载药物。有报道发现，在主链末端连接具有pH响应性的线性聚氨酯作为“守门人”，形成多个pH触发单元，在施加特定刺激后，这些触发单元会开始逐渐裂解聚合物。在生理pH下，线性聚氨酯可避免聚合物降解；而在pH 5.0时，聚合物逐渐裂解，从而逐渐打开介孔，药物也得以缓慢释放（图 1-12）。

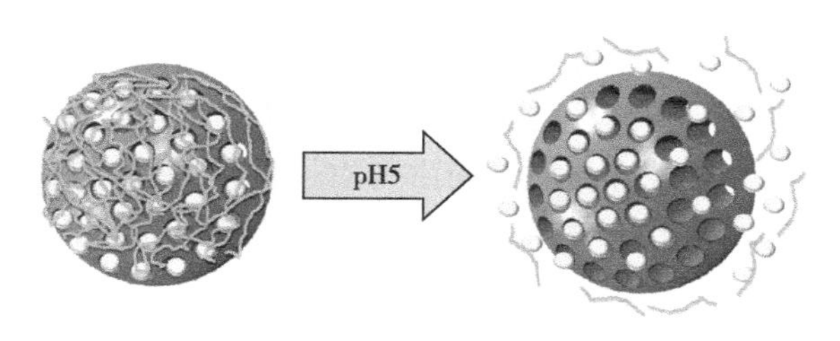

图 1-12　聚合物覆盖的介孔二氧化硅纳米颗粒在酸性 pH 下分解触发药物释放

也有文献报道，可使用能够直接分解的纳米颗粒作为介孔封盖剂，例如 ZnO 量子点。量子点这种无机结构在生理 pH 下稳定，但在 pH 值低于 5.0 时，封盖结构破坏，从而释放负载药物。基于这种无机材料的“守门人”，一些具有双重响应性的 MSN 纳米材料得以研究，并实现双重响应性的药物释放和增强的内涵体逃逸。

基于 pH 响应性羟基磷灰石的纳米载体系统也陆续得到报道，这些纳米粒子在低 pH 值条件下降解，可实现肿瘤组织中的特异性药物释放。相较于 ZnO 量子点，还具有更好的生物相容性。有研究指出，磷酸钙和碳酸钙也可以通过在 MSN 上沉积，从而封盖介孔。此外，用 MnO 无机纳米粒子包覆的 MSN、MnO 不仅充当了在 pH 值下降时溶解的“守门人”，同时还提供了可 MRI 成像的性能。另一种封盖介孔的策略是通过纳米粒子表面和“守门人”之间的直接静电相互作用，但应用最广泛的还是利用聚电解质复合物来堵塞孔隙。其中，壳聚糖可以通过氢键直接吸附在 MSN 表面形成单一的保护层，成为良好的 pH 响应性“守门人”。在 pH 值下降时，壳聚糖的胺基质子化，聚合物外壳膨胀，从而释放负载。而基于与叶酸共轭的聚乙烯亚胺（PEI）的策略，不仅能利用某些癌细胞过表达的叶酸受体而加强细胞的主动摄入，同时可通过静电相互作用，实现带正电的 PEI 和带负电的细胞之间的有效吸附。而一些聚阳离子［聚乙烯吡啶、聚（2-二乙氨基甲基丙烯酸乙酯）］，或者一些聚阴离子［聚（丙烯酸-甲叉琥珀酸）等］，可以通过与人血清白蛋白结合，从而提高 MSN 的生物相容性。

最近，通过静电相互作用，有课题组将明胶吸附于 MSN 表面，研究其 pH 响应性特征。在酸性介质中，明胶的溶胀主要由质子化胺基控制；而在碱性介质中，则由脱质子化羧酸基控制。基于这一特性，负载的水溶性药物拓扑替康只有在酸性 pH 下才能大量释放，并且释放的拓扑替康的活性较高，从而实现高效、靶向性的肿瘤治疗效果。此外，具有超分子结构的 MSN 也获得大量关注，这些超分子在 pH 改变时会产生明显的构象变化。同样，在中性 pH 下，稳定状态的超分子表面会堵塞介孔；而在 pH 值改变至酸性或碱性时，基于其阴离子或阳离子基团，超分子获得相应的净电荷，从而形成链之间的静电斥力或者疏水性的变化，介孔孔道结构的开放促进了药物的释放。因此，通过阴离子或阳离子基团的合理选择或者组合，可设计针对特定疾病的 pH 响应性药物载体系统。

1.5.2 介孔碳纳米粒子

近年来，由于介孔碳纳米粒子（MCN）与单分散二氧化硅具有相似的结构特性，因而受到越来越多纳米医学学者的关注。特别的是，MCN 在近红外区域显示出优良的能量吸收性能，可有效实现光能-热能的转换，从而应用于抗肿瘤光动力治疗。MCN 的合成可采用硬模板法或软模板法。硬模板法是基于使用预合成的有机或无机模板，并用以合成 MCN。经典的合成包括如下四个步骤：制备多孔二氧化硅模板；浸渍二氧化硅模板；有机前体（如酚醛树脂、蔗糖）的交联和碳化；溶解二氧化硅模板。而软模板方法主要是基于有机分子的自组装形成 MCN 纳米结构。当使用 MCN 作为 pH 响应的药物装载平台时，由于 DOX 的芳香环和纳米载体的芳香碳结构之间的 π-π 堆积相互作用，非常容易负载药物。而芳香结构之间的非共价相互作用，SP2 杂化在 pH 值下降时会被破坏，从而释放负载药物。

1.6 展望

为设计用于治疗或示踪的 pH 响应性纳米材料，很多合成策略，包括 pH 响应性键、pH 响应性交联、电荷翻转聚合物等，得到广泛应用。这些策略使纳米材料能够在细胞内酸性区域（内涵体、溶酶体等）或微酸性肿瘤微环境中，针对环境 pH 值的变化作出反应，从而特异性释放药物或增加荧光强度。其中，一些纳米材料还显示了将药物递送到胞质溶胶的潜力，从而克服负载物在溶酶体中被截留或降解难题。然而，目前仍然存在很多临床应用阻碍，诸如大多数纳米材料更容易富集在肝脏等器官中、肿瘤内药物释放的特异性仍需要进一步提高、无法高效穿透体内各类生理屏障等问题。此外，关于纳米材料在体内的循环和靶向过程，还有很多细节问题需要研究。很多数据显示，许多靶向体系相较于非靶向对照组，示踪或治疗效果提升有限，而且很多纳米材料的内涵体逃逸效率仍然很低，需要进一步的研究来显著提高效率。此外，由于肿瘤细胞系种类多、较大的体内体外差异性，甚至是不同的实验方案，都给研究工作中比较不同的纳米递送体系性能带来了很多不确定性。也许，深入了解纳米材料-生物相互作用、发展相应的标准化分析，可以对现有或新开发的医用纳米材料提供更好的研究思路和方案。

参考文献

[1] Cui J, Yan Y, Wang Y, *et al*. Templated Assembly of pH-Labile Polymer-Drug Particles for Intracellular Drug Delivery [J] . Advanced Functional Materials, 2012, 22 (22): 4718-4723.

[2] Suma T, K Miyata, T Ishii, *et al*. Enhanced stability and gene silencing ability of siRNA-loaded polyion complexes formulated from polyaspartamide derivatives with a repetitive array of amino groups in the side chain [J] . Biomaterials, 2012, 33 (9):

2770-2779.

[3] Gisbert-Garzarán M, M Manzano, and M Vallet-Regí. pH-Responsive Mesoporous Silica and Carbon Nanoparticles for Drug Delivery [J] . Bioengineering, 2017, 4 (1): 3.

[4] Ju L, F Cailin, W Wenlan, *et al*. Preparation and properties evaluation of a novel pH-sensitive liposomes based on imidazole-modified cholesterol derivatives [J]. International Journal of Pharmaceutics, 2017, 518 (1): 213-219.

[5] Liu L, W Yao, Y Rao, *et al*. pH-Responsive carriers for oral drug delivery: challenges and opportunities of current platforms [J] . Drug Delivery, 2017, 24 (1): 569-581.

[6] Wang C, T Zhao, Y Li, *et al*. Investigation of endosome and lysosome biology by ultra pH-sensitive nanoprobes [J] . Advanced Drug Delivery Reviews, 2017, 113: 87-96.

[7] Lim E-K, H B Chung, and J S Chung. Recent Advances in pH-Sensitive Polymeric Nanoparticles for Smart Drug Delivery in Cancer Therapy [J] . Current Drug Targets, 2018, 19 (4): 300-317.

[8] 于平华，梁菊，赵欢乐，等. 多肽修饰的 pH 敏感脂质体研究进展 [J] . 中国药学杂志 . 2018, 53 (11): 849-853.

[9] Amjadi S, H Hamishehkar, and M Ghorbani. A novel smart PEGylated gelatin nanoparticle for co-delivery of doxorubicin and betanin: A strategy for enhancing the therapeutic efficacy of chemotherapy [J] . Materials Science and Engineering: C, 2019, 97: 833-841.

[10] Bi D, L Zhao, H Li, *et al*. A comparative study of polydopamine modified and conventional chemical synthesis method in doxorubicin liposomes form the aspect of tumor targeted therapy [J] . International Journal of Pharmaceutics, 2019, 559: 76-85.

[11] Cheng K, Y Zhang, Y Li, *et al*. A novel pH-responsive hollow mesoporous silica nanoparticle (HMSN) system encapsulating doxorubicin (DOX) and glucose oxidase (GOX) for potential cancer treatment [J] . Journal of Materials Chemistry B, 2019, 7 (20): 3291-3302.

[12] Deirram N, C Zhang, S S Kermaniyan, *et al*. pH-Responsive Polymer Nanoparticles for Drug Delivery [J] . Macromolecular Rapid Communications, 2019, 40 (10): 1800917.

[13] Fathi M, M Alami-Milani, M H Geranmayeh, *et al*. Dual thermo-and pH-sensitive injectable hydrogels of chitosan/ (poly (N-isopropylacrylamide-co-itaconic acid)) for doxorubicin delivery in breast cancer [J] . International Journal of Biological Macromolecules, 2019, 128: 957-964.

[14] Li F, Z Liang, J Liu, *et al*. Dynamically Reversible Iron Oxide Nanoparticle Assemblies for Targeted Amplification of T1-Weighted Magnetic Resonance Imaging of Tumors [J]. Nano Letters, 2019, 19 (7): 4213-4220.

[15] Tang H, W Zhao, J Yu, *et al*. Recent Development of pH-Responsive Polymers for Cancer Nanomedicine [J]. Molecules, 2019, 24 (1): 4.

[16] Wang J, D Li, Y Fan, *et al*. Core-shell tecto dendrimers formed via host-guest supramolecular assembly as pH-responsive intelligent carriers for enhanced anticancer drug delivery [J]. Nanoscale, 2019, 11 (46): 22343-22350.

[17] Xu M, C Y Zhang, J Wu, *et al*. PEG-Detachable Polymeric Micelles Self-Assembled from Amphiphilic Copolymers for Tumor-Acidity-Triggered Drug Delivery and Controlled Release [J]. ACS Applied Materials & Interfaces, 2019, 11 (6): 5701-5713.

[18] Yang Z, J Song, W Tang, *et al*. Stimuli-Responsive Nanotheranostics for Real-Time Monitoring Drug Release by Photoacoustic Imaging [J]. Theranostics, 2019, 9 (2): 526-536.

[19] Yimin D, L Danyang, Z Jiaqi, *et al*. Facile preparation of amidoxime-functionalized Fe_3O_4@SiO_2-g-PAMAM-AO magnetic composites for enhanced adsorption of Pb (ii) and Ni (ii) from aqueous solution [J]. RSC Advances, 2019, 9 (16): 9171-9179.

[20] Zhang X, D Li, J Huang, *et al*. Screening of pH-responsive long-circulating polysaccharide-drug conjugate nanocarriers for antitumor applications [J]. Journal of Materials Chemistry B, 2019, 7 (2): 251-264.

[21] Zheng G, M Zheng, B Yang, *et al*. Improving breast cancer therapy using doxorubicin loaded solid lipid nanoparticles: Synthesis of a novel arginine-glycine-aspartic tripeptide conjugated, pH sensitive lipid and evaluation of the nanomedicine in vitro and in vivo [J]. Biomedicine & Pharmacotherapy, 2019, 116: 109006.

[22] Zhong L, L Xu, Y Liu, *et al*. Transformative hyaluronic acid-based active targeting supramolecular nanoplatform improves long circulation and enhances cellular uptake in cancer therapy [J]. Acta Pharmaceutica Sinica B, 2019, 9 (2): 397-409.

[23] 赵欢乐，梁菊，吴文澜，等. 酸敏感多肽在药物递送方面的作用机制及其应用 [J]. 药学学报, 2019, 54 (03): 440-447.

[24] Cheng X, X Lv, J Xu, *et al*. Pluronic micelles with suppressing doxorubicin efflux and detoxification for efficiently reversing breast cancer resistance [J]. European Journal of Pharmaceutical Sciences, 2020, 146: 105275.

[25] Li P, X Yang, Y Yang, *et al*. Synergistic effect of all-trans-retinal and triptolide encapsulated in an inflammation-targeted nanoparticle on collagen-induced arthritis in mice [J]. Journal of Controlled Release, 2020, 319: 87-103.

[26] Liu W, J Li, Z Qin, *et al*. Zwitterionic Unimolecular Micelles with pH and Temperature Response: Enhanced In Vivo Circulation Stability and Tumor Therapeutic Efficiency [J]. Langmuir, 2020, 36 (13): 3356-3366.

[27] Qiu Z, J Huang, L Liu, *et al*. Effects of pH on the Formation of PIC Micelles from PAMAM Dendrimers [J]. Langmuir, 2020, 36 (29): 8367-8374.

[28] Sindhwani S, A M Syed, J Ngai, *et al*. The entry of nanoparticles into solid tumours [J]. Nature Materials, 2020, 19 (5): 566-575.

[29] Wang C, P Qi, Y Lu, *et al*. Bicomponent polymeric micelles for pH-controlled delivery of doxorubicin [J]. Drug Delivery, 2020, 27 (1): 344-357.

[30] Yan Y. and H Ding. pH-Responsive Nanoparticles for Cancer Immunotherapy: A Brief Review [J]. Nanomaterials, 2020, 10 (8): 1613.

[31] Zhuo S, F Zhang, J Yu, *et al*. pH-Sensitive Biomaterials for Drug Delivery [J]. Molecules, 2020, 25 (23): 5649.

[32] Deirram N, S S Kermaniyan, A P R Johnston, *et al*. Understanding the Polymer Rearrangement of pH-Responsive Nanoparticles [J]. Australian Journal of Chemistry, 2021, 74 (7): 514-521.

[33] Mishra A K, J Lim, J Lee, *et al*. Control drug release behavior by highly stable and pH sensitive poly (N-vinylpyrrolidone) -block-poly (4-vinylpyridine) copolymer micelles [J]. Polymer, 2021, 213: 123329.

[34] Saadat M, F Mostafaei, S Mahdinloo, *et al*. Drug delivery of pH-Sensitive nanoparticles into the liver cancer cells [J]. Journal of Drug Delivery Science and Technology, 2021, 63: 102557.

[35] Wang L, Y Yu, D Wei, *et al*. A Systematic Strategy of Combinational Blow for Overcoming Cascade Drug Resistance via NIR-Light-Triggered Hyperthermia [J]. Advanced Materials, 2021, 33 (20): 2100599.

[36] Xuan M, J Liang, J Li, *et al*. Multi-functional lipopeptide micelles as a vehicle for curcumin delivery [J]. Colloids and Surfaces A: Physicochemical and Engineering Aspects, 2021, 616: 126208.

第2章

温度敏感性纳米载体系统

温敏纳米载体系统在药物传递、疾病分析和诊断设备以及热治疗等领域具有广阔的应用前景。温敏纳米载体系统的构建基于温敏聚合物材料（Thermo-Sensitive Polymers，TSPs）。TSPs 是一类对温度变化具有响应行为的“智能”高分子材料，其分子结构具有一定比例的亲水基团和疏水基团。环境温度变化的刺激会影响 TSPs 的亲水基团与水分子之间形成氢键，从而影响疏水基团的作用，最终导致 TSPs 在形态、溶解度、溶胶-凝胶相转变等方面产生明显变化。某些 TSPs 在高于某温度时会形成凝胶，而低于此温度时形成溶胶，这个温度即为此类 TSPs 的低临界溶解温度（LCST）。相反，某些 TSPs 在某温度以上形成溶胶，而低于此温度时形成凝胶，则该温度为此类 TSPs 的高临界溶解温度（UCST）。自研究者首次报道了聚 *N*-异丙基丙烯酰胺（PNIPAm）具有溶胶-凝胶相转变行为以来，TSPs 的探索与开发受到越来越多的关注。研究表明，TSPs 具有相当广泛的应用潜力，可用于构建药物的载体系统，实现药物对特定组织器官的缓释或控释。基于其相变后对细胞或生物大分子附着的影响，TSPs 也可应用于具有诊断和治疗功能的纳米系统，包括蛋白质吸附、酶的固定以及免疫分析等。此外，TSPs 与其他载体系统的功能结合可以进一步提高 TSPs 的性能。

在医学领域，合理的设计和选择 TSPs 是至关重要的。所选的

TSPs必须具有生物相容性和非免疫原性。此外，在聚合物的结构中还应考虑TSPs的最终应用，如组织再生支架必须能够提高细胞活性，因此，非侵入性植入物是合适的。TSPs表现出最高临界溶解温度（UCST）或最低临界溶解温度（LCST）相行为。根据其应用，TSPs可由天然或合成材料组成。例如，聚（N-异丙基丙烯酰胺）（PNIPAM）经常被用作生物医学应用的TSPs。PNIPAM是通过自由基聚合法制备的，其性能可以通过改变组分（单体、交联剂和引发剂）的初始浓度、反应温度和时间来改变。不同的方法也被用来改善PNIPAM的机械性能。例如，通过与其他聚合物共聚，使PNIPAM TSPs具有独特的性能，如pH敏感和光敏性。用糠胺接枝硫酸软骨素和马来酰亚胺端聚乙二醇（PEG）交联PNIPAM的TSPs可提高其力学性能。PNIPAM的热敏性使TPSs具有弯曲反射特性，可作为软机器人抓握物体。基于此功能，TSPs水凝胶可用于水生和生物环境。由于PNIPAM水凝胶在LCST点也可以注射，这对于组织工程微创设备的开发是一个有趣的特性。曾有研究者将可注射、自愈和抗菌PNIPAM水凝胶用于生物工程。泊洛沙姆是一种三嵌段共聚物（聚乙烯氧化物-PEO和聚丙烯氧化物-PPO），具有温度敏感的自组装和热凝胶特性。泊洛沙姆溶液在低温下是液体，在高温下以可逆方式变成凝胶。这种转变与聚合物浓度和亲水段（PEO）和疏水段（PPO）段比有关。在高温下，疏水段倾向于自组装、脱水、聚集并形成胶束，这种过程称为胶束化。胶束化机理与本体溶液与胶束之间的分段交换（微秒级）有关。根据泊洛沙姆的组成，胶束的几何形状可以是球形或蠕虫状。形状到形状的转变受胶束生长的影响，胶束生长是由胶束和片段破碎产生的。

肿瘤组织较正常组织乏氧、酸性强、营养缺乏，这些特性使一些癌细胞对热更加敏感。在一些临床试验中，传统的热疗与化疗和/或放疗联合应用于多种癌症类型的治疗。在传统的热疗法中，患者体内的疾病部位被加热到40～45℃，比生理温度（37℃）高出几度。持续高于43℃的温度会导致癌细胞大量死亡。但这种传统热疗的一个主要问题是很难将局部肿瘤区域（目标）加热到所需的温度，正常组织也会受到严重损害。因此，需要开发能够区分靶组织和周围正常组织的新型热疗系统。纳米技术有望彻底改变目前的热疗方法，将热能控制应用于活体靶部位或靶组织。

2.1 热敏性凝胶

水凝胶是一种三维聚合物网络，能够在水介质中膨胀数倍于其原始重量。因此，从食品和化妆品行业到细胞培养、药物输送和组织工程等先进领域，它们被广泛应用于各个领域。热响应水凝胶通常以液体形式存在，但可以通过控制温度转化为固体形式。琼脂糖是一种广泛用于开发 TSP 水凝胶的天然多糖。这种天然聚合物溶于热水，当温度下降时形成凝胶。琼脂糖链相互作用形成的氢键使水凝胶网络在低温下得以形成，从而使琼脂糖成为一种自凝水凝胶。相反，温度的升高会导致琼脂糖链之间的氢键分解。也可以通过物理或化学交联得到 TSP 水凝胶。例如，PNIPAM 可以用 N，N′-亚甲基-双丙烯酰胺或 N，N′-半胱胺-双丙烯酰胺交联形成 TSP 水凝胶。PNIPAM 在 32℃左右具有 LCST 行为，通过各种修改，该温度可以调节到接近体温（37℃），以实现 PNIPAM 中的药物释放控制。此外，它的盘状到球状的转变导致凝胶体积迅速下降，这有利于溶剂和掺入药物的快速释放，然后通过更线性扩散的控制释放。

在可注射水凝胶的辅助下，通过开环聚合法合成了三嵌段 PEG-poly（ε-己内酯）-PEG（PEG-PCL-PEG）共聚物，在 37℃下发生了溶胶-凝胶转变。这种可注射的 TSP 水凝胶随着温度的升高而固化，因此证明了是一种很有前途的组织工程材料。基于此，研究者合成了基于接枝苯胺四聚体（AT）的 PCL-PEG-PCL 的可注射、可生物降解和导电 TSP 水凝胶，作为电信号修复软组织的候选物。通过交联热响应弹性蛋白和透明质酸，研究者开发了可注射的混合 TSP 水凝胶，用于作为微创手术途径的干细胞输送。另有研究者开发了一种基于甲基丙烯酸苄酯-共十八烷基甲基丙烯酸酯-共甲基丙烯酸酯的自固化光学热敏水凝胶，其中含有 PNIPAM 纳米凝胶，该水凝胶表现出对温度的快速反应（约 30s）和迅速的自愈特性（约 30min）。基于 κ-卡拉胶和聚丙烯酰胺的 TSP 水凝胶的热可逆溶胶-凝胶转变，研究者获得了具有自愈合和应变敏感性的装置，并将其用于 3D 打印。另有研究者合成了一种基于 cs-聚苯胺的导电可注射 TSP 水凝胶，一旦注入体内就固化，这种水凝胶具有多刺激响应性，如药物释放受 pH 和电流控制。由于泊洛沙姆是两亲性的 TSP，温度的升高会产生疏水部分的自组装，从而形成胶束，因此，临界胶束的浓度是在升高温度下形成凝胶所必需的，使用泊洛沙姆作为 TSP 水凝胶，可以用于局部给药以促进伤口愈合。

温度是环境敏感给药系统最常用的外部刺激，在体内应用方面具有优越性。人体的生理温度通常高于室温，在有热原或病原体存在的情况下会偏离正常值，可以利用这一温度触发无数热敏给药系统的活性药物成分释放。热敏水凝胶是研究最广泛的热敏药物传递系统之一，它可以发生溶胶-凝胶相变或随着环境温度的变化而膨胀/溶解。根据复合聚合物的固有性质，热敏水凝胶可分为两类：具有较低临界溶液温度（LCST）的负热敏水凝胶和具有较高临界溶液温度（UCST）的正热敏水凝胶。负热敏水凝胶具有较低的临界溶液温度（LCST）。在 LCST 上方，负热敏水凝胶可以收缩。相比之下，热敏聚合物在低于 LCST 以下的溶液状态下膨胀，这归因于与聚合物和水分子之间氢键相关的焓项。当环境温度升高到 LCST 以上时，熵项占主导地位，聚合物和水分子之间的氢键将逐渐断裂，导致聚合物收缩。几种典型负热敏聚合物的 LCST 如表 2-1 所示。当负热敏性聚合物的 LCST 在生理温度附近时，聚合物会随着温度的升高呈现原位溶胶-凝胶转变，可用于开发具有控制药物释放、延长局部停留时间和减少全身副作用的水凝胶。

表 2-1　典型负热敏聚合物的 LCST

聚合物	LCST/℃
pNIPAAM	32
PEG	120
PPG	50
MC	80

注：PNIPAAM——聚（N-异丙基丙烯酰胺）；PEG——聚乙醇酯；PPG——聚丙二醇酯；MC——甲基纤维素。

聚（N-异丙基丙烯酰胺）（pNIPAAM）是研究最广泛的热敏聚合物之一。pNIPAAM 是一种负热敏聚合物，由疏水性异丙基和亲水性酰胺基组成。由于聚合物与水分子之间的氢键作用，在 LCST（约 32℃）以下，pNIPAAM 在水溶液中呈现出灵活、延伸的线圈构象。在 LCST 上方，pNIPAAM 的酰胺基与水分子之间的氢键断裂，而 pNIPAAM 的酰胺基之间形成氢键。pNIPAAM 的疏水性增加，截留的水分子被释放，导致溶胶-凝胶转变。pNIPPAM 的 LCST 更接近生理温度，可以通过与其他亲水或疏水聚合物共聚来改变，这些聚合物已用于制备热敏的原位水凝胶。添加更多亲水性单体可增强聚合物的亲水性，与水的相互作用更强，产生更高的 LCST。相比之下，pNIPAAM 与疏水性更强的单体共聚，导致 LCST 相对于 pNIPAAM 的降低。

聚（环氧乙烷）-b-聚（环氧丙烷）-b-聚（环氧乙烷）（PEO-PPO-PEO）三嵌段共聚物，在商业上被称为泊洛沙姆。泊洛沙姆溶液在室温下为溶胶状态，生理温度下转变为凝胶状态。因此，泊洛沙姆已被广泛用于制备热敏原位水凝胶。热敏泊洛沙姆是两亲性的，归因于亲水的 PEO 嵌段和疏水的 PPO 嵌段。随着温度升高，PEO/PPO 胶束形成。PPO 链被包裹在里面形成疏水核。同时，亲水的 PEO 与水分子相互作用，在疏水的 PPO 周围形成一个外壳。如果泊洛沙姆溶液的浓度高于其临界胶束浓度（CMC），胶束之间的强相互作用将使它们缠结、堆积和聚集。因此，泊洛沙姆从溶胶转变为凝胶。通过改变泊洛沙姆的浓度和组成，可以制备出具有足够黏度和部分刚性的热敏水凝胶。

聚乙二醇（PEG）与生物相容性聚酯的共聚可制备热敏水凝胶，通过调节亲水性 PEG 嵌段和疏水性聚酯嵌段的组成和长度可提高水凝胶的热敏性。基于 PEG-聚［（乳酸）co-（乙醇酸）］-PEG（PEG-PLGA-PEG）ABA 型三嵌段共聚物的热敏水凝胶已被广泛研究。随着环境温度的升高，PEG-PLGA-PEG 呈现溶胶-凝胶转变以及凝胶-溶胶转变。此外，生理温度（37℃）在 PEG-PLGA-PEG 凝胶窗口的覆盖范围内，可用于制备热敏原位凝胶。BAB 型 PLGA-PEG-PLGA 三嵌段共聚物也表现出随着温度升高而可逆的溶胶-凝胶-溶胶转化。与 PEG-PLGA-PEG 相比，PLGA-PEG-PLGA 具有更简单的合成过程、更低的临界凝胶浓度和溶胶-凝胶转变温度，是制备药物递送用热敏水凝胶的首选共聚物。

壳聚糖（Cs）是一种天然阳离子多糖，具有良好的生物相容性、良好的生物降解性和良好的黏附性。壳聚糖具有许多胺基，可用于制备各种水凝胶。有研究者首次报道了壳聚糖与甘油磷酸盐（GP）反应制备的热敏性壳聚糖基水凝胶。Cs/GP 水凝胶在室温下为液体，但在生理温度下发生相变。在壳聚糖链周围，多元醇通过氢键形成水合保护层。随着环境温度的升高，保护层被破坏，壳聚糖链通过较强的疏水键相互作用，形成凝胶。

正热敏水凝胶具有高临界溶液温度（UCST）。在 UCST 下方，正热敏水凝胶可以收缩。随着环境温度的降低，各种天然聚合物（如明胶、琼脂糖和直链淀粉）可以呈现溶胶到凝胶的转变。在此，我们选择明胶作为一个代表性的实例。明胶是一种变性蛋白质，通过动物胶原蛋白的部分水解获得。明胶在 40℃以上的环境温度下为液体，其构象范围从螺旋到随机的柔性线圈。当环境温度降至 35℃以下时，明胶的聚合物链重新旋转成一个三左旋螺旋结构，螺旋结构之间的氢键交联。凝胶分子中的螺旋结构促进了微晶的成核和生长，从而导致凝胶的形成。

最近，自修复聚合物进入研究者的视线，并在海洋贻贝的启发下被用于各个领域。研究者通过可逆加成-断裂链转移（RAFT）聚合合成了受贻贝启发的聚多巴胺 PNIPAM，以实现控释系统。该系统可用于各种应用，以实现生物黏附基质的可调释放。另有研究者合成了一种基于儿茶酚修饰的泊洛沙姆负膨胀贻贝生物黏合剂，作为一种外科黏合剂。邻苯二酚在室温下被氧化，形成交联网络。疏水性泊洛沙姆转变是由 PPO 片段的温度升高产生的，并导致硬化和体积减小。同样，通过 RAFT 聚合，研究者合成了一种基于 PNIPAM、多巴胺、PEO 和（N-3，4-二羟基苯乙基丙烯酰胺）的受贻贝启发的三嵌段 TSP，由于 PEO 的作用，该化合物表现出适当的抗非特异性细胞黏附的抗污染特性。多巴胺官能化 PNIPAM 还可以形成疏水介质，有效防止邻苯二酚基团的氧化。此外，防污性能阻止了生物膜的形成。使用聚多巴胺和黏土对 PNIPAM 进行功能化，研究者获得了智能黏合剂水凝胶。合成的水凝胶具有近红外（NIR）灵敏度以及足够的拉伸和导电性，可以用作电子皮肤和可穿戴设备的设计。使用邻苯二酚对 PNIPAM 端基进行功能化，通过 RAFT 聚合赋予 TSP 黏附性，研究者制备了受贻贝激发的通过化学作用固定在氧化石墨烯表面的聚合物。

由于肿瘤基质的高密度和高压力，使用针头进行肿瘤内注射可能导致药物在全身持续泄漏，导致全身副作用。原位热敏水凝胶已被广泛用于肿瘤内注射，以克服传统瘤内注射的缺点，这归因于原位热敏水凝胶带来的肿瘤部位足够的局部药物浓度、持续的药物释放和最小的全身副作用。在该领域，有研究者制备了聚（α-L 谷氨酸）接枝聚乙二醇单甲醚（PLG-g-mPEG）-顺铂纳米颗粒（CDDP NPs），并将其纳入 Pluronic F127 热敏凝胶中。体内荧光成像显示，肿瘤内注射 10d 后，NP 凝胶中的 CDDP NPs（54.91%）比 NP 溶液中的 CDDP NPs（19.72%）在肿瘤中蓄积更多，表明在热敏水凝胶中加入 NPs 可以改善肿瘤内滞留。另有研究者对具有紫杉醇（PTX）独特分散状态的 F127 水凝胶进行了比较研究，包括 PTX 分子（Mos）、PTX 纳米晶体（NCs）和 PTX 微晶（MCs）。与其他两种制剂相比，NCs 凝胶在 4T1 荷瘤小鼠中表现出最好的抗肿瘤效果，这归因于高载药量、中等 PTX 释放率和中等肿瘤内药物滞留。相比之下，MOs 凝胶的载药量最小，PTX 释放速率快，导致肿瘤内药物滞留差。MCs 凝胶载药量高，但 PTX 释放最少，限制了其抗肿瘤作用。总之，与其他药物载体系统相比，瘤内注射 NCs-Gel 凝胶显示出最佳的抗肿瘤效果。上述研究结果表明，选择载入热敏水凝胶中的分散体对于肿瘤内药物载体系统的设计至关重要。研究者合成了一种热敏三嵌段聚合物 PNA，并用于制备用于肿瘤内注射的 DOX 诱导原位水凝胶（D-PNA）。D-PNA 100（水解度100%）呈现缓释模式：60%的 DOX 在 10d 内释放。体内生物分布结果表明，与 DOX 溶液相比，D-PNA 100 具有更好的肿瘤内滞留。此外，D-PNA 100 在 H22 荷瘤小鼠中显示出理想的抗肿瘤作用，肿瘤体积为原始肿瘤体积的 0.77～0.13 倍，而 DOX 溶液组为原体积的 1.13～0.04 倍。另有研究者通过氨基甲酸乙酯键连接聚乙二醇（PEG）、聚（丙二醇）（PPG）和聚［（R）-3 羟基丁酸酯］（PHB），制备了用于瘤内注射的热敏水凝胶。将阿霉素和紫杉醇装入热敏水凝胶中，通过调节聚合物的浓度可以控制药物的释放。瘤内注射后，负载阿霉素和紫杉醇的热敏水凝胶均能明显抑制肿瘤生长。同理，研究者合成了热敏 pNIPAAM-DOX 水凝胶，并将其封装在 pH 敏感聚合物体内。双敏感给药系统的 DOX 释药率在 37℃时明显降低。体内抗肿瘤药效学研究表明，与游离 DOX 溶液相比，无论是瘤内注射还是静脉注射，开发的水凝胶聚合体均能显著抑制 C26 荷瘤小鼠的肿瘤生长。

热敏水凝胶也被用于放射治疗领域，因为它们可以延长放射性同位素在肿瘤内的滞留时间，防止危险放射性同位素的泄漏。例如，研究者制备了一种原位热敏聚-N，N′-二甲氨基乙酯甲基丙烯酯（PDMAEMA）纳米凝胶，以结合阿霉素（DOX）和 I 标记的白蛋白，如图 2-1 所示。体内药效学研究表明，肿瘤内注射后，DOX 和 I 共递送 PDMAEMA 纳米凝胶在 4T1-荷瘤小鼠中显示出良好的抗肿瘤作用，这归因于 DOX 的缓释和 I 在肿瘤内的滞留时间延长。

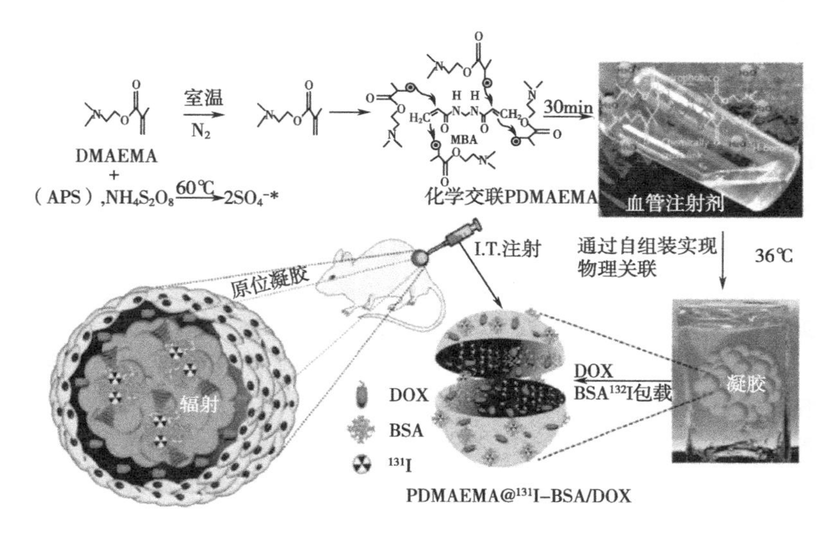

图 2-1　热敏 PDMAEMA 纳米凝胶的制备和用于放化疗的 DOX 和 I 共递送过程

目前，光热疗法（PTT）被广泛应用于癌症的治疗，它通过局部光辐射破坏肿瘤组织，具有简单、可忽略的侵袭性和精确的时空控制等优点。联合光热/化学疗法可以为癌症治疗提供一种协同治疗策略，从而提高治疗效果。PTT 的局部激光照射加热有助于药物在癌组织中的渗透，增加局部药物释放，并降低靶外毒性。热敏水凝胶在激光照射下可降解或发生相变，促进药物、光热剂（PTA）和酶等物质释放并渗透到局部肿瘤部位。此外，热敏水凝胶中的药物释放可通过各种参数进行调节，包括光波长、曝光时间和光功率密度。

近红外（NIR）辐射通常被用作诱发 PTT 的有效触发器，NIR-Ⅱ窗口（1000～1400nm），尤其是 1000～1100nm 的波长范围，比 PTT 中的 NIR-Ⅰ窗口（750～1000nm）要好，这是因为 NIR-Ⅰ窗口深度可以穿透组织和允许激光照射。研究者基于 α-环糊精（α-CD）、聚乙二醇（PEG）和聚（N-苯基甘氨酸）（PNPG）的自组装，制备了一种“一体式”可注射 NIR-Ⅱ激光调节热敏水凝胶。PNPG 可作为近红外吸收介质，具有调节近红外吸收的能力，从而产生光热转换效应。在 PNPG 的帮助下，NIR-Ⅱ激光可以实现药物的按需释放，从而促进 CDDP 在正常器官中靶部位的高浓度释放，且非特异性分布较少。体内药效学研究表明，在低功率密度 NIR-Ⅱ光照下，热敏水凝胶的局部 PTT 可以消融昆明小鼠的侵袭性三烯阴性乳腺癌（TNBC），并通过热敏凝胶-溶胶转变控制顺铂的释放。此外，NIR-Ⅱ激光调节热敏水凝胶对 TNBC 具有明显的协同抗肿瘤作用，其治疗效果优于光热疗法或单纯化疗。

近年来，黑磷（BP）因其制备简单、生物降解性好、生物相容性好、光热转化率高等优点，在生物医学领域具有广阔的应用前景，已被用于光热疗法和化疗的协同策略，用以治疗癌症。作为光热剂，BP 可以将光子转化为局部热疗，导致热敏水凝胶的相变或降解。一种 BP@琼脂糖水凝胶被制备，并用于在近红外激光照射下结合 DOX 治疗癌症。BP 可以在近红外激光下将光转化为热，导致琼脂糖水凝胶的可逆软化和水解。可以通过调节外部近红外激光来控制 DOX 的释放速率。琼脂糖水凝胶被降解成低聚物并通过尿液排出体外。体内荧光成像和药效学研究表明，在近红外激光照射下，DOX 负载 BP@琼脂糖水凝胶的抗肿瘤作用优于游离 DOX。另有研究者将 BP 纳米片和吉西他滨共同加载到基于 Pluronic F127 的热敏水凝胶中。F127 水凝胶在 37℃时表现出溶胶-凝胶转变和优异的光热效应。更重要的是，与没有 NIR 的 BP 纳米片和吉西他滨共载水凝胶以及吉西他滨溶液相比，BP 纳米片和吉西他滨共载水凝胶在近红外照射下显示出更好的抗肿瘤效果。

此外，研究者还制备了具有热触发化学增敏协同效应的多功能热敏纳米凝胶-负载阿霉素的聚吡咯@PNIPAM 和聚（丙烯酸-b-*N*-异丙基酰胺-b-丙烯酸）（D-PPy@PNA）纳米凝胶，并将其瘤内注射至 H22 荷瘤小鼠，如图 2-2 所示。纳米凝胶在近红外激发下呈现溶胶-凝胶转变和优异的光热特性。D-PPy@PNA 纳米凝胶在近红外激发下促进 DOX 的细胞摄取和肿瘤内渗透，从而增强 H22 荷瘤小鼠的体内抗肿瘤作用。

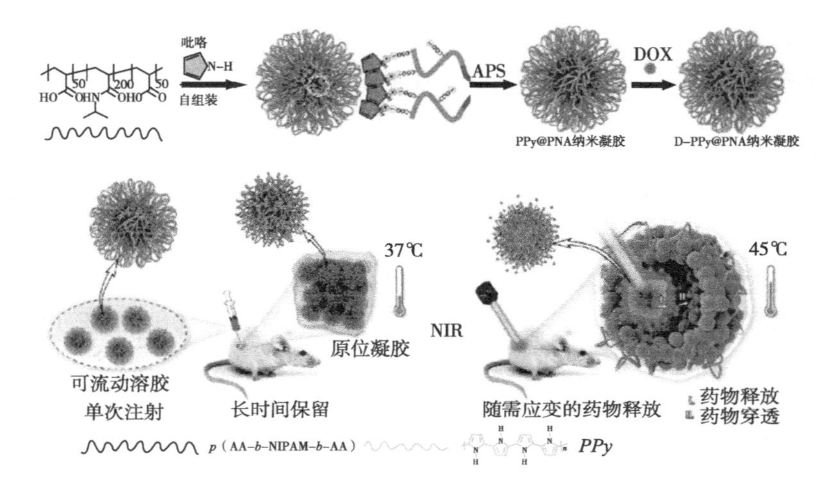

图 2-2　D-PPy@PNA 纳米凝胶的结构及用于热触发化学增敏协同抗癌治疗

同样，有研究者制备了一种基于甲氧基聚（乙二醇）-b-聚（e-己内酯-co-1，4，8-三氧［4.6］螺环-9-十一烷酮）（MPET）的可注射混合水凝胶。合成的聚合物 MPECT 用于制备调整后的金纳米棒（AuNR-MPECT）和紫杉醇负载的 MPET 纳米粒（PTX/MPET NP)。AuNR/PTX-mPECT 凝胶可以控制 PTX 的释放两周。此外，由于混合水凝胶的协同化学光热疗法，AuNR/PTX MPET 凝胶在近红外照射下完全逆转了肿瘤并抑制了 4T1 荷瘤小鼠的肿瘤复发。

光动力疗法（PDT）也被广泛用于各种癌症的治疗，其原理是利用光敏剂在光照射下产生的活性氧（ROS）杀死癌细胞。研究者将吲哚菁绿（ICG）纳入基于聚乙二醇化聚（N-苯基甘氨酸）(PPG-g-peg）的热敏水凝胶中。PPG 使水凝胶呈现出强大的近红外吸收能力，这不仅促进了水凝胶的凝胶-溶胶转变，而且提供了热敏水凝胶光热效应。负载的 ICG 可以产生 ROS，ICG 的释放通过近红外激发开关控制。用于局部癌症治疗的热敏水凝胶可以克服传统 ICG 纳米粒的缺点，包括在肿瘤组织中的保留率低、重复给药和靶向性差。体外和体内药效学结果表明，小鼠在近红外激光激发下接受肿瘤内注射，ICG 热敏水凝胶在 4T1 荷瘤昆明小鼠中显示出良好的肿瘤治疗效果。Hou 及其同事将腐殖酸钠（SH）、氧化锰纳米颗粒（MnO_2 NPs）和二氢卟吩（Ce6）加入可注射的热敏琼脂糖水凝胶中，SH 在近红外激光照射下将光子转化为局部热疗，导致热敏琼脂糖水凝胶持续水解和软化，从而促进 Ce6 和 MnO_2 NPs 的肿瘤内渗透。此外，MnO_2 NPs 通过催化 H_2O_2 分解从而产生氧气来减轻肿瘤乏氧环境。可注射温敏琼脂糖水凝胶表现出 PTT/PDT 组合的协同抗肿瘤作用，实现“一次注射，多种治疗”。

遥相 TSP 通过点击化学与低聚物/预聚物或生物分子/生物大分子结合，从而实现热敏杂交结构。研究者通过点击化学合成了一种基于 PEG-b-聚（γ-炔丙基-L-谷氨酸）（PEG-b-PPLG）的 TSP 水凝胶，该凝胶具有多肽功能化的炔基基团，可用于再生组织应用领域。由于疏水结构域中炔基的存在，影响凝胶化和表面生物活性，合成的聚合物表现出足够的细胞活性，在端氨基单甲基 PEG（mPEG）存在下，通过开环聚合 γ-丙炔基-L-谷氨酰胺-N-羧酸酐（PLG-NCA），采用点击化学方法制备生物素功能化 PEG-b-PPLG（P-Biotin）。

为了克服化疗的副作用，有研究者通过合成低分子量肝素（LMWH）和羧酸盐 P407 来负载阿霉素（DOX），开发了肝素泊洛沙姆纳米凝胶（DOX@LR-HP）。在他们的研究中，通过离子交换将 DOX 预吸附到硅酸盐纳米颗粒（Laponite RDS Nanoplateles，LR）上，然后将复合物并入 HP（肝素泊洛沙姆纳米凝胶聚合物）中，形成热敏水凝胶，以实现 DOX 的持续释放。另外，最近羊膜（AM）已被广泛用作伤口敷料。鉴于氧在伤口愈合中的重要性，也有研究者报道了一种基于 AM 的氧气创口敷料的制备和表征。该结构由嵌在壳聚糖/β-甘油磷酸（β-GP）热敏水凝胶中的载 H_2O_2 聚乳酸（PLA）微粒组成。结果表明它具有良好的机械性能，不会因释放过氧化氢而产生任何细胞毒性。体外试验表明，这种结构支持细胞生长、黏附和形态。另有研究者开发了一种由生物相容性聚合物明胶和 Pluronic F127（普朗尼克-三嵌段共聚物）形成的热敏共聚合物水凝胶系统，该水凝胶系统广泛用于人体，能够持续释放一氧化氮供体和抗体阻断免疫检查点细胞毒性 T 淋巴细胞相关蛋白-4，从而实现高效持久的抗肿瘤免疫治疗。由于其独特的凝胶形成和降解特性，能够维持药物在肿瘤组织部位的滞留，从而由肿瘤微环境触发释放，并形成适合淋巴吸收的原位胶束，这种设计合理的温敏性水凝胶有助于调节与抗肿瘤免疫反应相关的两个正交免疫信号网络，以改善癌症免疫治疗的局部和远侧效应。

2.2　温敏性脂质体和囊泡

传统的热敏囊泡（TSV）由脂质或非离子表面活性剂组成，它们可以实现略高于 37℃ 的凝胶-液体相变。磷脂或非离子表面活性剂膜的最重要特征是存在依赖于温度的可逆相变温度（T_m），其中磷脂或表面活性剂烃链经历从有序（凝胶）到更无序的流体（液晶）状态的转变。在凝胶相中，脂质分子排列有序并与完全延伸的烃链缩合，并被限制在膜的二维平面上。加热后，脂质头基团的流动性逐渐增加。当温度进一步升高并接近 T_m 时，烃链中 C—C 单键的方向开始从反式构型转变为粗齿构型。在高于 T_m 的温度下，双分子层以完全液相的形式存在。单个脂质分子仍局限于膜的二维平面，就像在固相中一样，但它们能够在平面内自由快速移动。显然，双分子层的物理状态影响脂质体的渗透性、渗漏性和整体稳定性。T_m 是脂质混合物的一种功能型参数，因此可以通过改变双分子层组成来改变 T_m。

为了确保热敏脂质体（TSL）的治疗成功，T_m 必须最好高于生理温度，并且在轻度热疗的典型温度范围内。1，2-二棕榈酰-sn-甘油-3-磷酸基（DPPC），其 T_m 为 41℃，是大多数 TSL 制剂中的主要成分，尽管有报道称磷脂可限制药物释放。第一个热敏脂质体（TSL）由 DPPC 和 1，2-二硬脂酰-sn-甘油-3-磷酸胆碱（DSPC）

以3∶1摩尔比制成。获得的T_m取决于脂质组成，其范围在42.5℃和44.5℃之间，在此温度区间内，药物释放。在研究者的开创性工作之后，许多基于DPPC和其他磷脂混合物的TSL配方被设计和研究，目的是提高体外囊泡稳定性，提高药物释放率，证明TSL和热疗的结合确实能够提高肿瘤部位几种细胞毒性药物的浓度，并增强这些药物的治疗效果。如果在脂质双层中加入其他成分，如胆固醇（CH）和改性聚乙二醇（PEG），可以延长脂质体体内循环时间，同时显著提高加热后的药物释放。引入CH以优化血清中的囊泡稳定性。双分子层中CH的存在能够在37℃时减少不必要的药物泄漏，当温度低于T_m时。通过使用常规磷脂获得的TSL的另一个问题是网状内皮系统（RES）的快速消除，这降低了载体药物的生物利用度。为了克服这一缺点，研究者提出了使用PEG脂质体设计隐形脂质体。

此外，有的研究者首次在双层结构中引入阳离子脂质，获得了有趣的结果。据报道，这种阳离子纳米载体可选择性地向血管内皮细胞和肿瘤细胞输送抗癌药物。与非阳离子制剂相比，该策略对内皮细胞和肿瘤细胞提供了一个重要的靶点。其他研究已经多通过制备具有多功能靶点或负载不同生物活性分子来对TSL进行研究。有课题组在2010年提出了一种有趣的多功能制备方法。研究人员描述了一种以叶酸受体为靶点的热敏磁性脂质体，并证明了这种结合了主动靶向、磁场梯度靶向、药物温度触发释放和药理活性的制剂可用于癌症的热化疗。同样也有研究者将传统的TSL用于药物共包封，他们将阿霉素和钆（GD）结合在有内标记的脂质体中。在这项研究中，作者使用高强度聚焦超声（HIFU）获得深度和局部热疗，并结合磁共振成像（MRI）进行癌症诊断和治疗。结果表明，HIFU介导的肿瘤热疗使放射性标记的TSL的摄取量增加了4倍以上，而阿霉素在肿瘤中的浓度相应增加了约8倍。另一项研究利用TSL实现了吉西他滨（Gem）和GD的同时释放。在这项研究中，研究人员制备了两种TSL给药系统，一种用于Gem（一种较差的膜透性药物）和GD的包裹，另一种只用于GD包裹。他们证明，这种策略提高了 Gem 的抗肿瘤效果，并增加了 Gem 和 GD 在组织和器官中的分布。

除了双分子层构成，TSL 的体外和体内药物释放速率受许多因素的影响，如载体的理化性能，例如，囊泡的大小、化学和生物学特征以及注射后所处的环境（例如，血清的存在及其组合）。研究者在 2010 年的一项深入研究评估了静脉给药后囊泡大小对药物释放的影响，他们得出结论，50～200nm 范围内的囊泡大小会显著影响 TSL 的体外释放特性。随着囊泡尺寸的减小，由于膜曲率的增加，内容物释放速率增加，导致更多的填充缺陷，从而导致更大的膜通透性。此外，37℃时，血清中 TSL 的稳定性也受到显著影响，一些研究表明，甚至药物释放也会受到血清存在的影响。事实上，如文献所述，这些组分对囊泡双层具有失稳作用，因为血清组分与膜双层的相互作用似乎增加了填充缺陷或孔隙的直径，随后亲水性化合物的释放速率增加。此外，研究小组还评估了两种主要血清蛋白——白蛋白（HSA）和 G 型免疫球蛋白（IgG）对 TSL 制剂稳定性和完整性的影响。研究结果表明，HSA 可增加 T_m周围所有配方中的羧荧光素（CF）释放，而 IgG 仅影响阴离子 TSL。此外，CF 释放量在 T_m附近或之上是否增加，取决于 HSA 浓度，但在 T_m以下，蛋白质稳定了双分子层。

不幸的是，因为其较短的血浆半衰期，TSL 在血液循环中的低稳定性也限制了其以有效剂量到达靶部位递送药物的能力。与增强的通透性和保留效应（EPR）相关的血清中的高稳定性可允许药物以足够高的浓度积聚在所需部位以产生治疗效果。为了改善 TSL 介导的药物递送，脂质体的表面通常用亲水性聚合物（如 PEG）进行修饰，如前所述，该亲水性聚合物能够通过增加载体的表面亲水性从而减少血清成分的结合来为载体提供空间保护。有研究者报告了一项关于 DSPE-PEG$_{2000}$在 TSL 表面使用的详尽研究，将该化合物加入脂质双层中，并评估了脂质体表面接枝聚合物的最佳浓度，以稳定血清中的囊泡，并在轻度高温下提高药物的释放效率。结果表明，5%mol[1] $DSPE-PEG_{2000}$的加入足以在生理温度下稳定血清中的脂质膜，并在42℃时增强药物的动力学释放。此外，研究者通过实验证明，使用更高密度的$DSPE-PEG_{2000}$可能会导致膜完整性破坏，产生显著的CF释放。

最近，有研究者提出了一种新的两步温和热疗方法，以进一步提高基于$DPPC/DSPC/DSPE-PEG_{2000}$的TSL的治疗性能。轻度热疗的第一步（41℃）增加了肿瘤血管通透性和最大限度地增加肿瘤内脂质体药物积累；第二步促进药物从TSL中释放，使药物在循环中的再分配最小化。这种类型的加热方案称为间隙释放法。作者观察到，与一步经典治疗方法相比，两步方法获得的脂质体累积和DOX在肿瘤部位的生物利用度增加，因此对大型和深部肿瘤特别有益。另有研究者也研究了加热方案对TSL药物释放曲线的影响。研究小组通过在脂质双层（Lp-肽混合物）中包含亮氨酸拉链肽开发了一种新型TSV，并使用两种不同的加热方案研究了其体内活性：第一种是间质释放法；第二种是血管内释放方案，其中在加热过程中给予TSL，从而在到达加热区域时在血管内释放药物。这两种方法都被证明是有效的，但血管内途径对肿瘤生长的抑制作用更大。因此，本研究强调了加热方案选择的重要性，加热方案的选择取决于TSV的理化特性和药代动力学特征，以提高临床疗效。

溶血磷脂（LP）是去除一个或两个酰基衍生物的磷脂。它们的非圆柱形结构使它们能够很容易地结合到类脂膜中，并改变脂质双层的化学和物理性质，如膜的通透性、形态和稳定性。由于溶血磷脂的特殊几何形状引起膜曲率的变化，少量LP的加入导致膜作为屏障的能力不稳定和降低。此外，据报道，在双层膜中存在溶血磷脂可将传统热敏脂质体的相变温度从43℃降低到39～40℃。此外，晶界的累积和形成的稳定缺陷可能导致药物释放速率增加。T_m的降低是必要的，临床试验建议轻度HT<43℃。因为较高的

[1] 摩尔百分比，指1mol脂质体中加入0.05mol $DSPE-PEG_{2000}$。

温度会导致出血或周围健康组织受损。研究者于1999年提出了第一个溶血磷脂修饰TSL的研究实例，将LP纳入PEG化的TSL，目的是减少T_m的相变，并促进药物的快速释放。第一种配方最初包含DPPC/MSPC/DSPE-PEG2000，摩尔比为90：10：4。通常，传统的TSL能够在30min内释放药物，而溶血磷脂包合到脂质体双层后，药物释放只需几秒钟。2010年，有研究者将阿霉素和钆[一种用于磁共振成像（MRI）引导的对比剂]共封装在两种不同的热敏系统中：由DPPC/HSPC/CH/DPPE-PEG_{2000}制成的传统脂质体样品和基于DPPC/MPPC/DPPE-PEG_{2000}的LTSL系统。在42℃时，LTSL制剂的药物释放速度比经典TSL制剂快，这是理想热敏系统所要求的，但与TSL不同的是，该制剂在37℃时也出现了有害的阿霉素泄漏。事实上，溶血磷脂的存在决定了某些囊泡对血清的敏感性，因为它们能够使脂质体双分子层与HSA相互作用或交换，并将自身合并到细胞膜中。这种双分子层的解析导致药物在生理温度下过早泄漏，从而使低热敏囊泡的临床成功失效。然而，MRI造影剂的共包封并未影响DOX的装载和释放动力学，这表明它们的同时释放使药物释放过程的体内监测和控制成为可能。

以DPPC、DSPC、P-Lyso-PC、DSPE-PEG_{2000}、$DPPG_2$和十六烷基磷酸胆碱（HePC）为原料，研究者研究了不同热敏型羧基荧光素（CF）包封配方。结果表明，在30～45℃的温度范围内，随着脂质体粒径的减小，CF的释放速率增加。这可能是由于膜曲率增加，导致更多的填料缺陷，从而导致更高的膜渗透性。然而，释放速率取决于双分子层的组成，虽然$DPPG_2$-TSL的CF释放很大程度上受到囊泡大小的影响，但在$DPPG_2$/HePC-TSL中没有观察到类似的行为。此外，由于白蛋白与DPPC-TSL和DPPG-TSL的相互作用，在存在血清的情况下，CF的释放率也更高，导致填充缺陷直径和释放速率增加。

有研究者提出了一种新的TSL配方，该配方不使用聚乙二醇脂质这一常用策略，而是基于DPPGOG延长了TSL的血浆半衰期。但由于临床试验中唯一的 TSL 配方使用 DSPE-PEG_{2000} 和溶血磷脂酰胆碱（P-lyso-PC），本研究的主要目的是比较 DPPGOG（二棕榈酰甘油-3-磷酸甘油）、DSPE-PEG_{2000} 和 P-lyso-PC 对体外囊泡稳定性和热触发药物释放的影响。与聚乙二醇化脂质体相比，基于 DPPGOG 的配方在 37℃时显示出更好的血清稳定性。在 DPPC/DSPC/DPPGOG 样品中，羧基荧光素（CF）在 37℃的血清中保留了 10h，而聚乙二醇化的 TSL 在 6h 后变得不稳定。此外，据报道，DPPGOG 与 P-lyso-PC 类似，可增加膜通透性，在其 T_m 处释放超过 70%的 CF。当 CF 被 DOX 取代时，所有这些特性都保留了下来。事实上，DPPGOG-TSL 保留了 89%的 DOX，仅在 42%时才完全释放。总之，DPPGOG 能够延长脂质体在体内的半衰期（如 DSPE-PEG_{2000}），并增加药物释放（如 P-lyso-PC），而不会对 TSL 稳定性产生负面影响。另有研究者设计了顺铂负载的 LTSL，提出了一种新的药物包封方法，称为被动平衡法，即在预制 LTSL 中装载药物。研究人员证明，顺铂在 42℃时，从 LTSL 中释放出来需要 5min。随后，有研究者研究了 LTSL 在大分子药物传递方面的潜力。以异硫氰酸荧光素结合白蛋白为模型药物（分子质量 66kDa）加入脂质体，该脂质体不仅在生理温度下表现出良好的稳定性，而且在 42℃和 44.5℃下具有快速药物释放行为。

最近，基于烷基磷酸胆碱［一种具有抗癌和抗原虫活性（结构上与溶血磷脂相关）的新型物质］，研究者设计了新的热敏囊泡。十六烷基磷酸胆碱（HePC）是最具代表性的分子之一，与溶血磷脂相比具有更高的代谢稳定性。此外，与传统的细胞抑制药物不同，HePC 不具有骨髓抑制作用，可刺激白细胞和血栓形成。HePC 能够同时作为药物和载体成分，赋予配方独特和有趣的功能，允许使用额外的辅料，提高系统的生物相容性，并使其适合于特殊的生物医学应用。接着，有研究者研究了 HePC 通过轻度热疗诱导基于 DPPGOG 的 TSL 突发释放的能力。正如预期的那样，HePC 增加了 CF 的释放速率，类似于溶血磷脂，并且与胶束制剂相比，HePC 并入脂质体膜时对癌细胞具有更强的杀伤效果。

热敏聚合物具有较低的临界溶液温度（LCST），对应于其急剧的螺旋-球状转变和相分离。这些聚合物在其浊点（CP）以下是水溶性的，而在浊点（CP）以上，水分子和聚合物氢键形成氢键基团之间的氢键变弱，导致聚合物链的水化程度降低。因此，聚合物经历了从线圈到球状体的转变，从而导致其沉淀。在囊泡双层中嵌入热敏聚合物，会导致膜的破坏和LCST以上药物的释放。热敏聚合物可以通过偶联到能够溶解在脂质体双层中的疏水部分而嵌入脂质体。由于温度促进溶解度的变化，使聚合物从亲水分子转变为疏水分子，因此该参数可用于控制聚合物修饰的热敏脂质体（PTSL）的稳定性和不稳定性，也可控制药物释放以及与细胞和血清蛋白的相互作用。这一策略已被广泛和深入研究，最早加入脂质体膜的热敏聚合物之一是聚（*N*-异丙基丙烯酰胺）（pNIPAM）。这种聚合物的主要缺点是其LCST在水溶液中约为32℃，这不符合理想药物热敏系统的基本要求。研究人员试图通过将其与适当的共聚单体共聚来克服这一问题，以使LCST达到所需的温度范围。如pH敏感单体聚丙烯酸（PAA），可以与NIPAM共聚合，赋予不同生理区域相关的靶向能力。采用可逆加成-断裂链转移法合成了聚（NIPAM-共丙基丙烯酸），产物的LCST为42℃（pH 6.5）。使用该聚合物制备的PTSL在42℃时，在5min内释放100%的负载DOX，在血清中最小释放（低于20%）为37℃时，控制在30min内。5%的p（NIPAAm-co-PAA）修饰的DPPC脂质体在血清中是稳定的，在40℃和42℃加热5min后，能够分别释放70%和100%的负载DOX。此外，由于PAA的pK_a=6.7，在酸性条件下（典型的肿瘤细胞微环境），p（NIPAAm-co-PAA）修饰脂质体的药物释放率更高。事实上，在酸性pH条件下，PAA的羧基会质子化，促进了其从线圈到球体的相变，从而导致药物的释放。

另一种用于聚合物改性TSL制备的聚合物是聚[2-（2-乙氧基）乙氧基乙基乙烯基醚]（p-EOVE）。这种聚合物的LCST约为40℃，在此温度时，聚合物经历从高度亲水的线圈到疏水球体的急剧结构转变。在生理温度以下，这些 PTSL 是稳定的，并保持药物的截留。此外，共聚物修饰脂质体表现出与传统 PEG 修饰脂质体相同的长循环特性和生物分布特征。考虑到聚合物 EOEOVE 在药物传递方面的潜力，类似的共聚物也被制备出来，特别是聚［2-(2-乙氧基）乙氧基乙基乙烯基醚嵌段十八烷基乙烯基醚（p-EOEOVE-block-ODVE）］的 LCST 在 40℃ 附近，其中，聚（EOEOVE）块作为温度敏感部分，而聚（ODVE）块充当锚定单元。另有研究者通过疏水相互作用将疏水化 Fe_3O_4 纳米颗粒嵌入聚（EOEOVE-bODVE）脂质体双分子层中，研究了 PTSL 在肿瘤可视化和疗效方面的性能，结果发现利用交变磁场可以加热 Fe_3O_4 纳米颗粒并诱导荧光标记物的释放。

接枝聚合物-TSL 的药物释放速率取决于聚合物分子量和接枝密度。最近，有研究者通过改变聚合物分子量、成分并将其锚定到胆固醇上，开发了 N-（2-羟丙基）甲基丙烯酰胺单/双乳酸（pHPMAlac）接枝脂质体。研究结果表明，聚合物在 CP（昙点）温度下开始释放，释放速率随着 Ch-pHPMAlac 分子量的降低而增加。此外，CH（胆固醇）的存在有助于降低聚合物的热敏性。接枝 CP 值为 11.5℃ 的 Chol-pHPMAlac 的脂质体在温度为 42℃ 条件下 5min 释放率约为 89%，而接枝 CP 值为 25℃ 的聚合物的脂质体在温度为 52℃时才能达到相同的释放量。此外，作者还观察到接枝密度影响脂质体的热敏性，只有 5% 的聚合物接枝密度 Ch-pHPMAlac 可确保在所需温度下药物的快速释放。

一种延长 TSL 体内循环半衰期的创新方法依赖于将热响应弹性蛋白样多肽（ELP）结合到双分子层上，该双分子层由一个 Val-Pro-Val-Gly 单元组成。据报道，ELP 的作用类似于 LCST 聚合物，由于 ELP 和水分子之间的氢键相互作用，在相转变温度以下膨胀，由于疏水相互作用，在 LCST 以上干燥，使得双分子层的流动性降低。2013 年，研究者使用改性 ELP 赋予脂质体热敏性，在生理温度下该脂质体双分子层膜更加坚固，增加了血液循环过程中囊泡的稳定性。ELP 的 N 端部分与一个硬脂酰基（C18）结合，用于锚定到 DPPC/DSPE-PEG$_{2000}$/CH 脂质体的脂质双分子层上。由此构建的 ELP 脂质体在生理条件下表现出高稳定性，在温和加热后释放胶囊化的 DOX。ELP 脂质体在 42℃下 10s 内可释放 95%以上的药物，而在 37℃下，30min 内血清中的药物释放量小于 20%。ELP 脂质体的血浆半衰期为 2.03h，而 LTSL 的半衰期为 0.92h。与 LTSL 相比，ELP 脂质体与高强度聚焦超声相结合可以显著延缓肿瘤生长。

Niosomes 是非离子表面活性剂囊泡，由非离子表面活性剂水合而得，可以加入胆固醇或其他脂质，也可以不加。它们是类似脂质体的囊泡系统，可以用作两亲性和亲脂性药物的载体。Niosomes 是非离子型的，不带电，因此，它们的毒性很小，能提高药物的治疗效果，是一种很有前途的药物传递载体。

多聚体（Ps），又称聚合囊泡，是基于合成的两亲接枝共聚物、接枝和树突聚合物自组装而成。与脂质体相比，由于起始材料的巨大可变性，Ps 具有许多优点，如高稳定性、多药负载能力和膜性能的多功能性。近年来，刺激响应性多聚体的发展引起了人们的广泛关注，通过使用热敏两亲性聚合物可以实现刺激响应性多聚体对药物的深度控制释放。早在 2006 年，研究者就基于聚［N-（3-氨丙基）-甲基丙烯酰胺盐酸盐］-b-聚（N-异丙基丙烯酰胺）（PAMPA-PNIPAAM）制备了聚合物体，当温度升高到 PNIPAAM 链的 LCST 以上时，聚合物变得不溶于水，其单体自组装成囊泡结构。同年，研究者研究了温度对封装 DOX 的多聚体组装和解聚的影响，该多聚体基于 PEG-b-PNIPAAm 获得，PEG 含量为 7%～20%（重量百分比）。随着温度的升高，聚合物和单体形成囊泡，由于亲水性的增强，囊泡很容易被冷却破坏。但不幸的是，这个系统需要非常高的温度才能形成多聚体，并且通常在 37℃以下就可以促使药物释放。因此，它不能有效地与轻度热疗结合使用。为了绕过这一限制并在室温下形成聚合物小体，研究者们提出了使用热敏和疏水聚合物混合物的策略。随后，研究者合成了基于星形共聚物的新型聚合体，该星形共聚物呈现疏水超支化聚［3-乙基-3-（羟甲基）氧代烷］

(HBPO)核心和若干亲水性 PEG 臂。与经典热敏 Ps 不同，这些新型载体在室温下形成，在 LCST 上方不稳定，膜通透性和药物释放增强。2015 年，有研究者设计了由亲水聚（N-乙烯基己内酰胺）(PVCL)连接到长疏水 PDMS 聚（二甲基硅氧烷）核心快上的聚合体，产生了具有良好热响应曲线的两亲体，并对其进行了深入和广泛的研究。在不同的 PVCL 用量下，研究者合成了多种聚（n-乙烯基己内酰胺）$_n$-聚（二甲基硅氧烷）65-聚（n-乙烯基己内酰胺）$_n$（PVCLn-PDMS65-PVCLn）共聚物，但只有 PVCL 比在 0.36～0.52 之间的样品才能在室温下形成稳定的小泡。聚合体的大小随温度的升高而减小，并取决于 PVCL 的链长。事实上，当温度从 25℃升高到 55℃，囊泡体积随着 PVCL 长度的增加而降低（从 PVCL10 到 PVCL15）。相反，PVCL19-PDMS65-PVCL19 的水动力直径从 300nm 增加到 800nm。此外，作者还研究了 PVCL10-PDMS65-PVCL10、PVCL15-PDMS65-PVCL15 和 PVCL19-PDMS65-PVCL19 配方在流体模拟肿瘤环境中 25℃和 42℃下的 DOX 释放，在 42℃下的药物释放百分比分别为 86%、29%和 11%，并表现出对 PVLC 长度的强烈依赖。温度升高后，PVLC 块发生塌陷和聚集，导致 Ps 尺寸减小，膜通透性提高，有利于 DOX 的释放。此外，连接疏水 PDMS 块的 PVLC 块的水化和脱水也发挥了重要作用，因此研究者假设亲水分子可以在高温下通过瞬态孔隙的存在克服疏水 PDMS 层。最后，研究者评估了 DOX 负载 PVCL10-PDMS65-PVCL10 多聚体对人肺泡腺癌 A549 细胞株的细胞毒性，结果显示，当含 0.1μg/mL 和 0.5μg/mL 的多聚体时，细胞活力分别从 85% 降至 59% 和 71% 降至 50%。0.1μg/mL DOX 和 0.5μg/mL DOX 负载囊泡 48h 后疗效停止，而含有 1μg/mL DOX 和 5μg/mL DOX 的囊泡药效持续到了 72h，细胞毒性则分别高于 75%和 97%。

在药物载体系统领域，使用单一策略通常不足以提高抗癌治疗效果。因此，需要设计和开发在同一系统中结合不同策略的载体，使其在临床上更有效。例如，热触发释药可以与主动或被动靶向策略相结合，以进一步提高其递送功效，该方面的研究已经相当成功。通常，该领域的协同组合是将肿瘤血管靶向性与温度触发释放结合起来。通过在热敏囊泡表面涂覆血管生成肿瘤血管系统上表达的抗原来实现的，例如可以在囊泡表面修饰整合素血管内皮生长因子受体（VEGFR）、血小板衍生生长因子受体（PDGFR）和CD13/氨基肽酶N的配体。研究者合成了一种不含二硫键的新型环状Asn-Gly-Arg（NGR）肽，并将其用于赋予LST主动靶向性能。体外荧光显微镜测试表明，该肽可以被CD13高表达的癌细胞主动吸收。另有研究者通过将热敏脂质体与环精氨酸-甘氨酸-天冬氨酸（cRGD）肽偶联来改善热敏脂质体的靶向性能，该肽能够通过靶向αvβ3整合素高表达的癌细胞来增强肿瘤积聚，该整合素在肿瘤血管系统和数种恶性肿瘤中过度表达。这些多功能囊泡的细胞摄取量比没有靶向脂质体的细胞摄取量高7倍。这些结果也被体内肿瘤积聚实验所证实。有研究者采用简单的无溶剂薄膜水合技术化学选择性地将脂肪族单顺式不饱和脂尾部嫁接到重组ELP（弹性蛋白样多肽）骨架上首次获得刷子状生物杂交脂蛋白，该脂蛋白能够自组装成囊泡，也称为“脂质体”。这种刷状结构，其中每个亲脂烷基尾部都模拟磷脂的酰基链，有助于肽骨架稳定的囊泡形成。这种新型的生物杂交两亲性结合了ELP的最佳特性（例如生物活性、非免疫原性、化学多样性、多功能性和热响应性）以及脂质的成膜特性，使得具有温度响应性开/关释放曲线的囊泡能够生长。与轻度热疗结合使用时，热敏囊泡是触发药物向实体肿瘤释放的一种有前途的工具。对温度的反应性使它们成为智能纳米设备，能够提供特定部位的化疗。

阳离子脂质和温度触发释放的联合使用代表了用于癌症纳米药物递送的另一种组合策略。据报道，由于与肿瘤血管系统上过度表达的阴离子糖蛋白、磷脂和蛋白聚糖的静电相互作用，阳离子纳米载体可选择性地向癌细胞输送抗癌药物。此外，不规则缓慢的血流和热疗促进了囊泡在癌症部位的积聚，从而促进了载体外渗。最近，如前所述，研究者设计了由DPPC、DSPC、DSPE-PEG_{2000}和阳离子脂质体 DPTAP 制成的聚乙二醇化阳离子热敏脂质体（CSTL）。这些囊泡在生理温度下表现出很高的稳定性，CF（羧基荧光素）的释放动力学与非阳离子热敏脂质体（NCTSL）相似。CSTL 与 BML（良性转移性平滑肌瘤）和 HUVEC（人脐静脉内皮细胞）的结合水平在 37℃时与 NCTSL 相比更高。由于 CTSL 体积小，结合后很容易内化到癌细胞中，温度升高会触发 CF（羧基荧光素）的释放，这种释放可能在细胞外和细胞内同时发生，从而改善治疗效果。同一研究小组通过封装 DOX 证明了该系统的有效性，由此产生的有效的温和热疗触发药物释放证实了双靶向方法的成功。此外，DOX-CTSL 的细胞毒性高于在几种肿瘤细胞系上处理后加载在 TSL 中获得的细胞毒性。此外，双分子层中阳离子脂质从 10％减少到 7.5％并不影响 CTSL 的肿瘤细胞靶向性和相关的细胞毒性效应。一种新的多功能制剂被开发用于小干扰 RNA（siRNA）的特异性递送。为此，研究者通过将两种主要策略合并为一个递送平台，以产生智能多功能的 TSL。第一种是细胞穿透肽（CPP）通过二硫键（称为 siRNA-CPP）与 siRNA 直接结合，这一策略赋予了载体对谷胱甘肽的敏感性。在第二种策略中，为了克服其在体内的运输非特异性，将 siRNA-CPP 封装在含有具有血管靶向功能的天冬酰胺-甘氨酸-精氨酸（NGR）肽的 TSL 中。在热疗和细胞内氧化还原环境的双重刺激下，siRNS-CPPs/NGR-TSL 比热疗下的游离 siRNA-CPPs 具有更高的体内肿瘤疗效和基因沉默效率。L-377202 前药由与前列腺特异性抗原（PSA）肽底物结合的阿霉素（DOX）组成，可在肿瘤部位被具有酶活性的 PSA 切割。但是，L-377202 前药会被非特异性激活，一些研究者提出了一种基于纳米药物的方法来克服 L-377202（简称 DOX-PSA 命名）的缺点。他们将 DOX-PSA 封装在低温敏感脂质体（LTSL）中，该脂质体起到屏蔽作用，防止其过早水解和非特异性裂解。另有研究者开发了一种透明质酸（HA）功能化的热敏脂质体制剂（TSL），以封装亲水性药物顺铂（CDDP）。通过动态光散射（DLS）、微量热法和小角 X 射线散射（SAXS）技术研究了这种新配方的物理化学和热特性。他们的研究为验证载CDDP热敏脂质体作为潜在纳米制剂提高CDDP治疗效率的可行性提供了大量信息。

2.3 热敏胶束

由两段（亲水和疏水）组成的泊洛沙姆等两亲性聚合物的自组装，可以形成具有疏水核和亲水壳的纳米胶束。这种胶束结构可以通过负载亲水性和疏水性药物用作药物递送载体。例如，基于聚(ε-己内酯-co-1，4，8-三氧杂［4.6］螺环-9-十一烷酮)-b-PEG-bpoly（ε-己内酯-co-1，4，8-三氧杂［4.6］螺环-9-十一烷酮）三嵌段共聚物制备的粒径为10nm的热敏胶束水凝胶，可以用作药物递送的载体。或者通过开环聚合，然后通过氨基环氧开环反应合成端三甲氧基硅烷和以二硫键为中心的聚谷氨酸盐，可以获得氧化还原敏感和热敏核心交联多肽杂化胶束（CCM），用于细胞内触发响应性药物释放。

有研究者利用RATF聚合方法合成了基于聚［N-（3-氨基丙基）甲基丙烯酰胺］-b-聚（N-异丙基丙烯酰胺）的pH热敏颗粒，该片段在室温下亲水，在高温下变成疏水，从而形成胶束。相似的工作是利用RAFT技术，研究者合成了基于PNIPAM聚丙烯酸的pH/热响应核-壳胶束，以实现药物的持续释放。对3-［4，5-二甲基噻唑-2-基］-2，5-二苯基四唑溴化铵（MTT）的测定表明，这种胶束具有生物相容性，可以用作药物递送载体。另有研究者合成了含有抗氧化剂部分［3-（3，5-二叔丁基-4-羟基苯基）丙酸盐］或［2-苯甲酰胺基-3-（3，5-二叔丁基-4-羟基苯基）丙烯酸酯］的热敏遥爪聚乙二醇。通过操纵PEG段长度，这些材料显示出LCST特性、抗氧化活性和在20～90℃之间的潜在微调热敏特性。

通过点击化学，基于PEG-b-聚［N-（2羟丙基）甲基丙烯酰胺乳酸酯］，研究者合成了一个胶束核心，该胶束通过偶联至DOX葡萄糖苷酸前体药物共价连接，用作治疗剂和显像剂的药物载体系统。该前体药物对人β-葡萄糖醛酸酶（一种在坏死肿瘤区域发现的酶）具有特异性激活作用，这对于酶响应性抗癌治疗是一种非常有潜力的策略。

也有研究者通过 2-（二甲氨基）甲基丙烯酸乙酯（DMAEMA）和内部合成的 1′（2-甲基丙烯氧基乙基）-3′，3′-二甲基-6-硝基螺环-(2H-1-苯并吡喃-2，2′-吲哚啉)（SPMA）单体的序列原子转移自由基聚合（ATRP）方法，制备了多功能、对刺激敏感的嵌段共聚物。他们合成了两种 DMAEMAb-PSPMA 二嵌段共聚物，其中一种是 1mol 共聚物中含有 0.03mol SPMA，另一种是 1mol 共聚物中含有 0.14mol SPMA。PDMAEMA-b-PSPMA 二嵌段共聚物的两亲性导致在水中形成定义良好的球形胶束，包括疏水性 PSPMA 核和亲水性 PDMAEMA 壳。当施加三种不同的外部刺激（光照、pH 和温度）时，PDMAEMA 的 pH 和温度响应特性与 PSPMA 嵌段的 pH、温度和光敏特性相结合，导致共聚物胶束在水溶液中的复杂响应行为。更重要的是，他们首次报道了嵌段共聚物胶束在同时改变溶液 pH 值和温度时的协同反应。这种多灵敏的自组装纳米结构为在复杂环境条件下按需控制活性物质的捕获和释放铺平了道路。

有研究者通过将聚［（*N*-异丙基丙烯酰胺-co-*N*，*N*-二甲基丙烯酰胺-co-10-十一烯酸)，简称 PNDU］接枝到亲水性 CM-葡聚糖 Fe_3O_4 合成了多功能胶束聚（*N*-异丙基丙烯酰胺-co-*N*，*N*-二甲基丙烯酰胺-10-十一酸）/CM-葡聚糖 Fe_3O_4（简称 PNDU/CM-Dex-Fe_3O_4），具有 pH 依赖性温度响应和磁响应。他们还采用膜透析法将抗炎药橙皮素胶束包封，这些胶束通过傅里叶变换红外光谱、1H-NMR、热重分析仪和超导量子干涉装置磁强计进行了表征。结果表明，橙皮素包埋的胶束已成功合成，并能携带和释放抗炎药物，有助于生物医学治疗和应用。

另有研究者使用由磺基甜菜碱链（聚磺丙基二甲基丙烯酰胺铵）（简称 PSPP）和离子链（聚苯乙烯磺酸钠）（简称 PSSNa）或聚［3-（甲基丙烯酰胺基）丙基三甲基氯化铵］（简称 PMAPTAC）组成的两种二嵌段共聚物制备温度响应性聚离子络合物（PIC）胶

束。由于核心是 PIC，外壳是具有 UCST 类型温度响应的硫基甜菜碱，电晕随着温度的变化而膨胀和收缩。为了控制 PIC 胶束的大小和均匀性，通过透射率、DLS、TEM、AFM 和^{1}H NMR 测量，研究了添加盐后 PIC 胶束的崩塌和透析后的重整行为。对 PIC 胶束崩塌行为中添加盐的离子种类依赖性的研究表明，它依赖于阴离子种类，但没有观察到对阳离子种类的依赖。它的有效性为 $I^- > Br^- > Cl^- > F^-$，这与 Hofmeister 系列中具有强烈结构破坏的离子物种的顺序一致。通过简单的混合方法形成了大尺寸的多相 PIC 胶束。它们通过添加盐而崩解，并通过透析方法进行重组，形成均匀且较小的 PIC 胶束。这被认为是因为在平衡状态下，通过透析形成了均匀且较小的胶束。简单混合法形成的 PIC 胶束与透析改性后的 PIC 胶束的温度响应基本相同。这些结果表明，PIC 胶束的温度响应受浓度而不是流体动力学半径的影响。

迄今为止，热敏聚合物的研究主要集中在低临界溶液温度（LCST）聚合物上。具有上临界溶液温度（UCST）的材料可以在高温下膨胀和分解，但文献中的记录要少得多，尽管据报道它们是刺激后快速和完全释放药物的理想载体。在这里，带有 UCST 的磁胶束被开发用于阿霉素（DOX）的递送。有研究人员制备了粒径为 8nm 的疏水性 Fe_3O_4 磁性纳米颗粒，并将其包裹在两亲性聚合物聚（丙烯酰胺-co-丙烯腈）-g-聚乙二醇（简称 PAAP）中形成 UCST 胶束（Fe_3O_4@PAAP），合成的胶束在近红外（NIR）激光照射下表现出优异的光热效应和药物的突发释放。体外和体内抗肿瘤实验表明，DOX-Fe_3O_4@PAAP 胶束能显著增强近红外光照射的治疗效果。为药物的原位释放和光热联合化疗提供了一种新型的热敏平台，为肿瘤治疗提供了良好的前景。

2.4 其他形式的热敏聚合物

2.4.1 互穿网络聚合物（IPN）

互穿网络聚合物（IPN）是一种独特的高分子共混物。它是由交联聚合物Ⅰ和交联聚合物Ⅱ各自交联后所得的网络连续地相互穿插而成的。早在20世纪50年代IPN就有零星应用，70年代初期，逐步明确了有关IPN的概念，此后这一研究领域不断获得扩展。IPN不同于接枝共聚物，因为在IPN中聚合物Ⅰ和Ⅱ之间未发生化学键结合。它也不同于相容的共混物，因为聚合物Ⅰ和Ⅱ在IPN中存在各自的相，虽然相分离的微区尺寸小到只有几百至一千埃。IPN的制备方法一般是将第二单体连同交联剂和引发剂（或活化剂）一起溶胀入已经交联的聚合物Ⅰ中，使第二单体就地聚合并且交联形成聚合物Ⅱ，这样后者就穿插在聚合物Ⅰ的网络中。两种或两种以上聚合物并置可形成IPN结构，其性质取决于化学成分。

研究者通过丙烯酸在N，N′-亚甲基双丙烯酰胺（MBA）存在下与PNIPAM进行聚合制备了半IPN结构，从而获得了具有热反应（LCST）和pH响应特性的IPN。基于果胶-g-（丙烯酸钠-co-NIPAM）的超级吸附剂IPN水凝胶具有独特的物理化学性质-溶胀行为和优异的可回收性，研究者通过使用MBA作为交联剂的溶液聚合获得了基于甲基丙烯酸海藻酸盐的多功能IPN水凝胶（温度和pH响应），用于小分子药物和蛋白质的控制（持续）口服给药。另有研究者制造了一种基于PNIPAM/海藻酸钠的粒子图像测速仪，该粒子图像测速仪覆盖壳聚糖Cs和负载荧光染料，用作非接触式温度传感器和流体流量跟踪器的珠子。基于羧甲基化Cs和PNIPAM的半互穿网络也被用作温度/pH响应的口服药物载体系统。

2.4.2 薄膜

研究者基于含壳聚糖（Cs）的聚氨酯（PU）和PNIPAM开发的热敏膜为伤口愈合提供了合适的基质。由于PNIPAM的LCST行为和水分子在较高温度下的排斥作用，膜的润湿性和水蒸气透过率随温度的升高而降低。相反，Cs降低了PNIPAM的疏水性并调节伤口敷料的性能，并且Cs赋予了伤口敷料抗菌特性。研究者开发了载有抗癌药物（ITM 甲磺酸伊马替尼）并涂有热敏（PNIPAM）-b-（甘氨酸）嵌段共聚物的介孔二氧化硅颗粒。这项研究的结果表明，薄膜可以作为控制药物释放的保护层。另有研究者通过使用丙烯酰氯作为偶联剂将聚丙交酯-共乙交酯（PLGA）接枝到 Cs 膜表面制备 TSP，以在 PLGA 和 Cs 膜之间形成共价键。研究者在这项研究工作中得出结论：①获得的热敏膜可以用作智能药物释放系统；②发现药物释放速率与温度之间存在直接关系。PNIPAM 薄膜在 LCST 温度下表现出亲水性，在较高温度下变得疏水。该领域其他工作简述如下：利用旋转涂层制备 PNIPAM 膜，用作细胞收获膜，通过温度变化获得细胞片；制造了一种基于 PNIPAM 和单壁碳纳米管的可拉伸热敏薄膜，可用于健康监测；合成了基于 PNIPAM 的 TSP 薄膜，用于触摸控制目的，其中触觉是通过温度诱导的机械变化产生的；合成了一种基于氰基取代低聚物（对苯撑乙烯基）的手部热敏薄膜，其薄膜颜色在机械力和温度变化下发生变化。

2.4.3　微粒

热敏颗粒因其具有蛋白质吸附、药物释放、核壳结构等多种功能而在纳米医学领域得到广泛应用。这类聚合物系统经常被用于癌症等恶性疾病的治疗或诊断，其中 TSP 颗粒可通过诱导温度变化，在靶点以可控的方式装载和释放药物，从而减少肿瘤治疗的副作用。研究者合成了基于 PNIPAM 的多孔粒子，作为热敏性粒子，用于持续和可控释放化疗药物，可以摧毁癌症，并且所述粒子显示出作为肿瘤治疗装置的良好性能。研究者通过原子转移自由基聚合（ATR）合成了超顺磁性氧化铁（SPION）-PNIPAM，以防止聚合和粒子内交联。超小尺寸的纳米颗粒在 38℃左右表现出 LCST 行为。这种热敏磁性纳米颗粒被用作磁共振成像（MRI）造影剂和化疗剂。纳米颗粒显示出足够的生物相容性，而负载阿霉素（DOX）的纳米颗粒可导致癌细胞死亡。另有研究者基于 PEGPNIPAM 和 Fe_3O_4/α-环糊精，通过自组装合成了用于蛋白质分离的热响应磁性粒子。由于PNIPAM在LCST温度以上的固有特性，该系统在粒子表面提供了反应位点，这些位点能够在高温下吸附疏水蛋白质，在低温下，亲水表面上的蛋白质被解吸。

在MRI中，精确无创监测温度变化仍然是一个挑战。考虑到这一点，研究者开发了一种基于热敏微凝胶的温度敏感对比剂，使用四（3-乙烯基苯基）卟啉锰作为核心与NIPAM反应，并使用*N*，*N*-亚甲基双丙烯酰胺（MBA）作为交联剂。从研究结果来看，LCST微凝胶体积的微小变化可调节较强的纵向弛缓性，因此，热敏性微凝胶可用于使用MRI方法监测轻微的温度变化，其监测机制如图2-3所示。

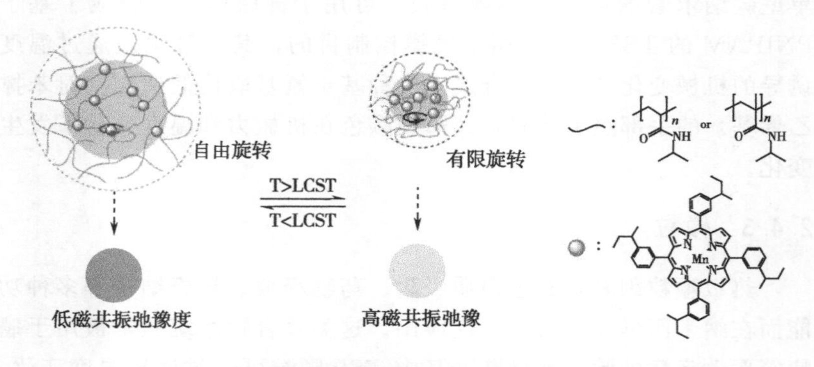

图2-3　基于热敏微凝胶的温度敏感对比剂

以金硅颗粒为核心，PNIPAM通过自由基聚合在核上聚合，研究者利用热响应蛋黄壳颗粒通过种子生长合成了一个纳米反应器。热响应粒子具有潜在的光学性质。为此，研究者开发了吸附在硅晶圆上的核［交联聚（*N*-异丙基甲基丙烯酰胺）］-壳（交联PNIPAM）微凝胶。另有研究者报道了两种聚合物在较低临界溶液温度范围内的线性膨胀行为，甚至当热响应性微凝胶颗粒被吸附到硬表面时也是如此。

2.4.4 热变色聚合物

显色聚合物是指随着刺激而显示颜色变化的聚合物，可分为热致变色、光致变色、电致变色、偶氮变色、离子变色和生物变色组分。热致变色聚合物的颜色、颜色强度和透明度对温度变化很敏感。液晶和共轭聚合物通常表现出热致变色性质，其中主链上的共轭 π 电子（如聚苯乙烯）起到热致变色作用。温度的变化导致 π 电子共轭长度的变化和吸收波长的变化，从而产生热致变色。

2.5 热敏聚合物的杂交

2.5.1 热敏聚合物修饰脂质体/多肽

提高药物递送效率需要在靶点进行特定的药物输送。在这方面，研究者已经设计了各种类型的刺激响应性敏感材料，如 pH、光和温度敏感聚合物。其中，温度和 pH 敏感脂质体与热疗一起广泛用于肿瘤靶向治疗，后者用于细胞膜不通过分子的细胞质传递。不同类型的磷脂经历相变，如凝胶到液晶的转变和层状到六边形的转变，这些相变特征可以用于刺激响应性敏感脂质体的结构设计。另一种方法是将热敏分子偶联到脂质体上。这些聚合物与脂质体的结合导致脂质体修饰的 TSP。热敏聚合物修饰脂质体（TPL）已被用作化疗药物载体和 MRI 造影剂。

例如，利用 PEG 脂质、蛋黄磷脂酰胆碱（EYPC）、胆固醇和装载有 DOX 的共聚物［2-（2-乙氧基）乙氧基乙基乙烯基醚-b-十八烷基乙烯基醚］（EOVE-OD4），研究者成功制造了热敏聚合物修饰脂质体（TPL）。热敏聚合物修饰脂质体的设计策略如图 2-4 所示。值得注意的是，EOVE 在 40℃左右显示 LCST 行为。作者认为，在生理温度以下合成的 TPL 是稳定的，并截留 DOX。然而，在 40℃以上，TPL 显示出 DOX 的快速释放。EOVE-OD4 TPLs 也具有延长体内循环和提高药物生物分布的作用，该作用类似于静脉注射到荷瘤小鼠体内的 PEG 修饰脂质体。另有研究者研究了响应温度的 PNIPAM-coN，*N'*-二甲氨基丙基丙烯酰胺修饰脂质体，其 LCST 行为适合作为细胞内药物递送载体。这项研究的结果使作者得出结论：①温度的升高导致脂质体的聚集和释放，②通过升高 LCST 以上的温度观察到脂质体表面固定水层厚度的减少。

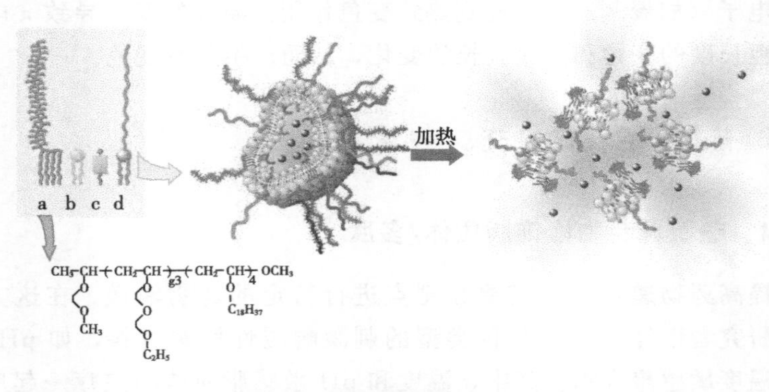

图 2-4　温度敏感脂质体的设计

TPS 水凝胶中蛋白质的加载/卸载可通过水凝胶孔隙率（孔径、体积分数和互连性）、蛋白质大小和蛋白质-聚合物相互作用进行调节。后者影响聚合物在体内的加载/卸载速率、机理和性能。研究者将 PNPAM 与白蛋白混合以形成分子内复合物。他们观察到 PNIPAM 和白蛋白的摩尔比增加导致流体动力学半径的减小和分子内复合物的转动。离子浓度和温度的升高导致分子内络合物的尺寸和摩尔质量增加。蛋白质可以通过各种类型的键连接或缔合到 TSP 上，如氢键和疏水相互作用，例如，由于蛋白质和 TSP 之间的静电斥力，温度或 pH 值的升高降低了白蛋白对 TSP 颗粒的吸附。简言之，蛋白质的吸附受温度、pH 值、交联密度、培养时间和蛋白质浓度的影响。

2.5.2 pH/热敏聚合物

温度和 pH 值是开发敏感制剂以提高抗癌药物疗效的两个最有希望的触发因素。有研究者开发了对 pH 值和温度具有融合敏感性的磁性脂质体，旨在通过化疗和磁热疗进行双重癌症治疗。他们采用柠檬酸盐共沉淀法和溶胶-凝胶法合成了混合钙锰铁氧体磁性纳米颗粒，并用 X 射线衍射（XRD）、透射式扫描电镜（STEM）和超导量子干涉仪（SQUID）对其进行了表征。将纳米颗粒并入二棕榈酰磷脂酰胆碱/半琥珀酸胆固醇酯（DPPC：CHEMS）脂质体中，并与聚乙二醇化脂质（DPPC：CHEMS：DSPE-PEG）组成相同的组分，形成尺寸约为 100nm 的磁性脂质体。通过动态光散射（DLS）和电泳光散射（ELS）测量，研究了磁性脂质体融合能力的 pH 敏感性。两种新的抗肿瘤噻吩吡啶衍生物被有效地包裹在磁性脂质体中，并在不同 pH 和温度条件下评估了负载纳米系统的药物递送能力。

多种聚合物被设计为同时对 pH 和温度敏感。向恶性肿瘤输送药物需要在血流中延长滞留时间和药物在靶部位的精确释放之间寻找平衡。考虑到这一点，研究者合成了 pH 和温度敏感性的两种双效共聚物聚［甲氧基三（乙二醇）甲基丙烯酸酯-co-N-羟基丁二酰亚胺-甲基丙烯酸酯］-b-（ε-聚己内酯），简称 P（TEGMA-co-NHSMA）-b-PCL 和聚［甲氧基三（乙二醇）甲基丙烯酸酯-co-N-甲基丙烯酰氨基酸］-b-（ε-聚己内酯），简称 P（TEGMA-co-NMAA）-b-PCL，在共聚物的聚合物胶束之间装载 DOX 作为抗癌剂，用于小鼠肿瘤移植模型的研究。在这项工作中，研究者使用 6-氨基己酸对共聚物进行了功能化修饰，从而使材料在微酸性 pH 和体温下具有 pH 敏感相变特性。PCL 在 2-溴代异丁酸羟乙基酯和辛酸亚锡［Sn（Oct)$_2$，催化剂］存在下通过开环进行聚合，以获得聚己内酯溴化物（PCL-Br）作为 ATR 聚合反应的宏观引发剂，用于制造共聚物 P（TEGMA-co-NHSMA）-b-PCL 和 P（TEGMA-co-NMAA）-b-PCL。

通过基于柱芳烃的主客体相互作用来控制TSP的行为，研究者合成了一种pH响应性超分子聚合物，用于药物的控制释放。通过分别添加柱芳烃主体和酸处理，可以提高LCST值并恢复到初始值。NIPAM和苯乙烯与百草枯衍生物（*N*，*N*′-二烷基-4，4′-联吡啶）的无规共聚物随着温度的升高表现出相分离。百草枯与柱芳烃相互作用形成聚假单胞烷作为侧链，从而影响LCST行为。由于柱芳烃/百草枯主客体相互作用具有pH敏感性，因此酸冲洗能够消除主客体相互作用并恢复初始值。

2.5.3 光敏热敏聚合物

光温敏聚合物在环境保护（主要是水处理）和开发可再生能源方面有许多应用。其中，一些聚合物是由膦氧基甲基丙烯酸乙酯（Phosmer-M）、NIPAM和（1-芘）甲基丙烯酸甲酯共聚物或使用含芘基团的TSP与碳纳米管结合得到的。作为药物释放载体的光热敏感聚合物的开发在生物医学应用中具有重要的应用前景。有研究者使用传统的二棕榈酰磷脂酰胆碱（DPPC）脂质体、纳米金（GNP）修饰的脂质体和PNIPAM对钙黄绿素在温度和近红外辐射下的控释进行了研究。传统脂质体在41℃左右释放钙黄绿素，DPPC-PNIPAM-BMA从37℃开始分阶段释放药物。作者推测第一个和第二个药物释放步骤分别是由于聚合物的热收缩和脂质体膜的相变。此外，由于表面等离子体共振（SPR），近红外辐射下的GNP产生光热，这导致近红外辐射激活药物释放。另有研究者通过RAFT工艺合成了一种双响应聚合物：基于香豆素的光敏和温度敏感聚合物，该聚合物基于一系列随机共聚物：三乙二醇甲基醚甲基丙烯酸酯和6-溴-4-羟甲基-7-香豆素甲基丙烯酸酯（CMA）。浊点可以通过改变摩尔组成来调节。由于香豆素基团和聚合物主链之间的可光降解酯键，CMA提供了光敏性。

2.5.4 磁性热敏聚合物

因为磁性TSP可以用于吸附/解吸治疗和癌症热疗，目前开发的磁 TSP 系统也可用于药物输送、酶固定、细胞分选以及蛋白质吸附和纯化。通过种子聚合将 PNIPAM 接枝到纳米 Fe_3O_4 表面，以吸附/解吸牛血清白蛋白（BSA）。磁性 TSP 可以用于控制药物输送、生物分离和催化应用，还可被用作具有煎蛋状结构的微容器，进行脂肪酶的酶固定化。有研究者合成了磁性改性 laponite（锂藻土）交联的聚 *N*-异丙基丙烯酰胺热敏纳米复合材料。使用差示扫描量热法表明，所有合成的水凝胶在32℃左右的溶胀和塌陷状态之间呈现相变，该温度取决于聚合物交联方法。与化学交联的水凝胶相比，物理交联的水凝胶的相变温度向更高的温度移动。通过扫描电子显微镜和红外光谱对磁性锂辉石和复合水凝胶的结构进行了表征。磁性和通过改变水凝胶结构控制相变温度的能力的结合表明，合成的水凝胶可以潜在地用作磁驱动平台，用于靶向递送和药物释放，或者用作微流控装置的致动器和元件。在300～400℃的温度范围内，观察到含有磁性 laponite 的物理交联水凝胶的热破坏，这允许将其归类为相对耐热的材料，并可以扩展现有的热敏性纳米复合材料，并为开发的热敏性纳米复合材料开辟新的应用领域。

磁性纳米颗粒产生热量的能力以及热敏聚合物 N-异丙基丙烯酰胺（简称 PNIPAm）和聚（*n*-乙烯基己内酰胺）（简称 PNVCL）的响应是促进药物控释系统研究的特性。由于 PNIPAm 和 PNVCL 的较低临界溶液温度（LCST）介于32～35℃之间，接近人体温度，因此这些聚合物足以用于生物医学应用。有研究者通过将热响应聚合物与聚（丙烯酸）（PAA）等亲水性更强的单体共聚，可以提高 LCST，该单体在水溶液中与 PNIPAm 和 PNVCL 共聚。利用磁性纳米颗粒产生热量的能力治疗癌症是可能的。磁热疗可以与药物控制释放相结合，改善治疗效果。在他们的工作中，氧化铁纳米颗粒用丙烯酸与 PNIPAm 或 PNVCL 的共聚物进行表面改性，然后通过酯化进行改性。红外光谱显示磁性纳米颗粒中存在聚合物，并显示羧基与磁铁矿表面结合。温度-时间实验表明，在 $14kA \cdot m^{-1}$ 的交变磁场和420kHz 的频率下，在1mL 水中加入15mg 磁铁矿的悬浮液中，涂有热响应聚合物的磁性纳米颗粒可以从20℃加热到40℃。磁性纳米颗粒表面的聚合物在43℃时甲氨蝶呤释放率较高，但在37℃时释放率较低。PNIPAm-co-PAA或PNVCL-co-PAA在甲氨蝶呤（MTX）释放中表现出不同的行为，因为PNIPAm的酯化共聚物在43℃时显示MTX释放增加，PNVCL酯化降低释放率。PINIPAm-co-PAA和PNVCL-co-PAA的LCST随着酯化反应的进行而降低，因为该反应在聚合物链中添加了亲水基团。这些结果表明这项工作中开发的平台可用于癌症治疗中的药物输送，因为其LSCT可以在酯化和成分功能上进行调整，以适应远高于人体的温度。

2.5.5 电热敏聚合物

电仿生平台在心脏和神经组织工程中引起了研究者们极大的关注，因为它们能够模拟作为动作电位的组织特性。基于此，研究者开发了一种用于心脏组织工程的电活性TSP，该TSP基于AT和PNIPAM，通过碳化二亚胺反应耦合制得。该TSP在室温下呈液态，在生物温度下注入体内后呈固态。在平台上培养的H9C2细胞表现出良好的细胞黏附和增殖活性。

研究者合成了一种基于寡吡咯（OPY）、壳聚糖（Cs）和β-甘油磷酸盐的可降解导电TSP，作为可注射剂，用于开发用于心脏组织工程的水凝胶。OPYs导致孔径减小，凝胶时间、溶胀率、电导率和降解时间增加。OPY降低了Cs与β-甘油磷酸之间氢键的相互作用。因此，通过添加OPY，凝胶化时间得到了改善。另有研究者通过将四苯胺化学偶联到Pluronic®F127的链端，合成了可注射的电活性TSP。作者观察到该共聚物在注射15min后可在体内形成凝胶。因此，这些水凝胶在生物医学领域具有潜在的应用前景。

2.5.6 超声波热敏聚合物

超声波治疗是一种安全、经济的医学疗法，目前已作为一种辅助方法用于癌症治疗，其治疗机制包括热诱导、机械刺激和液体汽化。此外，超声波还可以作为药物激活剂，即超声波与热敏系统的结合显示协同效应，这是由于通过声空化，即超声波与热敏的系统的结合展示了协同效应，由于热引起的振动能量通过声空化，这些声波介导药物的释放，而微气泡可以改善聚合物孔隙度，增加药物释放。由于这些材料的独特特性，智能的药物传递系统可以根据需要控制药物释放。尤其是，超声波可以作为 TPLs 药物释放的远程控制因素，通过热和机械诱导或通过产生气泡来刺激药物释放。此外，利用超声波还可以改善药物在癌细胞上的吸附性。基于此，研究者使用经单链 DNA 适体修饰的脂质体和基于 PNIPAM 的 TPLs，通过靶向超声进行药物递送，同时在高温下使脂质体获得热敏感释药。超声波的使用导致气泡因空化而坍塌。这种现象产生额外的热量，影响药物释放模式。其他研究者的有趣结果表明，负载有 DOX 的 NIPAM 和丙烯酸［P（NIPAM-co-PAA）］制成的 TPL 可以通过超声波聚焦，并在磁共振引导下作为抗癌治疗的有效策略。

2.5.7　氧化还原热敏聚合物

多响应聚合物可以提供对释药过程的时空控制。例如，由于生物系统的局部特性改变，多响应聚合物可以提高药物载体系统的效率。其中，氧化还原响应性聚合物通常含有二硫键（—S—S—），可在还原介质中谷胱甘肽等还原剂的作用下裂解，但它们在细胞外等氧化介质中保持稳定。值得一提的是，癌细胞含有大量的谷胱甘肽，这对于靶向药物递送非常有用。通过开环聚合和亲核取代反应，利用疏水段和亲水段之间的键合作用，研究者合成了一种基于含有二硫键的 PNIPAM 嵌段聚（4-取代 ε-己内酯）共聚物的三重刺激响应聚合物。在高强度聚焦超声（HIFU）、温度变化和还原剂西硫苏糖醇（DTT）存在下研究了该系统的药物释放模式。酰胺键通过还原剂处理和暴露于超声波进行水解。共聚物的 LCST 行为受 PNIPAM 段长度的影响。超声波可诱导产生对羧酸基团的氧化还原反应活性的二硫键。PNIPAM-S-S-PXCL 的胶束化以及在温度刺激、HIFU 和还原剂下的药物释放行为如图 2-5 所示。这种聚合物材料作为一种新型的纳米药物载体具有良好的应用前景。

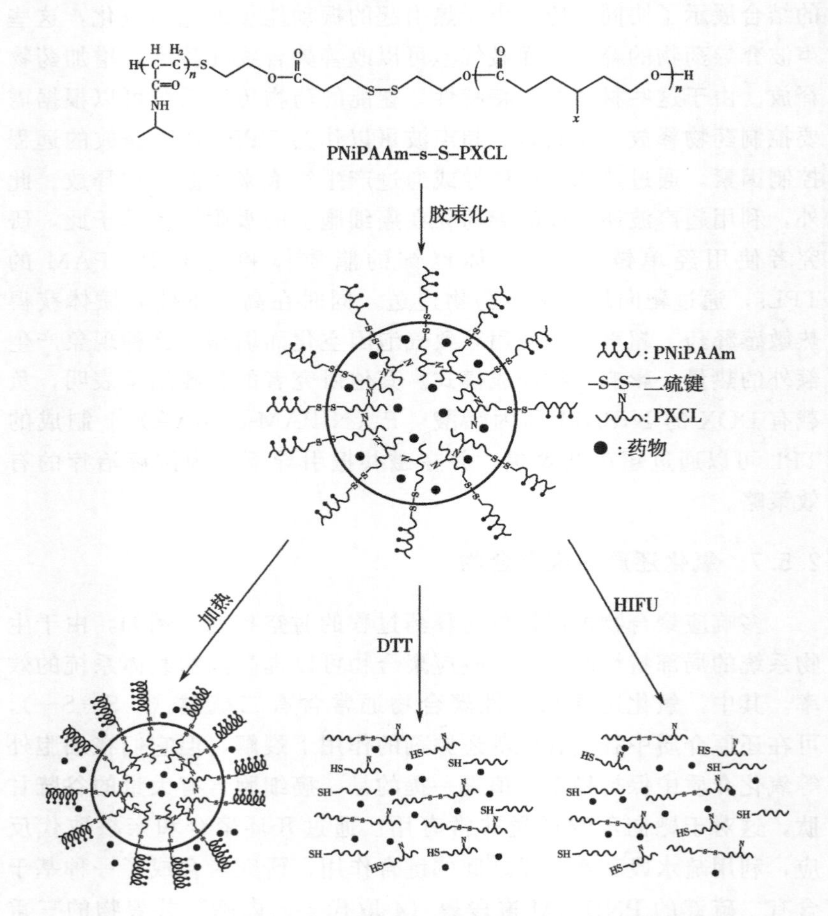

图 2-5　PNIPAM-S-S-PXCL 的胶束化以及在温度刺激、HIFU 和还原剂下的释药行为

2.6　温敏性多肽

多肽的结构和活性导致多肽天生对温度敏感，这使得它们成为

设计热疗响应载体系统的极好平台。由天然（或非天然）氨基酸的线性链组成初级肽，初级肽序列通过非共价键产生复杂的二级、三级和四级结构，这些结构提供了构成大多数生物学基础的基本分子识别作用。热力学因素驱动这些结构的组装（例如氢键、静电相互作用、范德华相互作用和疏水效应）。大多数蛋白质对温度敏感。加热后，许多蛋白质变性，导致失活或聚集；相反，一些蛋白质在冷却时会变性。在活细胞中，蛋白质变性可直接导致细胞死亡或使细胞对其他治疗方式（如化疗或放疗）敏感，这是目前将温和热疗发展为癌症治疗方式的主要理论基础。

温度敏感肽可以从蛋白质序列和结构中衍生出来，这些序列可以被重新设计，赋予序列新的功能。这些肽中最简单的能够形成基本结构单元的是 β 折叠和 α 螺旋。不同二级结构之间的转变可以使肽的性质发生巨大的变化。例如，一个随机卷曲的肽在低温下可以保持单体状态。加热后，肽可能采用二级结构单元，如螺旋等，聚合成性质更稳定的纳米颗粒。对于热疗应用来说，这些转变需要在体温 37℃和 43℃之间的生理溶液中发生，高于此温度持续的热疗会导致细胞死亡。所以，研究者的目标是开发能够在 40℃左右狭窄的热窗口内发生结构转变的多肽。随着生物分子工程领域的研究越来越成熟，在两个或多个结构状态之间转换的功能肽的开发将变得越来越可行。

温度敏感肽对热作出响应后其性质发生显著变化。从基于热疗的显像剂递送或药物释放的角度来看，温度敏感肽需要具备两个明显的特性——方向性和可逆性。方向性是指肽是否随着温度的升高而发生聚合或解离。可逆性是指肽在冷却至正常温度后是否恢复其原始状态。方向性和可逆性是对温度敏感肽进行分类的常用特性。方向性决定了治疗肽是否会在加热组织的区域选择性地结合或分离。当肽在水环境中结合时，典型的例子是聚集（例如微相分离）和纳米-中尺度自组装（例如胶束或囊泡形成），它们形成纳米-微尺度结构，流动性降低，这可以改变治疗肽在肿瘤内的分布情况。自组装等关联事件也可以通过促进多价性或运输到血管外空间来介导药物与血管壁的结合。例如，研究者设计了一种自关联（聚集）的肽，在热疗期间使肿瘤中的聚合物浓度加倍。在另一种策略中，如果肽因热疗而解离，则较大直径的颗粒或胶束可在肿瘤中迅速分解，单体肽通过更快扩散渗透肿瘤组织。在未加热的组织中，这种肽可以胶束形式在体内循环，从而限制血管通透性和肾脏的清除。因此，具有方向性的可解离肽可以延长血浆循环时间，防止在健康组织中积聚，并降低系统毒性。为了寻找一种新的热疗导向策略来设计肽时应考虑方向性的作用。

相反，可逆性是指在加热停止后肽是否返回其初始状态。处于热力学平衡的肽可以随着温度的变化可逆地发生构象转变。在热疗期间，可逆肽在体温下可溶，在加热时聚集，在冷却时返回可溶状态。这种行为是典型的较低临界溶液温度相变，许多水溶性大分子都表现出这种相变。相反，不可逆肽在体温下溶解，在高温下聚集，并在冷却时无限期聚集。这是因为不可逆肽在低温下被动力学捕获在热力学不稳定的构象中。温度的升高克服了活化能势垒，并加速向热力学有利（因此是稳定的）且在冷却时不会反转的较低自由能状态的转变。这种不可逆的肽在冷却后会长时间保持其不溶性聚集状态。根据治疗药物及其首选的递送方式，这种行为可能是可取的，也可能不是可取的。例如，不可逆聚集可能是输送放射性核素发射器的可行方法，因为它们不需要在细胞内引发细胞死亡。或者，可逆结合肽可在加热区域聚集，形成集中的局部沉积物，在冷却时分离。这种方法有助于化疗药物的输送，化疗药物必须在细胞膜和细胞内屏障上自由移动，才能进入细胞内的分子靶点。显然，在选择肽基序时，应评估可逆性对治疗策略和药物运输的影响。

基于方向性和可逆性，可以设计出多种利用温度敏感肽的药物递送方案。每种药物的大小、靶点的组织和细胞位置以及作用机制都不同。方案的选择取决于治疗药物，最佳策略可能因化疗、放射性核素或酶而异。理想情况下，药物应该指导肽基序的选择，并且应该对每种药物的多个方案进行比较，以确定最优的递送方案。

亮氨酸拉链和胶原蛋白肽基序在加热过程中分离，而加热启动弹性蛋白和丝绸基序的结合。当按可逆性分类时，亮氨酸拉链和弹性蛋白肽在冷却后可以恢复到其原始状态。然而，胶原蛋白和丝绸基序不会冷却到它们的预热状态。因此，这四个肽基序属于不同的类别，对其性质的讨论有助于设计使用这些肽基序的热疗导向疗法。作为一种Ⅰ类肽，亮氨酸拉链基序可可逆地解离。最初在DNA 结合域中观察到亮氨酸拉链，包括 C/EBP。C/EBP 亮氨酸拉链包含 7 个氨基酸序列（abcdefg)$_n$ 的 5 个重复，其中 d 残基是疏水的，通常是亮氨酸。a 残基也是疏水的，而 e 和 g 残基是带电的。脯氨酸残基通常不存在于基序中。在生物溶液中，2～4 个拉链相结合并形成螺旋结构。拉链的功能是将两个或多个肽连接成一束，称为螺旋线圈。螺旋线圈通过 a 和 d 残基之间的疏水相互作用以及表面上带相反电荷的 e 和 g 残基之间的静电相互作用沿其轴线稳定。亮氨酸拉链在特定肽序列的强大功能-熔化温度以上分离。它们的熔化温度取决于其浓度，发生在 10～20℃的范围内，高于此温度，肽单体采用无规卷曲构象。最近，研究者发现带有亮氨酸拉链端盖的三嵌段共聚物可组装成温度依赖性水凝胶，并确定了一个简化的亮氨酸拉链基序——（VSSLESK)$_6$，其解链温度约为 95℃，当替代赖氨酸残基（下划线），新序列（VSSLESK)$_2$（VSKLESK)$_1$（KSKLESK)$_1$（VSKLESK)$_1$（VSSLESK)$_1$ 的解链温度降低到 40℃左右。这些螺旋线圈的熔化是可逆的，这使得亮氨酸拉链成为工程蛋白质生物聚合物的一个有吸引力的候选者需要注意的是，这种聚合物在高温下不稳定。

第二类温度敏感肽是胶原蛋白基序，它们可以随着温度的升高而发生结构的变化，冷却后，胶原蛋白通常不会恢复其原始结构。相反，胶原蛋白的再冷却会在相邻的胶原蛋白分子之间产生间歇性的肽交联，从而形成水凝胶。加热结合部分水解可以将胶原蛋白转化为明胶。因此，胶原蛋白不同于亮氨酸拉链，因为亮氨酸拉链冷却至与加热前相同的构象，而胶原蛋白不是。胶原蛋白一般由三螺旋肽组成，由富含脯氨酸的三肽（Gab）重复序列引导，其中 a 通常是脯氨酸，b 通常是羟脯氨酸。天然胶原蛋白在 a 和 b 位置具有显著的变异性，每种类型的成分不同。通常，在治疗热疗窗口内，胶原蛋白的熔化温度在38～42℃之间。胶原分子可以非常长，分子量为4100ku，例如人Ⅰ型前胶原（α1），其包含 $n=361$ 个基序(Gab)n 的重复。在这个序列中，完整的规范基序（GPPOH）最多重复五次。天然胶原蛋白含有大量的脯氨酸羟基化，这是一种翻译后修饰。脯氨酰-4-羟化酶的过度表达使胶原蛋白在酵母中高效表达，细菌中也产生胶原蛋白样肽（CLPs）。为了在大肠杆菌中产生CLP，在细菌培养物中补充了羟脯氨酸，从而随机修改了脯氨酸残基，而不是仅在b位。尽管如此，细菌CLPs形成的三螺旋，可以在高温下变性，并且不会恢复到由圆二色性确定的天然构象。胶原蛋白及其变性衍生物明胶是药物中广泛使用的添加剂，其生物相容性和熔融特性使其适合于在不需要可逆性工程化热响应肽方面的应用。

作为一种Ⅲ类肽，弹性蛋白样多肽（ELP）是从人原弹性蛋白中鉴定出的五肽。表征ELPs的开创性工作由Urry及其同事完成，最初使用合成肽，后来使用大肠杆菌的重组蛋白表达。与胶原蛋白或亮氨酸拉链不同，ELP在加热时可逆地自缔合和相分离。ELP由重复（aPGbG）组成，其中客体残基b可以是除脯氨酸以外的任何氨基酸。残基a通常为缬氨酸或异亮氨酸。ELP在反相相变温度以上经历吸热相变。转变温度是客体残基（a和b）、分子量、浓度和共溶质存在的函数。如果客体残留物疏水性、聚合物分子量、浓度或NaCl浓度增加，则转变温度降低。加热的ELP形成Ⅱ型β折叠，可以使用圆二色性检测到，这可能导致许多ELP在小于2℃的狭窄温度窗口内发生相分离。ELP相变是一种有用的生物技术工具，可通过多轮温度循环从细菌裂解液中纯化重组ELP，更重要的是纯化ELP融合蛋白。此外，ELP相变使ELP二嵌段纳米尺度自组装结构的形成与温度有关。ELP基序是设计热疗导向肽的一种非常有用的肽，其在药物传递中的行为和应用可以参考相关文献报道。

代表性的Ⅳ类温度敏感肽源自家蚕产生的重丝素蛋白，该蛋白在加热时发生不可逆结合。虽然几种昆虫丝含有不同的肽基序，但蚕丝素基序是研究最广泛的（GAGAGS）*n*，其中*n*的重复数在2～170之间。与前面提到的亮氨酸拉链、弹性蛋白和胶原蛋白相比，在天然丝素中，氨基酸使用的变异性要小得多。通常，研究者通过将丝状多肽（SLPs）与其他肽（如亲水性间隔物或ELP）结合，研究丝状多肽（SLPs）的结构改变。纯化的SLP基序可以形成高度结晶的β-折叠。结晶产物非常稳定，不溶于水，且难以加工。尽管缺乏人类同源物，但丝肽具有相对良好的生物相容性。对于热疗应用，丝基序可用于启动肽亚单位的不可逆结合，但结合的速度不如弹性蛋白基序的结合速度快。

参考文献

[1] Yu Y，Cheng Y，Tong J，*et al*. Recent advances in thermo-sensitive hydrogels for drug delivery [J] . Journal of materials chemistry B，2021，9 (13)：2979-2992.

[2] Zarrintaj P，Jouyandeh M，Ganjali M R，*et al*. Thermo-sensitive polymers in medicine：A review [J] . European Polymer Journal，2019，117：402-423.

[3] Bai X，Lu S Y，Cao Z，*et al*. Self-reinforcing injectable hydrogel with both high water content and mechanical strength for bone repair [J] . Chemical Engineering Journal，2016，288：546-556.

[4] Mackay J A，Chilkoti A. Temperature sensitive peptides：Engineering hyperthermia-directed therapeutics [J] . International journal of hyperthermia，2008，24 (6)：483-495.

[5] Liu S J，Li L. Ultrastretchable and Self-Healing Double-Network Hydrogel for 3D Printing and Strain Sensor [J] . ACS Applied Materials & Interfaces，2017，9 (31)：26429-26437.

[6] Chen C Y，Kim T H，Wu W C，*et al*. pH-dependent，thermosensitive polymeric nanocarriers for drug delivery to solid tumors [J] . Biomaterials，2013，34 (18)：4501-4509.

[7] Hossann M，Wiggenhorn M，Schwerdt A，*et al*. In vitro stability and content release properties of phosphatidylglyceroglycerol containing thermosensitive liposomes [J]. Biochimica et Biophysica Acta-Biomembranes，2007，1768 (10)：2491-2499.

[8] Lizundia E, Meauriob E, Laza J M, *et al*. Study of the chain microstructure effects on the resulting thermal properties of poly (L-lactide) /poly (N-isopropylacrylamide) biomedical materials [J] . Materials Science and Engineering C, 2015, 50: 97-106.

[9] Nagase K, Yamato M, Kanazawa H, *et al*. Poly (N-isopropylacrylamide) -based thermoresponsive surfaces provide new types of biomedical applications [J]. Biomaterials, 2018, 153: 27-48.

[10] Tavagnacco L, Zaccarelli E, Chiessi E. On the molecular origin of the cooperative coil-to-globule transition of poly (N-isopropylacrylamide) in water [J] . Physical Chemistry Chemical Physics, 2018, 20 (15): 9997-10010.

[11] Owusu-Nkwantabisah S, Gillmor J, Switalski S, *et al*. Synergistic Thermoresponsive Optical Properties of a Composite Self-Healing Hydrogel [J] . Macromolecules, 2017, 50 (9): 3671-3679.

[12] Audureau N, Coumes F, Veith C, *et al*. Synthesis and Characterization of Temperature-Responsive N-Cyanomethylacrylamide-Containing Diblock Copolymer Assemblies in Water [J] . Polymers, 2021, 13 (24): 4424

[13] Dicheva B M, Ten Hagen T L M, LI L, *et al*. Cationic thermosensitive liposomes: a novel dual targeted heat-triggered drug delivery approach for endothelial and tumor cells [J] . Nano Letters, 2013, 13 (6): 2324-2331.

[14] Qu J, Zhao X, Ma P X, *et al*. Injectable antibacterial conductive hydrogels with dual response to an electric field and pH for localized "smart" drug release [J] . Acta Biomaterialia, 2018, 72: 55-69.

[15] Rahmati M, Milan P B, Samadikuchaksaraei A, *et al*. Ionically Crosslinked Thermoresponsive Chitosan Hydrogels formed In Situ: A Conceptual Basis for Deeper Understanding [J] . Macromolecular Materials and Engineering, 2017, 302 (11): 170027.

[16] Van Elk M, Deckers R, Oerlemans C, *et al*. Triggered release of doxorubicin from temperature-sensitive poly (N- (2-hydroxypropyl) -methacrylamide mono/dilactate) grafted liposomes [J] . Biomacromolecules, 2014, 15 (3): 1002-1009.

[17] Wang H, Zhu D, Paul A, *et al*. Hydrogels: Covalently Adaptable Elastin-Like Protein-Hyaluronic Acid (ELP-HA) Hybrid Hydrogels with Secondary Thermoresponsive Crosslinking for Injectable Stem Cell Delivery [J] . Advanced Functional Materials, 2017, 27 (28) .

[18] Wang W, Xiang L, Gong L, *et al*. Injectable, Self-healing Hydrogel with Tunable Optical, Mechanical and Antimicrobial Properties [J] . Chemistry of Materials, 2019. 31 (7): 2366-2376.

[19] Zarrintaj P, Bakhshandeh B, Rezaeian I, *et al*. A Novel Electroactive Agarose-Aniline Pentamer Platform as a Potential Candidate for Neural Tissue Engineering [J].

Scientific Reports，2017，7（1）：17187.

[20] Goncharuk O，Samchenko Y，Sternik D，*et al*. Thermosensitive hydrogel nanocomposites with magnetic laponite nanoparticles [J]. Applied Nanoscience，2020. 10（12）：4559-4569.

[21] Wu L，Zong L，Ni H，*et al*. Magnetic thermosensitive micelles with upper critical solution temperature for NIR triggered drug release [J]. Biomaterials Science，2019. 7（5）：2134-2143.

[22] Amantea B E，Piazza R D，Chacon J R V，*et al*. Esterification influence in thermosensitive behavior of copolymers PNIPAm-co-PAA and PNVCL-co-PAA in magnetic nanoparticles surface [J]. Colloids and Surfaces A：Physicochemical and Engineering Aspects，2019，575：18-26.

[23] Cai L，Zhang Z，Xiao H，*et al*. A magnetic thermosensitive fluorescence imprinted polymer for selective detection of bovine hemoglobin [J]. Microchemical Journal，2020，154：104603.

[24] Falireas P G，Vamvakaki M. Triple-Responsive Block Copolymer Micelles with Synergistic pH and Temperature Response [J]. Macromolecules，2018. 51（17）：6848-6858.

[25] Wang W J，Huang Y C，Su C M，*et al*. Multi-Functional Drug Carrier Micelles With Anti-inflammatory Drug [J]. Frontiers in Chemistry，2019，7：00093.

[26] Kim D，Matsuoka H，Yusa S-I，*et al*. Collapse Behavior of Polyion Complex（PIC）Micelles upon Salt Addition and Reforming Behavior by Dialysis and Its Temperature Responsivity [J]. Langmuir，2020，36（51）：15485-15492.

[27] Ibrahimova V，Zhao H，Ibarboure E，*et al*. Thermosensitive vesicles from chemically encoded lipid-grafted elastin-like polypeptides [J]. Angewandte Chemie，2021，60（27）：15036-15040.

[28] Kim J，Francis D M，Sestito L F，*et al*. Thermosensitive hydrogel releasing nitric oxide donor and anti-CTLA-4 micelles for anti-tumor immunotherapy [J]. Nature communications，2022，13（1）：1479.

[29] Tehrani F D，Shabani I，Shabani A. A hybrid oxygen-generating wound dressing based on chitosan thermosensitive hydrogel and decellularized amniotic membrane [J]. Carbohydrate Polymers. 2021，281：119020.

[30] Li J，Pan H，Qiao S，*et al*. The utilization of low molecular weight heparin-poloxamer associated Laponite nanoplatform for safe and efficient tumor therapy [J]. International Journal of Biological Macromolecules，2019，134：63-72.

[31] Xiao Y，Gu Y H，Qin L，*et al*. Injectable thermosensitive hydrogel-based drug delivery system for local cancer therapy-ScienceDirect [J]. Colloids and Surfaces B：

Biointerfaces, 2021, 200: 111581.

[32] Ribeiro B C, Alvarez C A R, Alves B C, *et al*. Development of Thermo-and pH-Sensitive Liposomal Magnetic Carriers for New Potential Antitumor Thienopyridine Derivatives [J]. Materials (Basel, Switzerland) 15 (5): 1737.

[33] Gomes I P, Malachias A, Chaves Maia A L, *et al*. Thermosensitive liposomes containing cisplatin functionalized by hyaluronic acid: preparation and physicochemical characterization [J]. Journal of Nanoparticle Research, 2022, 24 (2): 30.

[34] Pereira S, Ma G, Na L, *et al*. Encapsulation of doxorubicin prodrug in heat-triggered liposomes overcomes off-target activation for advanced prostate cancer therapy [J]. Acta Biomaterialia, 2022, 140: 530-546.

第3章

酶敏感性纳米载体系统

酶是一类由活细胞产生的重要蛋白质，具有加速体内化学反应的能力和高效特异的催化特性。相应地，酶敏感纳米传递系统具有在特定酶存在下触发药物释放的能力，从而在纳米尺度上实现药物的靶向递送和缓控释。在构建该类传递系统时，可以将载体材料用酶敏感键或酶敏感原件进行修饰或连接，传递系统遇到相应的酶后释放包载的药物或生物传感分子。该策略提供了一类智能平台，可用于在病变部位智能地进行药物释放。本章对酶敏感纳米药物传递系统在抗肿瘤方面的应用进行基本概述，这些系统可以将药物定点运输到肿瘤微环境中，以响应特定肿瘤组织中高度表达的特定酶，并启动药物释放。最近的研究表明，酶还可以通过使用特殊的酶响应材料作为载体来触发药物或生物传感分子的释放，在这方面，酶合成材料是新一代酶敏感药物传递系统的物质基础。

3.1 脂肪酶

磷脂酶 A2（PLA2）是一种广泛存在于哺乳动物细胞中的脂肪酶。研究发现，在某些晚期癌症阶段，如消化器官癌症，不同类型癌症患者的血清Ⅱ型 PLA2 水平升高，在癌症进展阶段，胃癌患者胸腔积液中的 PLA2 浓度增加。此外，研究还表明，分泌型磷脂酶 A2（sPLA2）在胰腺癌、乳腺癌和前列腺癌中过度表达。在另一项研究中，研究者发现以脂肪酶作为催化剂在非水相中合成的聚合物，能够在水相中在相同的脂肪酶存在下快速水解，以该聚合物构成的药物载体可以达到智能控制药物释放的目的。

在最近的一项研究中，一种脂肪酶触发的“潘多拉盒子”——(MS/ACC-DOX) 纳米颗粒被成功合成。该纳米颗粒利用高稳定性的无定形碳酸钙提供阿霉素预载结构形成 ACC-DOX，ACC-DOX 结构用单硬脂酸进行包覆，以保护所制备的 ACC-DOX 结构不受水介质的影响。单硬脂酸是一种固体脂质，可阻断血液循环中 MS/ACC-DOX 的药物释放，但当 MS/ACC-DOX 循环到脂肪酶升高的 SKOV3 细胞中时，单硬脂酸被分解，释放出阿霉素（DOX）。死亡细胞释放的 MS/ACC-DOX 纳米颗粒继续对细胞外基质中无处不在的水环境作出反应，导致释放药物，类似于“潘多拉的盒子”，从而对邻近细胞造成急性毒性。这种药物输送策略的优势在于：①持续和充分的阿霉素释放；②肿瘤组织中高水平的脂肪酶活性，防止药物在释放前泄漏；③通过提高细胞毒性和药物穿透性增强了药物的抗肿瘤效果。

3.2 蛋白酶

蛋白酶敏感系统在纳米药物传递系统的应用可以提高药物对癌细胞的选择性，同时减少药物的副作用。以下蛋白酶的异常活性与癌症的发生发展相关：基质金属蛋白酶、组织蛋白酶和尿激酶型纤溶酶原激活剂。

3.2.1 基质金属蛋白酶（MMPs）

基质金属蛋白酶（matrix metalloproteinase，MMPs）是一个大家族，因其需要 Ca^{2+}、Zn^{2+} 等金属离子作为辅助因子而得名。其家族成员具有相似的结构，一般由 5 个功能不同的结构域组成：①疏水信号肽序列；②前肽区，主要作用是保持酶原的稳定。当该区域被外源性酶切断后，MMPs 酶原被激活；③催化活性区，有锌离子结合位点，对酶催化作用的发挥至关重要；④富含脯氨酸的铰链区；⑤羧基末端区，与酶的底物特异性有关。其中酶催化活性区和前肽区具有高度保守性。各种 MMPs 间具有一定的底物特异性，但不是绝对的。同一种 MMPs 可降解多种细胞外基质成分，而某一种细胞外基质成分又可被多种 MMPs 降解，但不同酶的降解效率可不同。MMPs 家族已分离鉴别出 26 个成员，编号分别为 MMP1～26。根据作用底物以及片段同源性，将 MMPs 分为 6 类，分别为胶原酶、明胶酶、基质降解素、基质溶解素、furin 活化的 MMP 和其他分泌型 MMP。Ⅳ型胶原酶为其中重要的一类，它主要有两种形式，一种被糖化，分子质量为 92kD，命名为 MMP-9；另一种非糖化，分子质量为 72kD，被称为 MMP-2。当前对 MMP-2、MMP-9 的研究较深入。

基质金属蛋白酶参与不同的生理和病理过程。在过去的几十年中，基质金属蛋白酶由于其在癌症的进展、迁移和转移中的作用而被广泛研究。MMPs 活性的诱导有助于细胞间连接的解体和 ECM 的降解，从而克服细胞运动的物理限制，参与肿瘤侵袭，因而是抗肿瘤药物的靶标。MMPs 是癌症治疗策略中一个具有吸引力的治疗靶点。MMP-9 和 MMP-2 等 MMPs 能够特异性降解胶原和基底膜。在许多类型的肿瘤中，上皮细胞产生的 MMP-7 能够激活 MMP-2 和 MMP-9。一些在其 C 端具有跨膜结构域的 MT-MMP 已被鉴定为锚定在细胞膜上。表 3-1 总结了几种用于修饰刺激响应系统的 MMP 酶及其生物医学应用。

由于基质金属蛋白酶-7（MMP-7）在包括癌症和炎症性疾病在内的许多病理中过度表达，研究者们设计出对 MMP-7 做出响应的用于蛋白质传递的多肽交联型、温度敏感的纳米凝胶。研究者将 N-环丙基丙烯酰胺（NCPAM）引入基于 N-异丙基丙烯酰胺（NIPAM）的共聚物中，将聚合物的临界溶液温度从 33℃调高至 44℃，从而允许在略高的温度下使包裹蛋白质的药物和纳米凝胶交联。这种方法产生了纳米凝胶，这些纳米凝胶由对基质金属蛋白酶敏感的多肽结合在一起，用于酶特异性蛋白的传递。研究者利用低温透射电子显微镜、动态光散射、小角中子散射（SANS）和荧光相关光谱

表 3-1 MMPs 响应性纳米颗粒及其生物医学应用示例

响应系统	酶	药物	体外或体内研究	应用	说明
PEG 微球	MMP-1	—	—	肺部递送	反相乳液法制备酶响应性聚乙二醇基微球。将含有 Gly-Leu 酶响应性的多肽序列（Gly-Leu-Lys）掺入到聚合物主干中，形成了一种可响应 MMP1 的水凝胶。由少量基质金属蛋白酶-1 分解的聚乙二醇微颗粒
胶束	MMP-2/9	多西他赛	HT1080 细胞 体内实验研究	实体瘤	MMP2/9 反应性胶束（mPEG2K-GK8-α-TOS）是由 GK8 寡肽与泊洛沙姆偶联而成。将此寡肽暴露于基质金属蛋白酶-2 可导致胶束的崩溃，从而将 DTX 输送到实体瘤中
HPMA 共聚物	MMP-2	阿霉素	DU-145	前列腺癌	两个间隔物被用来设计具有响应性的 HPMA 共聚物，以靶向前列腺癌细胞。用组织蛋白酶 B-可裂解连接物（GFLG）连接 DOX 与 HPMA 共聚物，用基质金属蛋白酶-2-连接物（PLGLAG）连接 IRGD 与 HPMA 共聚物。IRGD 可增加 DU-145 细胞中多柔比星在基质金属蛋白酶-2 存在下的积聚
混合胶束智能聚合物纳米粒子	MMP-7	SiRNA	MDA-MB-231 MCF-7	乳腺癌	聚合物胶束是通过将叶酸和基于邻近激活靶向（PAT）的聚合物结合起来形成的，以使 siRNA 能够靶向肿瘤。在 MMP7 存在下，MMP7 底物多肽被切割，并暴露于叶酸与表达叶酸受体的 MCF-7 细胞相互作用

续表

响应系统	酶	药物	体外或体内研究	应用	说明
聚合物胶束	MMP-2	紫杉醇	4T1 H22	肿瘤组织	制备了聚乙二醇聚乳酸纳米粒，用于 PTX 在肿瘤组织中的传递。将 GPLGVRGDG 插入两个区块之间，可引起肿瘤部位的去聚乙二醇化，随后被基质金属蛋白酶-2 切断
嵌段共聚物胶束	MMP-2	阿霉素	HT1080	肿瘤组织	通过肽连接物 GPLGVRGDG 将聚乙二醇和 β-L-天冬氨酸苄酯连接起来，制备了多柔比星的嵌段共聚胶束。在暴露于基质金属蛋白酶-2 后，GPLGVRGDG 中的 RGD 序列被切割，从而改善 HT1080 细胞对纳米颗粒的摄取
多功能胶束	MMP-2	紫杉醇	A549 MCF-7	肿瘤组织	制备了多功能胶束（PEG2k-ppTAT-PEG1k-PE），用于 PTX 在肿瘤组织中的传递。在裂解 MMP2 敏感底物（Pp）之后，在存在 MMP2 的情况下暴露作为细胞穿透层的 tat，从而增强了细胞内的药物输送
聚合物囊泡	MMP-7	阿霉素	BxPC-3 AsPC-1	胰腺癌	通过 MMP-7 肽连接体（GPMG-IAGQ）将核定位肽和掩蔽结构域连接到氧化还原反应性多聚体表面，制备氧化还原敏感多聚体，同时在胰腺癌中释放姜黄素和 DOX。MMP-7 水解掩蔽肽，因此核定位肽（PKKKV）在肿瘤内被激活

续表

响应系统	酶	药物	体外或体内研究	应用	说明
聚合物囊泡	MMP-2	紫杉醇	HT1080	富含 MMP 的肿瘤	三嵌段共聚物（PEG-GPLGVRG-PCL-PGPMA）和PTX通过薄膜再水化法自组装成聚合物囊泡。暴露于MMP-2后，发生去旋转，随后发生结构转变，细胞穿透（PGPMA）片段重新排列，从而触发PTX向HT1080细胞内输送
肽二嵌段共聚物	MMP-2	喜树碱 索拉非尼	HT-29	结直肠癌	将mPEG-COOH与疏水肽结合，将CPLGLAGG共组装成MMP-2响应性纳米载体，用于CRC抑制。暴露于MMP-2后，肽段可被消化，预载疏水剂（索拉非尼和喜树碱）可在CRC微环境中释放，从而促进细胞凋亡
含有G4-PAMAM树状大分子的明胶纳米颗粒	MMP-2	甲氨蝶呤	A549 MCF-7	肿瘤组织	明胶是降解并释放PAMAM树状大分子的MMP-2的基质。甲氨蝶呤（MTX）被包裹在树状大分子中
PLGA-PEG 颗粒	MMP-2	香豆素 6	A375 黑色素瘤细胞	肿瘤组织	香豆素 6 被包裹在PLGA-聚乙二醇纳米粒中。利用含有AGFSGPLGMWSAGSFG序列的多肽连接物作为基质金属蛋白酶-2的底物，实现了PLGA-PEG纳米颗粒与多孔硅微粒的偶联

续表

响应系统	酶	药物	体外或体内研究	应用	说明
多糖修饰树状大分子	MMP-2	阿霉素	A549 MCF-7	实体瘤	利用 MMP-2 敏感肽连接子（PLGLAG）将含有 DOX 的 PAMAM 树状大分子连接到透明质酸，以延长血液循环
肽-Cy5	MMP-2	喜树碱反式维甲酸	A549	肺癌	MMP-2 可切割的 GPLGVRGE-NH2 肽连接到疏水性近红外染料 Cy5 上。将两种疏水性抗癌剂加载到自组装纳米系统中
介孔二氧化硅	MMP-2	喜树碱	SCC-7 COS7	肿瘤成像	基于基质金属蛋白酶-2 的多功能热疗纳米平台激活了荧光成像肽（MFIP）包裹的 MSN。MFIP 由底物多肽和一对染料/猝灭剂（Tamra-Gly-Pro-Leu-Gly-Val-Arg-GlyLys（Dabcyl）-Lys-N3）组成。在基质金属蛋白酶-2 存在下，多肽底物被切割，荧光处于“开启”状态。通过受体介导的内吞作用，喜树碱在肿瘤组织中得到有效释放
脂质体	MMP-2	吉西他滨	BALB/c 裸鼠	胰腺星状细胞	该平台由两部分组成。第一部分使用 β-环己三烯（CD）和吡非尼酮。CD 通过一个多肽序列 Ac-CSSSG-PLGIAGQSSSCOOH 连接到脂质体上，该序列包括一个可被 MMP2 特异性切割的序列“-GPLGIAGQ-”。另一部分由包裹吉西他滨的 RGD-肽修饰脂质体组成

续表

响应系统	酶	药物	体外或体内研究	应用	说明
脂质体	MMP-2	多西紫杉醇	A549 和 KB，HT-1080 细胞以及 KB and HT-1080 荷瘤小鼠	—	纳米粒子的外表面修饰有肿瘤微环境敏感多肽（TMSP），可被基质金属蛋白酶-2 降解。该多肽的多肽序列为 PVGLIG
介孔二氧化硅纳米颗粒	MMP-2	阿霉素	体外（4T1 细胞）和体内（肿瘤小鼠）	—	利用聚乙二醇单甲氧基硅氧烷（PEG-MSN）包埋光热剂、吲哚青绿（ICG）和多西他滨（DOX）。热敏偶氮连接剂 VA057（偶氮）可以将 β-环糊精（CD）连接到孔门上。基质金属蛋白酶-2 的底物是一个肽序列（PLGVR）
介孔二氧化硅纳米颗粒	MMP-13	阿霉素	肝癌细胞	—	MMP-13 的底物是肽序列（PLGLAR）。同样为了减少副作用，分别选择牛血清白蛋白（BSA）和乳糖酸（LA）作为封端剂和靶向部分
介孔二氧化硅纳米颗粒	MMP-9	顺铂	A549 and H1299	肺癌	通过用与生物素基团连接的七肽（HP）涂覆 MSN 的外表面，由于 HP 序列（RSWMGLP）的选择性蛋白水解，该接头可以被 MMP-9 特异性切割
明胶纳米颗粒	MMP-2	阿霉素	4T1 and B16F10（黑色素瘤细胞系）	—	在该纳米粒子中，MMP-2 的底物是明胶。通过 EPR 效应穿过肿瘤血管后，明胶纳米颗粒被 MMP-2 降解。pH 敏感的腙键用于包封 DOX

(FCS）相结合的方法，对纳米凝胶平台的形态、自组装机制、酶响应性和蛋白质装载/释放特性进行了精确的解释。通过 SANS 测量发现，当交联并将温度降低到最低共溶温度（LCST）以下时，填充球体松弛成相互连接的聚合物网络。此外，SANS 还成功地实时监测了一种选定的共聚物的线团到球状的转变。模型的酶触发(MMP-7）颗粒解体和伴随的药物释放动力学增加是由 FCS 确定的。

另有一些研究者们设计一种表面活性物质样肽 NAP-FFGPL-GLARKRK 用于癌症靶向药物输送。该多肽有三个功能基序：促进多肽自组装的 NAP-FF 芳香基序，引入酶敏感性的 GPLGLA-酶可裂解片段，以及平衡分子两亲性并促进与细胞膜相互作用的带正电的-RKRK-片段。这种多肽可以自组装成具有疏水内核的长纤维，可以包裹大量的抗癌药物阿霉素（DOX)。由于具有酶的作用，这些纤维可以被肿瘤部位过表达的基质金属蛋白酶-7（MMP-7）降解成更薄的纤维，并沉淀出来，提供 DOX 的持续释放，从而导致癌症靶向药物传递和选择性癌症杀伤。在小鼠体内的抗肿瘤实验证实，这种酶反应性多肽药物载体在成功抑制肿瘤生长和转移的同时，极大地减少了副作用。

酸性环境和高表达的基质金属蛋白酶-13（MMP-13）是骨关节炎（OA）的典型标志物，研究者们展示了一种治疗骨关节炎的治疗纳米平台，由酸性和基质金属蛋白酶-13 在骨关节炎关节中过度表达的微环境激活。这种纳米平台结合了专门针对软骨的基序、响应基质金属蛋白酶-13 的基序以专门报道骨关节炎状况和纳米胶束的生物动力学、来自中药的抗炎药物［例如补骨脂素（PSO）］，以及生物相容的聚合物骨架，用于响应酸性骨关节炎条件下的可持续药物释放。所掺入的Ⅱ型胶原结合多肽有助于靶向和在关节中的滞留。这种疾病特异性刺激反应策略提高了效率，并将副作用降至最低。当被激活时，抗炎纳米胶束（MRC-PPL@PSO）产生荧光信号并持续释放抗炎药物分子。在 IL-1β 处理的软骨细胞中，mRC-PPL@PSO 通过下调肿瘤坏死因子-α、基质金属蛋白酶-3 和基质金属蛋白酶-13的表达，促进细胞增殖，抑制炎症反应，治疗后2周和6周，组织学染色和基质金属蛋白酶-13的表达证实，软骨损伤明显减轻，表明其对软骨的保护和靶向治疗作用。此外，MRC-PPL@PSO通过调节PI3K/AKT、MAPK和NF-κB信号通路发挥抗炎作用。

3.2.1.1 肽基纳米颗粒

多肽可以作为MMPs的切割底物。利用该特性，研究者采用反相乳液聚合法，以聚（乙二醇）二丙烯酸酯（PEGDA）作为前驱体，在聚合物链中加入多肽，进行小PEG微球聚合。该方法能够构建可接受大小的纳米微粒，通过吸入进行肺部药物输送，并在低浓度的MMPs下微粒开始降解。胶原酶（MMP-1）负责消化那些通过聚合并入聚合物链中的多肽。PEG微粒会被少量的MMP-1分解，这些微粒的物理特性与它们的酶降解特性有关。在各种恶性肿瘤中，普遍观察到MMP-2和MMP-9的高积累。在一项研究中，利用MMP-2和MMP-9可切割寡肽，在α-生育酚琥珀酸盐和由N-羟基琥珀酰亚胺活化的甲醇聚乙二醇之间插入寡肽作为间隔物。基于此，可以制备一种MMP-2/9敏感材料，这种材料能够用来制作基于D-α-生育酚聚乙二醇琥珀酸酯和TGK（mPEG2K-GK8-α-TOS）的酶刺激响应性胶束。包载多西紫杉醇（DTX）的酶刺激响应性胶束被成功制备。体外释放曲线表明，TGK胶束在MMP-2/9存在下分解。在HT1080细胞中进行的体外研究表明，与非酶敏感胶束和游离DTX相比，构建的胶束显示出增大的细胞药物浓度。此外，体内抗肿瘤疗效评估表明，TGK胶束可以有效对抗实体瘤，同时显示出非常低的全身毒性。

另一种对MMP-2敏感的纳米药物传递系统被开发用于前列腺癌治疗，该纳米传递系统基于N-（2-羟丙基）甲基丙烯酰胺共聚物良好的溶解性和生物相容性。为了设计智能响应系统，设计了两种不同的间隔物：一种是四肽GFLG间隔物，它是阿霉素和羟丙基甲基丙烯酰胺共聚物之间的连接物，由组织蛋白酶B切割；另一种是连接物（PLGLAG），它能够被 MMP-2 降解。同时，在羟丙基甲基丙烯酰胺共聚物上连接肿瘤归巢和肿瘤穿透环肽 iRGD（CRGD-KGPDC）。该传递系统示意图如图 3-1 所示。研究结果显示，细胞死亡和细胞周期阻滞情况增强。iRGD 通过 PLGLAG 间隔物与药物载体链接，增加了作为前列腺癌球状模型的单层和多细胞 DU-145 细胞中阿霉素的积累和渗透。

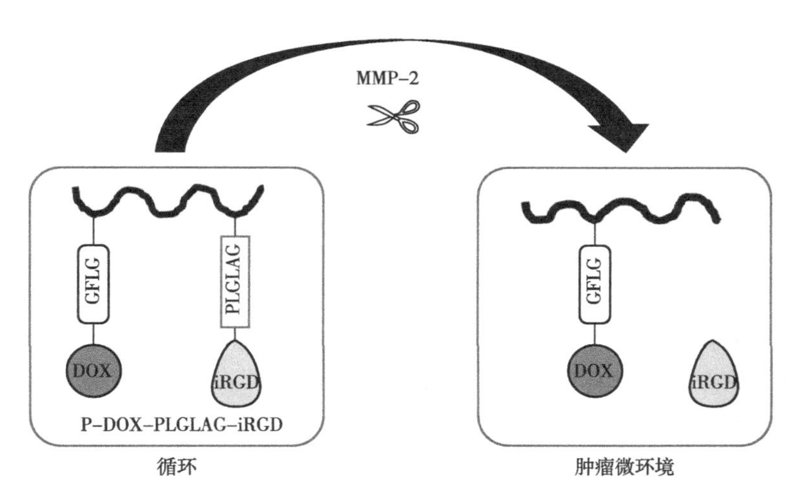

图 3-1 P-DOX-PLGLAG-iRGD 的结构和体内药物递送示意图

3.2.1.2 聚合物基纳米颗粒

另有研究者通过响应性肽片段（GPLGVRGDG）连接 PEG 和聚 D，L-乳酸（PDLLA）的策略来合成酶响应性嵌段共聚物。MMP-2 裂解肽（GPLG）序列和随后的残余肽（VRGDG）序列增强了药物的细胞内化。载紫杉醇（PTX）纳米颗粒对 4T1 细胞的毒性研究表明，与游离药物和无响应系统（不含连接物）（PEG-PDLLA）相比，该系统的细胞毒性有显著提升。在另一项研究中，肽连接剂 GPLGVRGDG 用于连接 PEG 和 β-苄基 L-天冬氨酸（BLA-co-Asp）以传递 DOX。研究结果表明，由于纳米颗粒表面存在

RGD配体，HT1080细胞对PEG-GPLGVRGDGP（BLA-co-Asp）的细胞摄取情况得到加强。

近年核酸药物领域引发了较多关注。传统的小分子化药和抗体药物多是通过与靶点蛋白结合发挥作用，但是二者的研发受到靶点蛋白可成药性（druggable）的限制，据Nature报道，人类基因组编码的约20000种蛋白质中，仅有3000种是可成药的，且目前只有700种有相应的药物研发出来。抗体药物通常只能针对细胞膜和细胞外蛋白发挥作用，而核酸类药物是通过与蛋白质表达相关的基因进行调节，对细胞内外和细胞膜蛋白均可发挥调节作用，而且多数核酸类药物的作用基础是碱基互补配对原则，只需知道靶基因的碱基序列，核酸药物的序列设计就较为容易。因此，核酸药物有望成为继小分子化药和抗体药物后的第三大类型药物。

小干扰RNA（Small interfering RNA，siRNA）有时称为短干扰RNA（short interfering RNA）或沉默RNA（silencing RNA），是一个长20～25个核苷酸的双股RNA。siRNA是目前核酸药物的研究热点之一，其通过RNA诱导沉默复合体（RISC）诱导基因沉默的发生，纳米载体系统技术的发展较大地促进了siRNA药物的发展。由于小干扰RNA（siRNA）介导的基因沉默技术可通过破坏目的蛋白mRNA的完整性，达到抑制疾病相关基因表达的作用，且siRNA因其高效性、特异性特点以及作为基因药物的巨大潜力，在癌症治疗领域被寄予厚望，备受研究者的青睐。但由于siRNA易被肾脏激活并迅速清除，研究人员努力将siRNA靶向递送到肿瘤部位，并努力改善其药代动力学。

利用肿瘤微环境的两个主要特征，一是细胞表面增加的叶酸受体，二是上调的基质金属蛋白酶（MMPs），研究人员设计了一种混合智能聚合物胶束。这种自组装胶束由一个pH响应/内溶的核心和一个亲水的电晕组成。壳包含两部分，一个是小的短链PEG结合叶酸，一个长链高密度PEG通过MMP-7敏感的肽片段结合到核心块。该部分能够屏蔽载体与蛋白质和细胞的非特异性相互作用。聚合物胶束的制备示意图如图3-2所示。这种策略可以减少载体与非靶细胞的相互作用，因为存在一种PEG电晕，这种电晕仅在活性MMP-7存在时消除，另一方面叶酸配体增强了载体在靶细胞处的摄取。所制备的胶束具有合适的尺寸、近似中性的zeta电位，并且对MDA-MB-231和MCF-7细胞在有效剂量下不显示细胞毒性。该胶束在肿瘤靶向输送方面是一种理想的载体，可以考虑用于进一步的临床前研究。

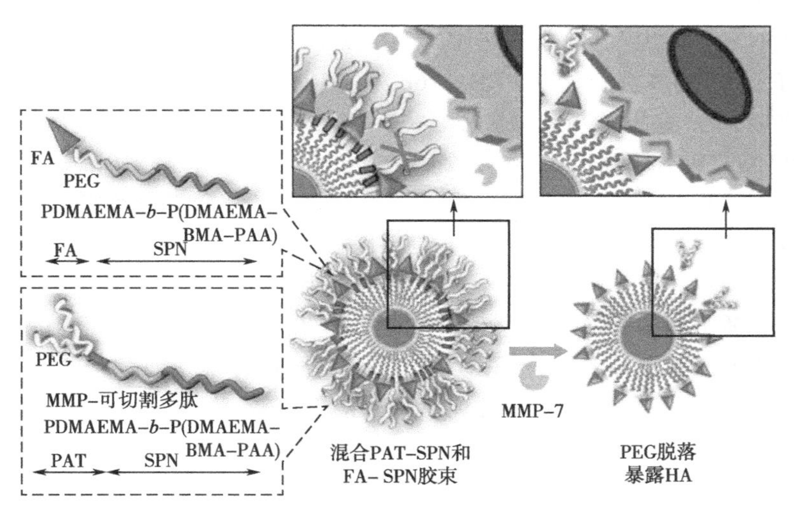

图3-2 混合胶束PDMAEMA-*b*-P(DMAEMA-BMA-PAA)的制备示意图

细胞穿透肽（cell-penetrating peptides，CPPs）因具有运载外源性物质进入细胞且低毒、对导入物类型无特别的限制等特点，受到科研者关注。CPPs生理条件下带正电荷，其介导药物递送的初步骤是基于带正电荷的氨基酸和细胞表面带负电荷的膜磷脂双层形成静电相互作用将转导肽和携带的物质积聚在磷脂双层的外部小叶上，CPPs变换结构使其疏水性氨基酸与细胞膜的疏水性内层相互作用，使脂质双分子层稀疏，引起两者结合部位膜的短暂或者长时间的稳定失衡，CPPs内流入细胞内。这种特性导致CPPs可以无差别地和带负电荷的细胞膜相互作用，导致药物非特异性的生物分布。

应用ACPPs（activatable cell-penetrating peptides）是一种避免药物非特异性分布的有效策略。ACPPs是一种新型靶向输送系统，由CPPs肽、刺激-响应性链接器和屏蔽链段组成，允许CPPs在特定环境或特定刺激下被激活，减少来自非特异性细胞摄取导致的系统性毒性。通常，利用肽连接子将正电片段CPPs偶联到聚阴离子上，从而减少非特异性生物分布。基于此，研究者合成了多嵌段的聚合物PEG2k-ppTAT-PEG1k-PE，制备了负载紫杉醇（PTX）的多功能胶束PEG2k-ppTAT-PEG1k-PE/PTX。研究结果表明，细胞摄取（A549和MCF-7）PEG2k-ppTAT-PEG1k-PE/PTX的能力取决于MMP-2的存在。MMP-2切断连接子后，TAT正电性暴露，携带PTX跨膜入细胞。此外，多功能胶束延长了药物在肿瘤部位的保留时间。与细胞膜靶向相比，细胞核靶向在肿瘤治疗中的应用是一种更有效的策略，因为细胞核中有转录机制和遗传物质。携带核定位肽序列（NLS）和TAT肽的纳米颗粒被设计用于非病毒载体系统将基因药物转运到细胞核。

在另一项研究中，研究者使用MMP-7肽连接子（GPMG-IAGQ）连接NLS肽（PKKKKV）和掩蔽结构域（EEEE），设计了MMP-7敏感的多功能纳米颗粒载体系统，用于将姜黄素和DOX输送至胰腺癌细胞核。结果发现NLS多肽在肿瘤内高浓度的MMP-7同工酶的作用下被激活，与正常细胞相比，制备的纳米颗粒系统提高了药物在肿瘤部位的积聚，对癌细胞（BxPC-3和AsPC-1细胞）的毒性更大。该载体系统的示意图如图3-3所示。

使用MMP敏感肽（GPLGVRG）桥接三嵌段共聚物，研究者制备了具有不对称结构的聚合物囊泡[PEG-GPLGVRGpoly（己内酯）PCL-聚（3-胍丙基甲基丙烯酰胺）PGPMA]，其中，PTX被包埋在多聚体的膜中。在MMP-2和去聚乙二醇化的作用下，76%的PGPMA暴露于外部导致聚合物形态转变。结果表明，由于CPP功能化改变了聚合物表面性质，细胞摄取得到改善。载PTX的PEGGPLGVRG-PCL-PGPMA对MMP过度表达的HT1080细胞

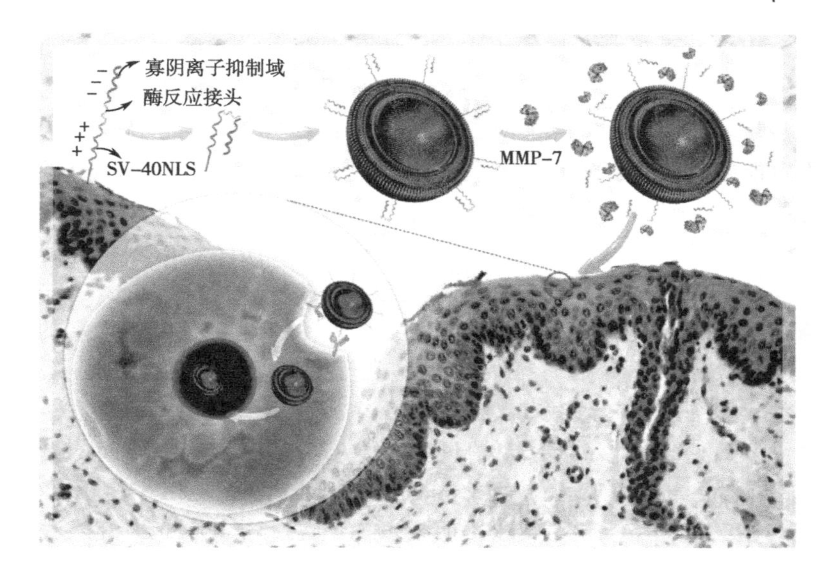

图 3-3　刺激响应性纳米载体系统将姜黄素和 DOX 传递到细胞核

的细胞内化效率和细胞毒性显著增强。此外，有证据表明，MMPs，特别是 MMP-9 和 MMP-2，在结直肠癌微环境中显著表达。研究人员将 PEG 与 MMP-2 底物肽（CPLGLAGG）结合形成聚乙二醇-肽二嵌段共聚物（PPDC），用于封装喜树碱（CPT）和索拉非尼，以获得结直肠癌（CRC）治疗的协同效应。肿瘤组织中过度表达的 MMP-2 可消化肽链，因此，该载体系统中药物和抗血管生成剂的协同作用得以实现。研究结果表明，与常规递送方式相比，这种 MMP 响应性纳米载体对结直肠癌（CRC）的治疗效果表现出令人满意的效果。

另一项报告认为多级响应纳米载体可增强药物的肿瘤穿透能力。虽然这些纳米载体减少了肾脏和肝脏对药物的清除，但它们为包裹的药物深入组织提供了机会。研究者基于包裹在明胶纳米颗粒内的第 4 代多聚氨基（PAMAM）树状大分子（亲水性、阳离子聚合物），开发了一种微环境敏感的多级纳米递送平台，该平台对肿瘤微环境中存在的 MMP-2 酶敏感。G4 PAMAM 树状大分子由于其表面存在强正电荷且体积小，因此具有深入穿透肿瘤细胞和组织的潜力。该纳米载体还可以进一步负载甲氨蝶呤（MTX），作为肿瘤治疗策略。对 A549 和 MCF-7 细胞系的研究表明，多级纳米递送平台能够将治疗药物释放到肿瘤组织的深部区域。在一项类似的研究中，研究者合成了酶刺激多级载体（ESMSV），开发了通过聚乳酸-羟基乙酸（PLGA）-PEG 颗粒与硅微盘表面结合的多级传递系统。纳米颗粒表面用 MMP-2 底物肽（AGFSGPLGMWSAGSFG）修饰，随后装载疏水性药物香豆素。实验结果显示，由于微盘的接触面积较大，并且能够与内皮细胞相互作用，ESMSV 导致 A375 黑色素瘤细胞内有效载荷的高积累。在另一项研究中，研究人员设计了多糖修饰树状大分子（HA-pep-PAMAM）作为 DOX 的药物传递系统。包裹 DOX 的 HA-pep-PAMAM 含有 PAMAM、MMP-2 肽连接子（PLGLAG）和透明质酸（HA）。透明质酸（HA）对许多癌细胞上过度表达的 CD44 受体具有高电荷和亲和力。在 HA-pep-PAMAM 中裂解 PLGLAG 肽后，HA 从树状大分子表面分离。对 A549 和 MCF-7 细胞的评估显示，PLGLAG 切割后的 HA-pep-PAMAM 具有更好的细胞穿透效率。基于聚合物的纳米颗粒可以在最佳剂量范围内实现药物递送，提高治疗药物疗效，限制不良反应的发生，增强了患者依从性。

基于脂质的功能性纳米载体作为一种安全的药物传递系统，具有广阔的发展前景。研究者将酶敏感策略引用到基于脂质的功能性纳米载体，构建了 MMP-2 响应性脂质体，开发了一种功能性载体系统。该系统中由两部分组成：吡非尼酮（一种抗纤维化剂）包载在 β 环糊精（β-CD）疏水区，吉西他滨（一种化疗药物）装载在 RGD 肽修饰脂质体中，随后把该载体系统用于体内抑制胰腺星状细胞（PSC）BALB/c 裸鼠模型，如图 3-4 所示。研究结果表明，抗纤维化剂和化疗药物对肿瘤部位的渗透增加，且没有明显的不良反应。

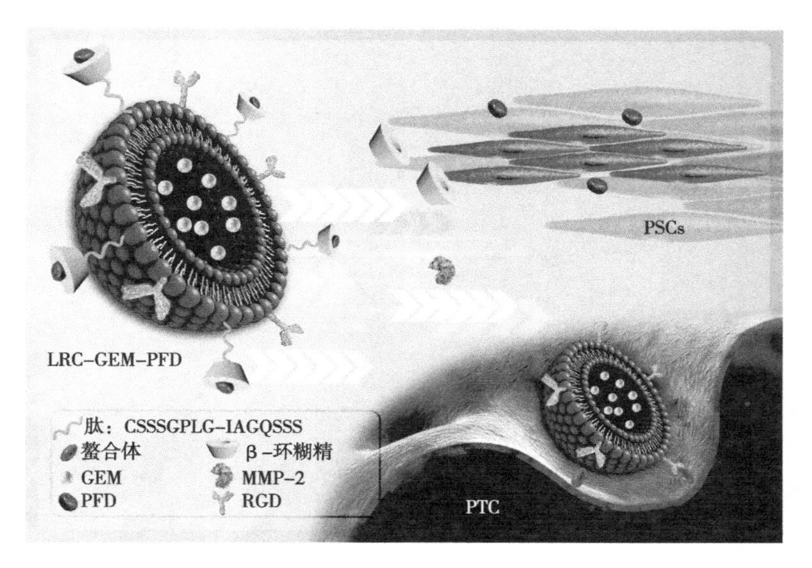

图 3-4 MMP-2 响应性脂质体载体系统

在一项类似的研究中，研究者开发了一种基于脂质的纳米药物载体，它可以对癌组织中叶酸受体的高表达和 MMP-2 的升高做出刺激响应。该纳米载体由作为靶向剂的叶酸和肿瘤微环境响应性多肽脂质纳米载体与细胞穿透肽（CPP）组成，其活性由 MMP-2 触发。使用改良乳化超声法将多西紫杉醇加载到上述载体中，其加载过程如图 3-5 所示。研究者通过将 DSPE-PEG 的马来酰亚胺基团与 CPP 肽的巯基部分反应的过硫醇烯“点击化学”制备了 1，2-二硬脂酰-*N*-甘油-3-磷酸乙醇胺-*N*-［氨基（聚乙二醇）-2000-MMP-2 活化细胞穿透肽］（DSPE-PEG2000-CPP）。对制备的纳米递送平台进行体外评估，显示其在 A549 和 KB、HT-1080 细胞中的特异性递送效率。研究者还利用 HT-1080 荷瘤小鼠，对纳米递送平台的药代动力学、生物分布、抗肿瘤疗效和毒性评估进行了体内研究。收集的数据表明，制备的智能纳米药物载体系统的体内循环时间延长，肿瘤部位积聚增加，能有效抑制肿瘤生长，且细胞凋亡指数高，系统毒性小。

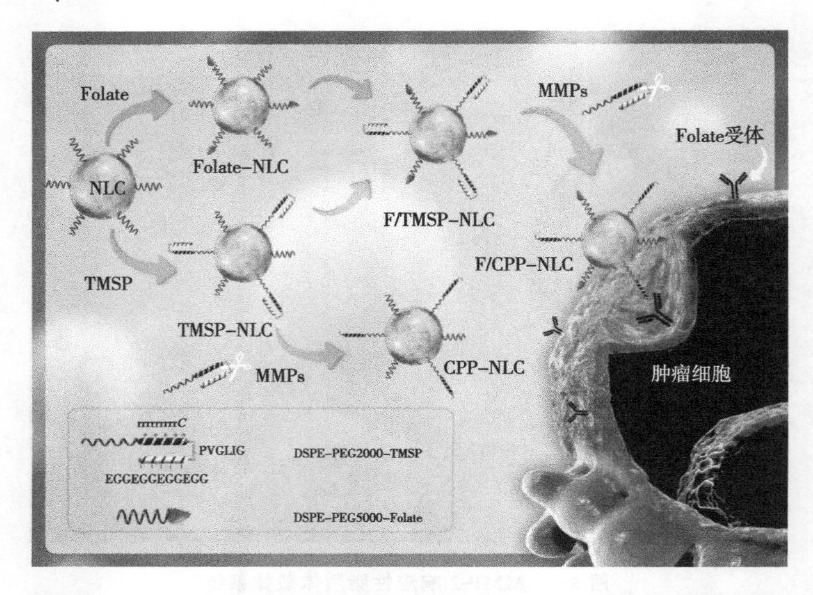

图 3-5　靶向叶酸受体并对 MMP-2 做出响应的基于脂质的纳米载药系统

3.2.1.3　无机纳米颗粒

介孔二氧化硅纳米颗粒（MSNs）是一类无机纳米药物载体，具有良好生物相容性、有序介孔结构、比表面积大、表面易修饰性等特点，在生物医药领域显示出了极大的应用前景，尤其是基于 MSNs 的纳米药物输送体系被广泛用于各种药物的递送，并用于制备实现响应性开关的智能药物载体系统。

例如，研究者制备了 PEG 包覆的介孔二氧化硅纳米颗粒 MSNs，用于递送作为化疗剂的阿霉素和作为光热治疗剂的吲哚菁绿。其中，β-环糊精通过热不稳定的偶氮连接物共轭到介孔二氧化硅纳米颗粒的表面，该连接物通过实施热疗策略被裂解。短链 PEG 连接到肽序列（MPPs 的底物），肿瘤细胞靶向基序（RGD）通过金刚烷和环糊精之间的主客体相互作用修饰在 MSNs 表面。这些成分发挥以下作用：PEG 用于在循环过程中保护载体，提供长循环；

RGD 用于纳米颗粒作为靶向剂内化到癌细胞中；吲哚菁绿具有 NIR 荧光，用于 NIR 激光引导在肿瘤组织中进行精确的热疗，ICG 切割的偶氮连接体在近红外激光照射下进行局部热疗。上述系统可通过 EPR 积聚在肿瘤部位，然后在作用部位切割 MMP 底物肽连接物，从而去除 PEG 涂层。在下一阶段，RGD 配体暴露在 NPs 表面并增强肿瘤细胞的内化。在最后阶段，ICG 切割的偶氮连接体在近红外激光照射下进行局部热疗，包裹的 DOX 在癌细胞的细胞质中释放。该纳米载体系统的构建和递送示意图如图 3-6 所示。

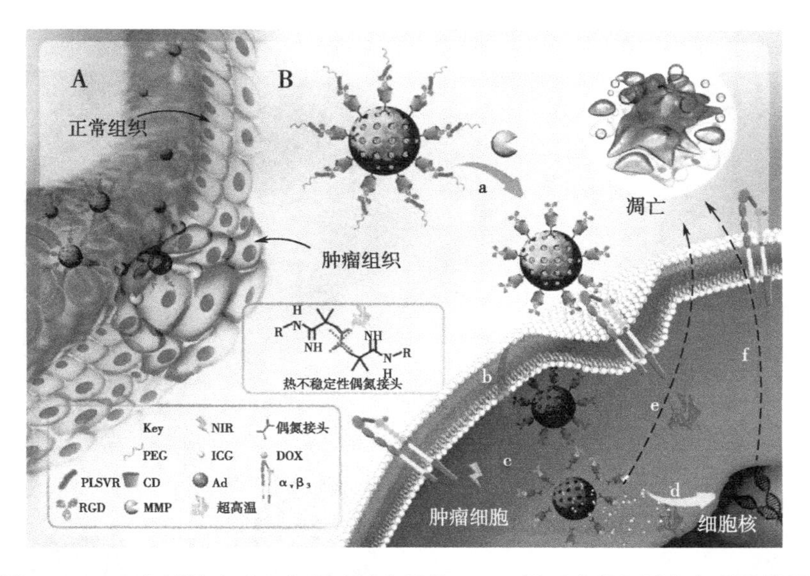

图 3-6 PEG 包覆的介孔二氧化硅纳米颗粒 MSNs 用于递送阿霉素和吲哚菁绿

在另一项研究中，研究者基于介孔二氧化硅纳米颗粒（MSNs）制备了一种生物相容性基质金属蛋白酶响应性药物载体系统，用于盐酸阿霉素靶向给药到肿瘤细胞。该平台由牛血清白蛋白（BSA）作为 gatekeeper（末端封盖剂和还原单调性），通过 MMP-13 底物肽（PLGLAR）作为连接剂结合在介孔二氧化硅 MSNs 表面。将乳糖酸作为靶向基元连接到 MMP-13 底物肽连接子上，以提供一种智能靶向纳米药物递送策略。结果表明，制备的 MSNs-Peptide-BSA-LA@DOX 在体内具有较高的肿瘤生长抑制作用，同时降低了全身毒性。

MMP-9 在肺癌中过度表达，增强肿瘤细胞的转移能力，并与肺肿瘤的不良预后相关。研究者制备了 MMP-9 响应性介孔二氧化硅纳米颗粒，MSN 通过 MMP-9 底物作为连接物被亲和素分子紧密覆盖，以允许在 A549 和 H1299 细胞系中控制释放化疗药物（顺铂和博尔佐伊）。该介孔二氧化硅纳米颗粒释放示意图如图 3-7 所示。

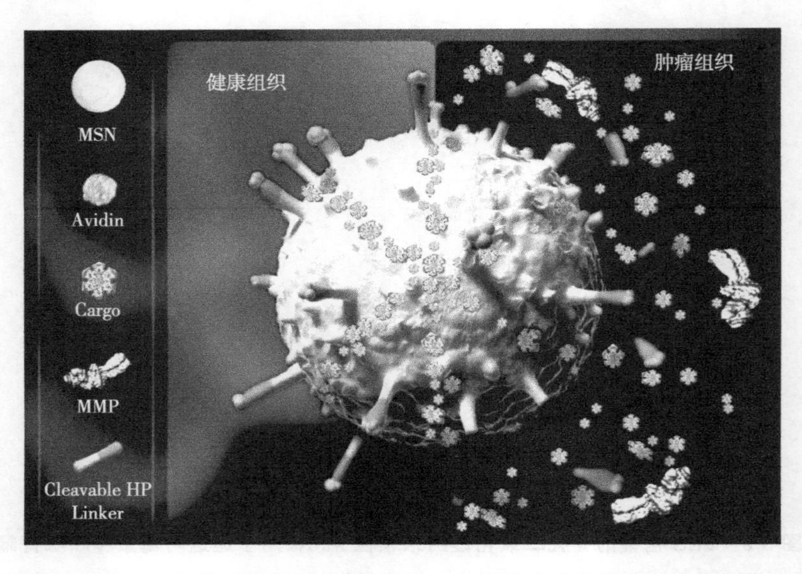

图 3-7　介孔二氧化硅纳米颗粒通过 MMP-9 底物作为连接物被亲和素分子紧密地覆盖，用于化疗药物（顺铂和博尔佐伊）的控制释放

为了实现这一目标，他们建立了一种新的离体肺组织培养（3D-LTC）平台，允许在选定的感兴趣区域对癌症组织的 3D 结构进行高分辨率和时空成像。结果表明，MMP-9 响应性顺铂负载 MSN 在 3D-LTC 中诱导人肺癌细胞发生显著凋亡，而在正常细胞中未观察到凋亡现象。该新平台对小鼠体内模型和人类体外组织培养中的癌细胞表现出协同效应。

另有研究者合成了一种新型明胶纳米颗粒（GNPs），该颗粒能够被基质金属蛋白酶-2（MMP-2）收缩，并通过共价连接到 DOX 共轭聚乙二醇化金纳米粒子（AuNPs-DOX-PEG）上。其结构示意图如图 3-8 所示。

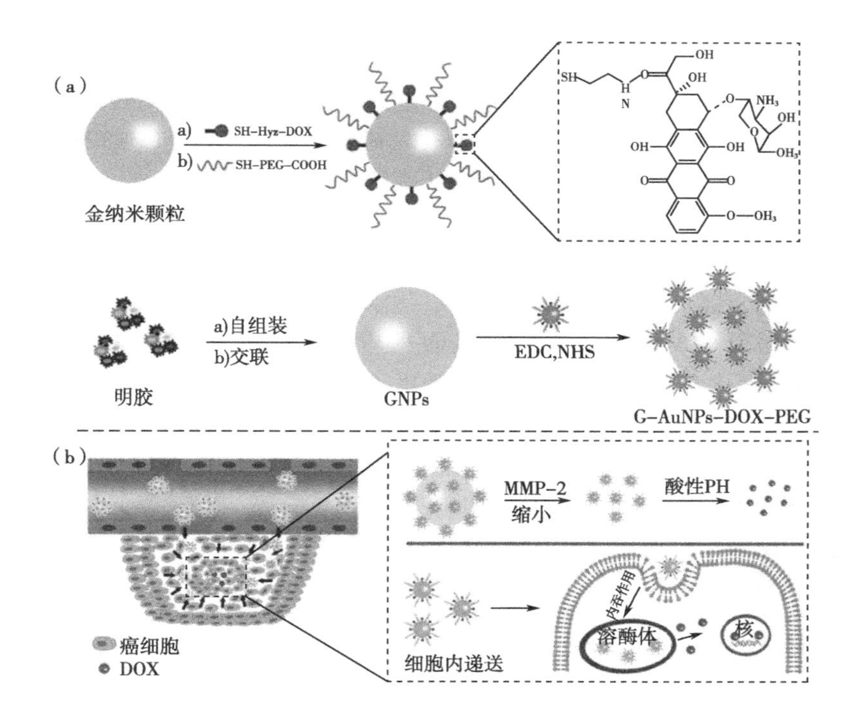

图 3-8　(a) G-AUNPs-DOX-PEG 的制备过程（将 PEG 化的 pH）响应性 DOX 共轭金纳米颗粒共价结合到明胶纳米粒子的表面，以制备混合纳米粒子系统；(b) G-AUNPsDOX-PEG 的传递方法分三步演示：NP 分布到肿瘤组织中，随后通过 EPR 效应穿过肿瘤血管壁，进入肿瘤间质，随后通过 MPP-2 收缩纳米颗粒

制备的 NP 分三步策略递送：NP 分布到肿瘤组织中，通过 EPR 效应穿过肿瘤血管壁，进入肿瘤间质，随后通过基 MPP-2 收缩纳米粒，将大尺寸的纳米颗粒变为小尺寸，可改善纳米颗粒的跨血管和间质渗透性，从而在肿瘤的深部区域提供更多的药物蓄积。DOX 通过腙键被包裹在纳米颗粒中，腙键对酸性 pH 敏感，可在酸性环境中水解断裂，从而在肿瘤部位释放 DOX。为了确定纳米颗粒的穿透效率，利用 4T1 和 B16F10 细胞系进行体外和体内评估。体外数据显示，DOX 的释放高度依赖于 pH 的变化。在酸性 pH 下，药物的累积释放率约为 90.9%。除此之外，他们还进行了体内和体外评估。成像数据显示，在荷瘤小鼠的 4T1 和 B16F10 肿瘤中，纳米颗粒以最高浓度实现了高效率肿瘤分布。

我们必须注意的是，使用无机纳米颗粒作为递送体系时最重要的问题是无机纳米颗粒的生物毒性，在将其用作释放药物的载体之前，应先解决这一问题。

采用 MMP 响应策略时也必须应考虑一些挑战。例如，与 MMP 等内部刺激相比，外部刺激更可控、更灵活。此外，有证据表明，MMPs 响应性颗粒的激活可能不是完全肿瘤特异性的，并且 MMPs 的上调在肿瘤的不同阶段并不相似。因此，选择与特定类型肿瘤相关的最佳 MMP 以诱导刺激响应性反应是一个重要问题。此外，纳米颗粒的稳定性应得到保证，以保持载体的完整性，直到纳米颗粒到达酶过度表达的病变部位。

3.2.2 组织蛋白酶类

组织蛋白酶是组织和正常细胞中的溶酶体半胱氨酸蛋白酶。该酶组包括两种天冬氨酸、11 种半胱氨酸和两种丝氨酸蛋白酶，它们与人类肿瘤、骨质疏松、关节炎等多种重大疾病密切相关，是近年来备受关注的一类靶标蛋白酶。在癌前病变中观察到组织蛋白酶 B 的过度表达，这在多种癌症类型的恶性调节中起着重要作用。基于此，一些研究人员设计了一些组织蛋白酶 B 响应性纳米载体系统，以便在组织蛋白酶 B 过度表达的癌细胞内释放治疗剂。

研究者设计了以肽｛［Abz-GIVRAK（Dnp）］-OH｝作为组织蛋白酶 B 底物的组织蛋白酶 B 敏感的二氧化硅纳米颗粒，用于癌细胞中 DOX 和藏红 O 的智能细胞内递送，在组织蛋白酶 B 过度表达时，实现 DOX 和藏红 O 的药物释放。研究结果表明，在肿瘤细胞内组织蛋白酶 B 的高浓度下，封盖肽被水解，导致纳米颗粒在过度表达组织蛋白酶 B 的 HeLa 细胞内快速释放药物。

由于肽具有良好的生物降解性、再现性和简单制备的特点，一些课题组选择使用短肽作为基础结构设计纳米载体系统。Phe-Phe（FF）纳米结构因其无毒性和高生物相容性而在许多生物系统中被报道。为此，研究者利用短肽序列设计了一种用于释放 Dox 的自组装纳米结构。他们将含有二苯丙氨酸基序和带正电荷的氨基酸的四肽底物（TPS4）用作组织蛋白酶的潜在底物。该递送序列可以组装成 Dox 颗粒-TPS4 纳米纤维。组织蛋白酶 B 对 Dox 颗粒-TPS4 纳米纤维的降解促进了 Dox 的释放。根据研究结果，形成自组装纳米结构的四肽底物可以用作具有特定药物释放特性的载体，用于蛋白酶活性高度表达的疾病和恶性肿瘤。

另有研究者开发了功能性 MSN（DOX@MSN-GFLGR7RGDS/α-CD）纳米载体系统。该系统由 α-环糊精（α-CD）、作为门卫锚定在 MSN 表面的轮烷和作为多功能肽稳定门卫的共轭叠氮基 GFLGR7RGDS 组成。共轭寡肽的三个功能段由七个作为 CPP 序列的精氨酸（R7）、组织蛋白酶 B-裂解肽（GFLG）和肿瘤靶向肽（RGDS）组成。实验结果证实，无论在体外还是体内，该载体系统对整合素过度表达的 HeLa 细胞具有高细胞摄取率和高效生长抑制作用。在另一项研究中，研究人员使用聚［N-（2-羟丙基）甲基丙烯酰胺］（HPMA）共聚物设计自组装酶响应性 HPMA-DOX 偶联物。首先，通过 RAFT 聚合合成 HPMA 共聚物，然后将组织蛋白酶 B 敏感部分（GFLGK）连接到超支化共聚物上。在最后阶段，DOX 通过 pH 敏感的腙键与上述支架结合。聚合物自组装 NPs 对 4T1 乳腺癌模型显示出强大的抗肿瘤功效。

与正常健康细胞相比，溶酶体天冬氨酸蛋白酶组织蛋白酶 D 是一种在上皮性乳腺癌细胞中过度表达的酶。这种酶的高表达与乳腺癌临床转移的不良预后相关，组织蛋白酶 D 的过度表达刺激了肿瘤的发生和转移。这种酶在肿瘤进展的不同阶段、刺激癌细胞增殖、血管生成、成纤维细胞过度生长和抑制肿瘤凋亡中起着关键作用。在一项研究中，研究人员将 DOX 通过四肽连接物（GFLG）与聚乙二醇化树状大分子支架结合，选择 GFLG 作为组织蛋白酶 D 的底物，构建了一个纳米传递平台。该纳米递送平台在提高 DOX 体内抗肿瘤效果的同时，也降低了 DOX 的全身毒性。

3.3 糖苷酶

糖苷酶即糖苷水解酶（Glycoside hydrolases，GH，EC3.2.1），是一类水解糖苷键（glycosidic bonds）的酶，在生物体糖和糖缀合物的水解与合成过程中扮演着重要角色。糖苷酶几乎存在于所有的生物体中，是一类以内切或外切方式水解各种含糖化合物（包括单糖苷、寡糖、多糖、皂苷和糖蛋白等）中的糖苷键，生成单糖、寡糖或糖复合物的酶。糖苷酶在寡糖合成、烷基糖苷和芳香基糖苷的合成、氨基酸和多肽的糖基化以及抗生素的糖基化方面发挥了重要作用。

糖苷酶是各种重要生物反应中的关键物质，它们加速多糖中糖苷键的水解，因此在这一类别纳米递送体系中，最重要的酶响应材料是由可生物降解的碳水化合物聚合物制成的。β-甘露聚糖酶是一种主要定位于胃肠道的酶，由结肠微生物群分泌。研究者通过将 Fmoc-FF 分子自组装在多烯紫杉醇负载的魔芋葡甘聚糖溶液中，制备了具有混合结构的 Fmoc 二苯丙氨酸肽和魔芋葡甘聚糖水凝胶。通过 β-甘露聚糖酶浓度作为该智能系统的调控和触发器，可控制混合水凝胶中多西紫杉醇的释放。与 Fmoc-FF 水凝胶相比，上述杂化水凝胶具有更高的稳定性和机械强度。结果表明，魔芋葡甘聚糖是 Fmoc FF 水凝胶的有效稳定剂。通过改变几个参数，包括魔芋葡甘聚糖浓度、β-甘露聚糖酶浓度和老化时间，实现了药物的控制释放。

在另一种策略中，研究者利用 1，2，3，4-丁四羧酸二酐

（BTCA）作为交联剂，构建了一种基于瓜尔豆胶的水凝胶，该水凝胶可对β-甘露聚糖酶产生响应。实验结果表明，β-甘露聚糖酶可以触发水凝胶降解，包埋在水凝胶中的模型蛋白、溶菌酶和牛血清白蛋白得以缓慢释放。该水凝胶对牛血清白蛋白和溶菌酶具有良好的吸附作用，但应该注意的是，这些水凝胶的生物安全性需要进一步的临床前和临床分析。

据报道，许多基于二氧化硅介孔载体（SMPs）的门控载体系统可以对不同的刺激作出响应，包括低pH值、酶以及氧化还原条件。在酶刺激响应方面，有研究者合成了新的封端SMP，该SMP在第一步中装载DOX，然后通过水解淀粉和乳糖衍生物进行功能化。在存在半乳糖苷酶的情况下，DOX的释放显著加快，该载体系统在HeLa细胞中显示出高效的内化和细胞摄取。在另一项研究中，研究者设计了一种治疗性药物递送载体，用于在实体瘤的肿瘤微环境中控制释放单甲基澳瑞他汀E（MMAE）。静脉注射后，MMAE通过迈克尔加成与血浆白蛋白结合，从而允许其在恶性肿瘤组织中积聚、肿瘤细胞外β-葡萄糖醛酸酶的过度表达。通过水解糖苷键加速药物的释放，该靶向系统在小鼠胰腺肿瘤模型上表现出显著的抗肿瘤效果。该载体系统的示意图如图3-9所示。

抗体-药物偶联物（ADC）是近年全球肿瘤药物研发的热点领域，它由单克隆抗体、连接子和小分子细胞毒药物偶联而成，可以像精准制导的导弹一样对癌细胞实施精准打击。ADC结构中引入了多种酶可裂解的连接物，以提供智能化的药物释放方式。在最近一项研究中，研究者开发了一种新的有效载荷（T-MC-Gal-MMAE），随后将曲妥珠单抗与有效载荷偶联，有效载荷包括MMAE、半乳糖苷连接物和半胱氨酸反应基团。在这个系统中，他们使用马来酰亚胺己基（MC）官能团和半胱氨酸的硫醇进行共轭。此外，研究者开发了另一个系统（T-APN-GalMMAE），其中使用芳基丙酮腈（APN）基团与半胱氨酸残基结合。在HER2富集的SK-BR-3细胞上，两种带有半乳糖苷连接物的ADC系统的抗细胞增殖活性显示出比商业ADC曲妥珠单抗埃姆坦辛（TDM1）

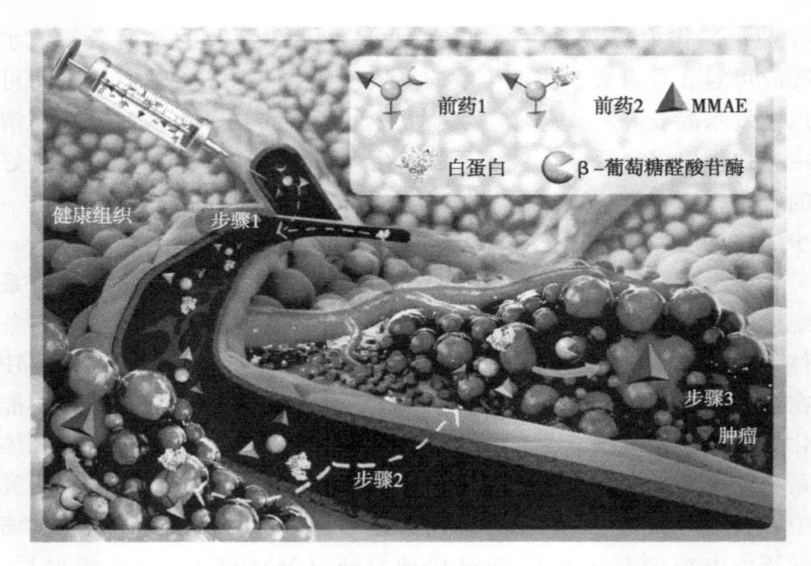

图 3-9 β-葡萄糖醛酸酶响应性载体系统的肿瘤靶向原理示意图

更有效。同时，该 ADC 系统的毒性也比 MMAE 小得多。

3.4 氧化还原酶

研究表明，在多种人类癌症中，包括前列腺癌、肺癌、乳腺癌和胰腺癌，胞浆还原酶 NAD（P）H：醌氧化还原酶 1（NQO1）的表达均高于正常组织。NQO1 是真核细胞内普遍存在的一类黄素蛋白酶，它专一性催化胞内双电子还原反应，能够解除醌类物质对细胞的毒害，从而起到保护细胞的作用，被称为“多功能抗氧化剂和万能的细胞保护剂”。NQO1 在肿瘤乏氧区域的较高酶活性可以被用于开发抗癌药物靶向递送或控释系统。基于此，研究者开发了具有 NQO1 响应性的门控介孔二氧化硅纳米颗粒（MSNs），用于靶向肿瘤乏氧环境。在本研究中，环糊精门控开关通过偶氮苯连接物（Si-Azo-CD-PEG）连接到 MSNs 的外部，阿霉素被装载在 Si-Azo 炔烃的中孔内。该递送体系如图 3-10 所示。NOQ1 在乏氧性肿瘤中起着关键作用，通过偶氮键还原性断裂消除 CD 门控，有效触发阿霉素的释放。体外实验表明，只有在乏氧条件下激活的 NQO1 存在的情况下，Si-Azo-CD-PEG 才能有效触发释放包载的 DOX，并在 MDA-MB-231/pNQO1 和 A549 细胞中启动细胞凋亡。此外，体内实验表明，这种新型载体系统在乏氧条件下对表达 NQO1 的癌细胞具有强效杀伤作用。

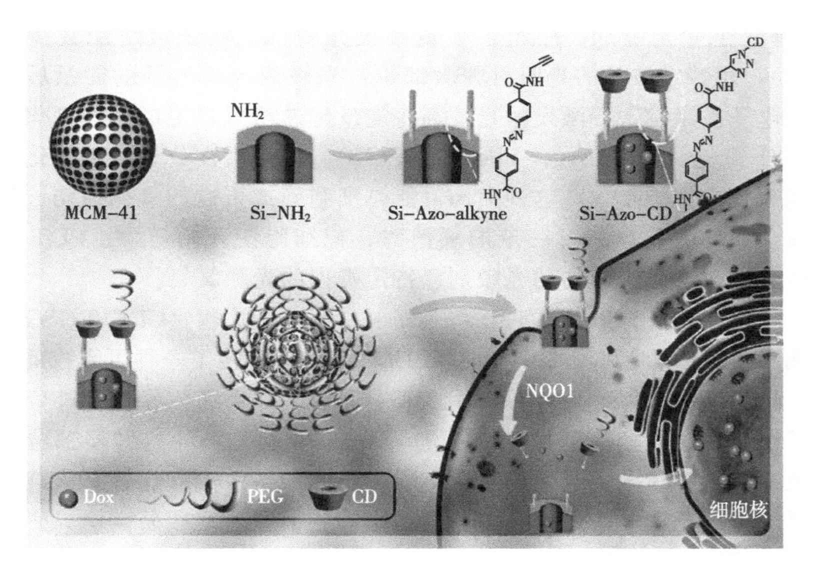

图 3-10　具有 NQO1 响应性的门控介孔二氧化硅纳米颗粒（MSNs）通过偶氮键断裂消除触发阿霉素的释放

同理，有研究者通过将 β-lapachone（β-拉帕醌）和对活性氧敏感的阿霉素前药（BDOX）包封在聚合纳米粒子中，研制出一种智能纳米载体系统。β-lapachone（ARQ-501，NSC-26326）是一种天然的萘醌类化合物，是拓扑异构酶Ⅰ（topoisomerase Ⅰ）抑制剂，通过抑制细胞周期进程来诱导细胞凋亡。当载体系统达到肿瘤乏氧环境时，通过 NQO1 的催化，β-lapachone 快速释放，随后肿瘤组织中 ROS 值升高。这一策略为多药耐药（MDR）肿瘤的治疗提供了很好的思路，对 MDR 显示出显著的治疗效果以及更少的副作用。

3.5 酶响应纳米颗粒

癌症治疗方式之一是光动力疗法（Photodynamic Therapy，PDT）。PDT 是一种由激光引发的光化学反应，又称为光辐射疗法或光化学疗法。其基本原理是利用光敏剂对靶细胞的优先聚集特性（静脉注射光敏剂，癌组织大量吸收光敏剂，而正常组织甚少吸收），用特定波长的光照射肿瘤部位，光敏剂吸收光子的能量后部分电子被激发，受激发的光敏剂将能量传递给氧，生成一些氧化活性分子（radical oxygen species，ROS）。氧化活性分子通过氧化作用来攻击细胞结构，这种损伤可能是细胞膜或蛋白的氧化损伤，当氧化损伤的积累超过一定的阈值时，靶细胞便开始死亡。PDT 系统必须包含作为药物的光敏剂、特定类型的光和氧气。

研究者基于 PDT 原理，将 caspase-3 可剪切底物（GDEVDGSGK）偶联到卟啉嘌呤和荧光猝灭剂（BHQ-3）上，构建了一种可光控的用于治疗癌症的诊断和治疗一体化的载体系统。肿瘤细胞经近红外荧光照射后，连接子序列被高表达的 caspase-3 切割，导致肿瘤部位的荧光猝灭。体内治疗效果表明，通过将叶酸纳入治疗探针，该载体系统可以靶向叶酸受体高表达的肿瘤细胞。在另一项研究中，研究者利用金纳米粒子（AuNR）作为一种荧光猝灭剂用于设计光动力学递送体系。将 GPLGVRGC 序列（MMP 底物）与近红外染料 Cy5 结合，然后连接到 AuNR 表面，设计了一种智能化光热探针[即 MMP 敏感性金纳米棒（MMP-AuNR）]。金纳米棒在照射后将吸收的近红外激光转换为热量，实现对肿瘤细胞的光热疗法。该体系如图 3-11 所示。对 HeLa 细胞的体外研究和对 SCC-7 荷瘤小鼠的体内研究表明，当温度升高超过 45℃时，该体系导致癌细胞迅速死亡。由于该设计平台的成像能力和治疗药物的输送仅在肿瘤中存在 MMP 的情况下发生，因此，为了获得理想的治疗效果，建议在该递送体系中加入靶向配体。

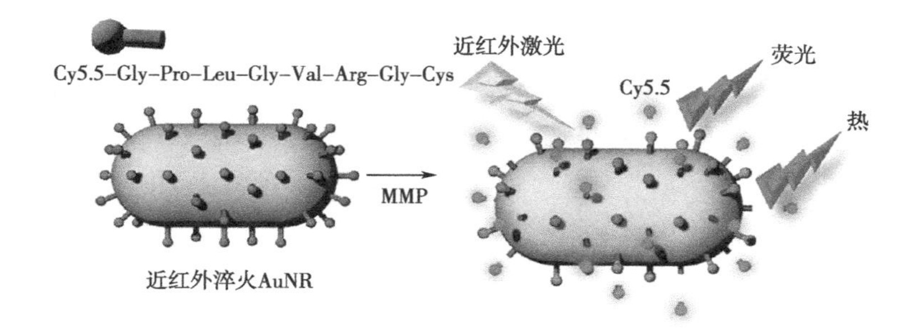

图 3-11 光热疗法 MMP-AuNR 设计示意图

同理，有研究者合成了一种基于 FRET 的药物信标，该探针能够作为治疗和诊断一体化试剂。该信标中，组织蛋白酶 B 敏感的多肽连接子（GFLG）与 DOX 结合，BHQ-2 作为猝灭剂和 CPP 序列（R8）相连。与游离 DOX 相比，药物信标在卵巢癌细胞（NCI/ADR-Res）中显示出明显更高的细胞毒性。此外，药物信标的细胞摄取效率通过成像癌细胞的共焦图像得到证实。在另一项研究中，研究者合成了 CLIO-ICT（一种被称为 CLIO-ICT 或 TNPs 的氧化铁纳米载体平台），作为磁共振成像和药物输送的治疗纳米递送体系。他们通过氮杂去甲基秋水仙碱（ICT）连接物将磁性氧化铁纳米颗粒与 MMP-14 可切割序列结合用来制备 CLIO-ICT。与 MMP-14 低表达的成纤维细胞相比，该递送体系对于 MMP-14 高表达的 MMTV-PyMT 细胞具有显著毒性。此外，经 CLIO-ICT 治疗的 MMTV-PyMT 荷瘤小鼠的磁共振成像显示，在肿瘤区域选择性地积聚了大量纳米粒子。

MMP 酶中的 MMP-9 被定义为肿瘤转移标志物。研究者基于纳米金刚石（NDs）作为生物相容性纳米载体，使用 MMP-9 底物肽（LGRMGLPGK）对 NDs 进行功能化修饰，该肽先前在基于 FERET 的系统中以 FITC 作为荧光染料和 TAMARA 作为猝灭剂进行标记以作为治疗剂。该系统的构建如图 3-12 所示。在肿瘤部位存在 MMP-9 酶的情况下，底物肽连接子被切割，导致 TAMRA 从 FITC 中分离，随后荧光恢复。

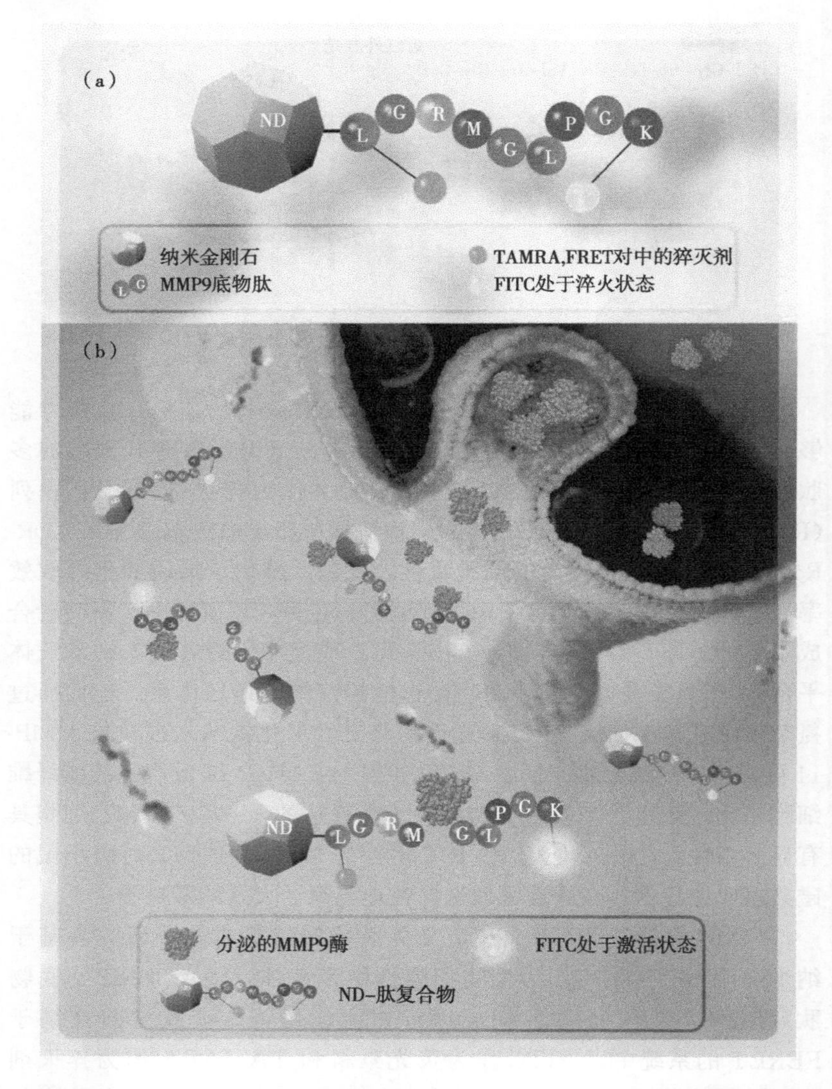

图 3-12 (a) 利用 MMP-9 底物肽 (LGRMGLPGK) 对进行功能化 NDs, LGRMGLPGK 事先用荧光染料 FITC 标记，TAMARA 作为猝灭剂；(b) 在肿瘤部位存在 MMP-9 酶的情况下，底物肽连接子被切割，导致 TAMRA 从 FITC 中分离，随后荧光恢复

在另一项研究中，研究者开发了多功能肿瘤靶向纳米粒子，用于同时进行光声断层成像和化学光动力学治疗。他们合成了负载DOX的中空介孔硫化铜纳米颗粒（HMCuS@DOX），透明质酸作为透明质酸酶敏感的门控分子被用于包覆中空纳米颗粒的外表面，以减少药物的过早释放，同时在透明质酸酶过度表达的肿瘤部位提供智能药物释放。具有独特物理性质的硫化铜粒子可通过产生细胞毒性活性氧（ROS）用于光热和光动力治疗（PTT和PDT）。获得的实验结果证实，由于近红外辐射下的化学-光疗的协同作用，提高了肿瘤治疗效果。此外，光声层析（PAT）成像提供了所制备平台的可视化能力，用于评估肿瘤形态和剂量相关治疗反应。该纳米平台的构建和传递过程如图 3-13 所示。

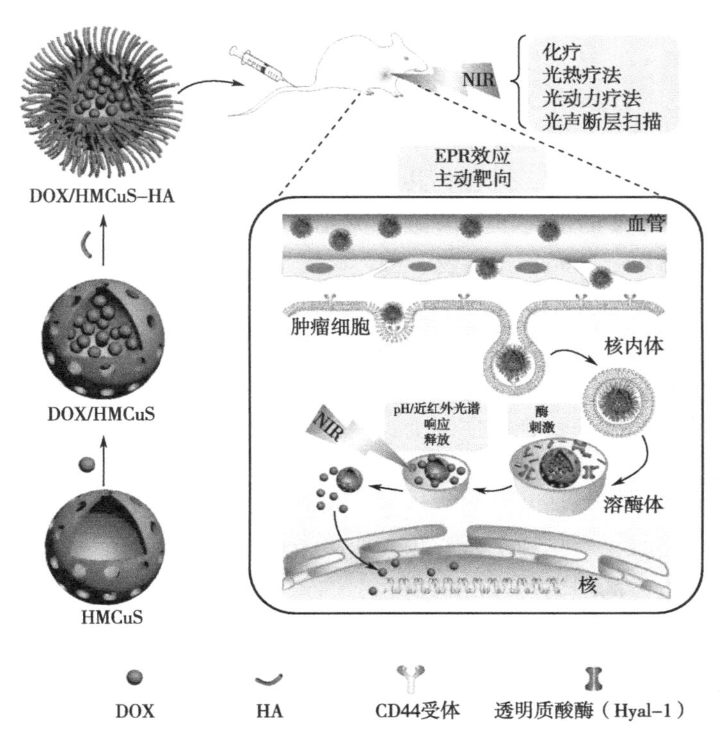

图 3-13 负载 DOX 的中空介孔硫化铜纳米颗粒的结构示意图（HMCuS@DOX）

在另一项研究中，研究者利用介孔二氧化硅合成了多功能治疗纳米平台（MTNP），用于喜树碱（CPT）的控制释放和肿瘤成像。MMTNP由底物肽和一对作为诊断探针的荧光染料/猝灭剂［TAMRA-Gly-Pro-Leu-Gly-Val-Arg-Gly-Lys（Dabcyl）-Lys-N3］组成。在MSN的外表面，CRGD肽被共价修饰用于肿瘤靶向递送。在肿瘤部位，MMP-2反应性肽连接子（PLGVR）断裂后，TAMRA的荧光恢复，随后诱导MSN释放CPT。内吞作用实验结果显示，所构建的递送平台能够通过受体介导的内吞作用在体外增强药物对肿瘤细胞的靶向性。

将亲水性药物与疏水性药物偶联制备自组装治疗性纳米结构是肿瘤治疗的一个很有前途的策略。在这一领域，有研究者合成了自组装纳米载体（Pep-Cy5），以传递近红外Cy5以及CPT和反式维甲酸（RA）。疏水性药物（CPT）通过MMP-2可切割底物（GPLGVRGE-NH_2）作为连接物与Cy5结合。实验结果表明，自组装共递送载体系统由于直径小（平均93nm），具有深入肿瘤组织并增强肿瘤内积聚的潜力。并且，共递送载体系统能够在肿瘤部位存在高浓度MMP-2的情况下同时进行荧光成像，并在CPT和荧光染料Cy5之间切割肽底物连接物。

在一项研究中研究者构建了一种三嵌段共聚物（pHPMA-Gd-PTX-Cy5.5）作为肿瘤治疗纳米载体系统。将亲水性钆螯合物连接到聚合物载体上，将组织蛋白酶B敏感连接物GFLG与PTX共轭，然后连接到聚合物主链上，制备了自组装纳米颗粒。在肿瘤过度表达组织蛋白酶B的催化下，肽链裂解，药物在癌组织内快速释放。此外，当这种基于酶响应结合物的纳米颗粒被注射到4T1异种移植物中时，它延长了结合物在体内的滞留时间并增加了结合物在肿瘤部位内的积累。

在另一项很有前途的研究中研究者设计了一种多功能纳米复合材料（UCNP@mSiO_2-Ce6）。介孔二氧化硅壳包覆上转化纳米粒子（UCNP，NaYF4：Yb，Er@NaYF4）核，掺杂氯离子e6（Ce6）作为光敏剂，然后用DOX填充核，并用组织蛋白酶B可切割连接物 SGFLG 进行封端。最后，转铁蛋白被嫁接到该载体系统上，以提供靶向性和受体介导的内吞作用。在过度表达转铁蛋白受体的 HeLa 细胞中，通过组织蛋白酶 B 酶降解连接物引起了高细胞毒性。该递送体系的示意如图 3-14 所示。

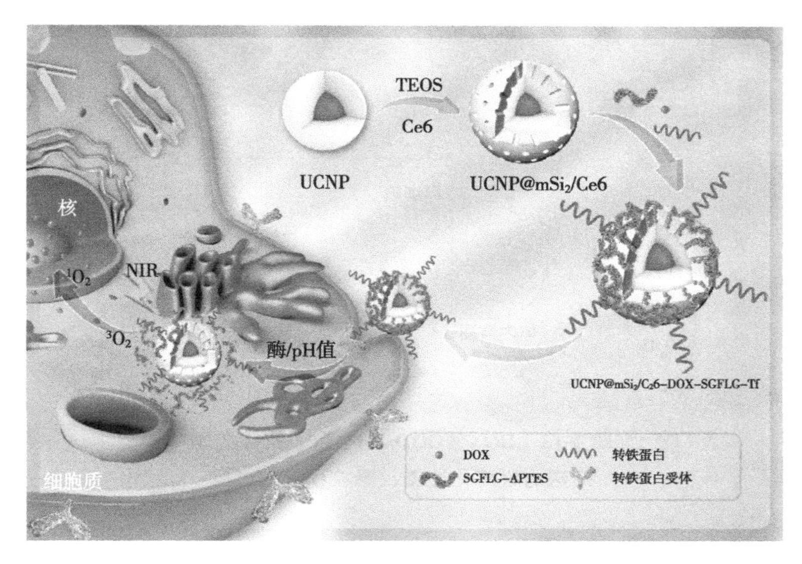

图 3-14　多功能纳米复合材料（UCNP@$mSiO_2$-Ce6）的药物递送示意图

石墨烯量子点（GQD）由于其固有的光学性质而被用作显像剂。基于此此，研究者通过组织蛋白酶 D 敏感连接子（FAAFFVLC）将 Cy5.5（Cy）染料连接到 GQD 上，然后将 DOX 加载到 GQD 中。在具有高浓度组织蛋白酶 D 的肿瘤微环境中，连接子被裂解，Cy5.5 从细胞内部发出明亮的荧光。细胞摄取和释放研究证明 DOX@GQD-P-Cy5.5 可以作为同时治疗和诊断癌症的治疗剂。该载体系统如图 3-15 所示。通过溶酶体可切割的四肽连接体结合的氧化铁纳米颗粒（IONPs）是另一类无机纳米粒子递送平台，研究者将其用作载体，以选择性地将化疗药物吉西他滨（Gem）输送至尿激酶纤溶酶原激活剂受体（uPAR）过度表达的癌细胞。uPAR是一个在肿瘤间质和胰腺癌细胞中过度表达的重要靶点。

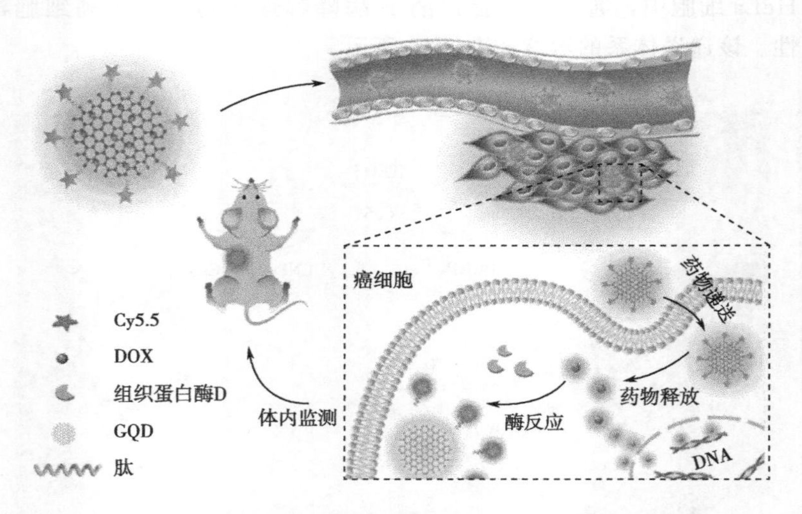

图 3-15 DOX@GQD-P-Cy 用于抗癌药物递送的程序化监测、释放和响应过程

另有研究者利用组织蛋白酶B底物（GFLG）合成了一种多功能酶响应性治疗纳米递送平台。通过组织蛋白酶B四肽底物（GFLG）将IONPs偶联到uPA和吉西他滨受体结合区域的氨基末端片段（ATF）肽上。与游离吉西他滨相比，在人胰腺癌异种移植模型中，递送体系的NPs（ATF-IONP-Gem）对肿瘤生长具有显著抑制作用。此外，研究结果表明，这种设计的系统（ATFIONP Gem）能够实现智能的细胞内药物释放，同时通过MRI提供肿瘤部位药物积聚的检测能力和剂量依赖治疗效果。

据报道，β-半乳糖苷酶（β-gal）是多种癌症中的另一种上调表达的酶。研究者开发了半乳糖-DOX结合物（Gal-DOX），以选择性地将有效载荷传递给结直肠癌细胞（CRC）。Gal-DOX由化疗剂、DOX和半乳糖组成，用于靶向无唾液酸糖蛋白（ASGP）受体，后者是转录调节过程中的重要受体之一。在肿瘤细胞中，当暴露于高浓度的 β-半乳糖酶时，DOX 被释放。研究结果表明，半乳糖氧化酶具有显著的肿瘤治疗潜力，尤其是在 ASGP 过度表达的 HT29 细胞中。此外，注射 Gal-DOX 的异种移植小鼠模型证明了该系统对肿瘤生长的显著抑制作用。

综上，我们可以看出，目前研究者们构建的多种蛋白酶敏感的纳米载体系统不仅有助于药物在病变部位的释放，降低药物的系统毒性，并且可以用于癌症早期诊断并准确估计癌症进展，但蛋白酶敏感的治疗载体在药物递送或成像中的优势取决于递送体系在肿瘤组织中特定部位的传递，这种定向传递需要借助主动或被动靶向策略的实现。此外，由于蛋白酶含量及其在各种肿瘤中的表达部位不同，不同肿瘤或患者的治疗效果和给药效果并不相似，而且，我们还应注意的是，在传递系统中选用的蛋白酶响应序列必须包含蛋白酶最高切割能力的相应片段。在今后设计该类传递系统时，综合考虑到这些问题，有助于提高这类癌症传递系统的临床治疗效果。

参考文献

[1] Gustafson J A, R A Price, J Frandsen, *et al*. Synthesis and Characterization of a Matrix-Metalloproteinase Responsive Silk-Elastinlike Protein Polymer [J] . Biomacromolecules, 2013, 14 (3): 618-625.

[2] Zhang C, D Pan, K Luo, *et al*. Dendrimer-doxorubicin conjugate as enzyme-sensitive and polymeric nanoscale drug delivery vehicle for ovarian cancer therapy [J]. Polymer Chemistry, 2014, 5 (18): 5227-5235.

[3] Callmann C E, C V Barback, M P Thompson, *et al*. Therapeutic Enzyme-Responsive Nanoparticles for Targeted Delivery and Accumulation in Tumors [J] . Advanced Materials, 2015, 27 (31): 4611-4615.

[4] Cheng R, F Meng, C Deng, *et al*. Bioresponsive polymeric nanotherapeutics for targeted cancer chemotherapy [J] . Nano Today, 2015, 10 (5): 656-670.

[5] Liu J, B Zhang, Z Luo, *et al*. Enzyme responsive mesoporous silica nanoparticles for targeted tumor therapy in vitro and in vivo [J] . Nanoscale, 2015, 7 (8):

3614-3626.

[6] Peng Z-H and J Kopeček. Enhancing Accumulation and Penetration of HPMA Copolymer-Doxorubicin Conjugates in 2D and 3D Prostate Cancer Cells via iRGD Conjugation with an MMP-2 Cleavable Spacer [J]. Journal of the American Chemical Society，2015，137 (21)：6726-6729.

[7] Ruan S，X Cao，X Cun，*et al*. Matrix metalloproteinase-sensitive size-shrinkable nanoparticles for deep tumor penetration and pH triggered doxorubicin release [J]. Biomaterials，2015，60：100-110.

[8] Kashyap S，N Singh，B Surnar，*et al*. Enzyme and Thermal Dual Responsive Amphiphilic Polymer Core-Shell Nanoparticle for Doxorubicin Delivery to Cancer Cells [J]. Biomacromolecules，2016，17 (1)：384-398.

[9] Yoo J，N Sanoj Rejinold，D Lee，*et al*. Protease-activatable cell-penetrating peptide possessing ROS-triggered phase transition for enhanced cancer therapy [J]. Journal of Controlled Release，2017，264：89-101.

[10] Zhao N，B Wu，X Hu，*et al*. NIR-triggered high-efficient photodynamic and chemo-cascade therapy using caspase-3 responsive functionalized upconversion nanoparticles [J]. Biomaterials，2017，141：40-49.

[11] Aluri R，S Saxena，D C Joshi，*et al*. Multistimuli-Responsive Amphiphilic Poly (ester-urethane) Nanoassemblies Based on l-Tyrosine for Intracellular Drug Delivery to Cancer Cells [J]. Biomacromolecules，2018，19 (6)：2166-2181.

[12] Proetto M T，C E Callmann，J Cliff，*et al*. Tumor Retention of Enzyme-Responsive Pt (II) Drug-Loaded Nanoparticles Imaged by Nanoscale Secondary Ion Mass Spectrometry and Fluorescence Microscopy [J]. ACS Central Science，2018，4 (11)：1477-1484.

[13] Wang Z，R X Zhang，T Zhang，*et al*. In Situ Proapoptotic Peptide-Generating Rapeseed Protein-Based Nanocomplexes Synergize Chemotherapy for Cathepsin-B Overexpressing Breast Cancer [J]. ACS Applied Materials & Interfaces，2018，10 (48)：41056-41069.

[14] Huang J，Y Xu，H Xiao，*et al*. Core-Shell Distinct Nanodrug Showing On-Demand Sequential Drug Release To Act on Multiple Cell Types for Synergistic Anticancer Therapy [J]. ACS Nano，2019，13 (6)：7036-7049.

[15] Jin H，T Zhu，X Huang，*et al*. ROS-responsive nanoparticles based on amphiphilic hyperbranched polyphosphoester for drug delivery：Light-triggered size-reducing and enhanced tumor penetration [J]. Biomaterials，2019，211：68-80.

[16] Liu Y，X-G Chen，P-P Yang，*et al*. Tumor Microenvironmental pH and Enzyme Dual Responsive Polymer-Liposomes for Synergistic Treatment of Cancer Immuno-

Chemotherapy [J] . Biomacromolecules, 2019, 20 (2): 882-892.

[17] Meng Z, X Zhou, J Xu, *et al*. Light-Triggered In Situ Gelation to Enable Robust Photodynamic-Immunotherapy by Repeated Stimulations [J] . Advanced Materials, 2019, 31 (24): 1900927.

[18] Ren Q, Z Liang, X Jiang, *et al*. Enzyme and pH dual-responsive hyaluronic acid nanoparticles mediated combination of photodynamic therapy and chemotherapy [J]. International Journal of Biological Macromolecules, 2019, 130: 845-852.

[19] Wang S, L Yang, H-Y Cho, *et al*. Programmed degradation of a hierarchical nanoparticle with redox and light responsivity for self-activated photo-chemical enhanced chemodynamic therapy [J] . Biomaterials, 2019, 224: 119498.

[20] Wang Z, J Guo, J Sun, *et al*. Thermoresponsive and Protease-Cleavable Interferon-Polypeptide Conjugates with Spatiotemporally Programmed Two-Step Release Kinetics for Tumor Therapy [J] . Advanced Science, 2019, 6 (16): 1900586.

[21] Yang J, Y Yang, N Kawazoe, *et al*. Encapsulation of individual living cells with enzyme responsive polymer nanoshell [J] . Biomaterials, 2019, 197: 317-326.

[22] Bai Y, C-P Liu, D Chen, *et al*. β-Cyclodextrin-modified hyaluronic acid-based supramolecular self-assemblies for pH-and esterase-dual-responsive drug delivery [J]. Carbohydrate Polymers, 2020, 246: 116654.

[23] Barve A, A Jain, H Liu, *et al*. Enzyme-responsive polymeric micelles of cabazitaxel for prostate cancer targeted therapy [J] . Acta Biomaterialia, 2020, 113: 501-511.

[24] Han X, K Cheng, Y Xu, *et al*. Modularly Designed Peptide Nanoprodrug Augments Antitumor Immunity of PD-L1 Checkpoint Blockade by Targeting Indoleamine 2, 3-Dioxygenase [J] . Journal of the American Chemical Society, 2020, 142 (5): 2490-2496.

[25] Li Y, Y Niu, J Zhu, *et al*. Tailor-made legumain/pH dual-responsive doxorubicin prodrug-embedded nanoparticles for efficient anticancer drug delivery and in situ monitoring of drug release [J] . Nanoscale, 2020, 12 (4): 2673-2685.

[26] Mu Y-L, J Zhang, M-Q Xu, *et al*. Light-Induced Caspase-3-Responsive Chimeric Peptide for Effective PDT/Chemo Combination Therapy with Good Compatibility [J] . ACS Applied Bio Materials, 2020, 3 (4): 2392-2400.

[27] Ramezani P, K Abnous, S M Taghdisi, *et al*. Targeted MMP-2 responsive chimeric polymersomes for therapy against colorectal cancer [J] . Colloids and Surfaces B: Biointerfaces, 2020, 193: 111135.

[28] Shao Y, B Liu, Z Di, *et al*. Engineering of Upconverted Metal-Organic Frameworks for Near-Infrared Light-Triggered Combinational Photodynamic/Chemo-/Im-

munotherapy against Hypoxic Tumors [J]. Journal of the American Chemical Society, 2020, 142 (8): 3939-3946.

[29] Xiong X, Z Xu, H Huang, *et al*. A NIR light triggered disintegratable nanoplatform for enhanced penetration and chemotherapy in deep tumor tissues [J]. Biomaterials, 2020, 245: 119840.

[30] Zhao Z, J Shen, L Zhang, *et al*. Injectable postoperative enzyme-responsive hydrogels for reversing temozolomide resistance and reducing local recurrence after glioma operation [J]. Biomaterials Science, 2020, 8 (19): 5306-5316.

[31] Choi J, M K Shim, S Yang, *et al*. Visible-Light-Triggered Prodrug Nanoparticles Combine Chemotherapy and Photodynamic Therapy to Potentiate Checkpoint Blockade Cancer Immunotherapy [J]. Acs Nano, 2021, 15 (7): 12086-12098.

[32] Deng Y, X Wang, Y Liu, *et al*. Dual-light triggered metabolizable nano-micelles for selective tumor-targeted photodynamic/hyperthermia therapy [J]. Acta Biomaterialia, 2021, 119: 323-336.

[33] Han W, J Ke, F Guo, *et al*. Construction and antitumor properties of a targeted nano-drug carrier system responsive to the tumor microenvironment [J]. International Journal of Pharmaceutics, 2021, 608: 121066.

[34] He T, Y Yuan, C Jiang, *et al*. Light-Triggered Transformable Ferrous Ion Delivery System for Photothermal Primed Chemodynamic Therapy [J]. Angewandte Chemie-International Edition, 2021, 60 (11): 6047-6054.

[35] He X, Z Cao, N Li, *et al*. Preparation and evaluation of SN-38-loaded MMP-2-responsive polymer micelles [J]. Journal of Drug Delivery Science and Technology, 2021, 66: 102596.

[36] Wang L, Y Yu, D Wei, *et al*. A Systematic Strategy of Combinational Blow for Overcoming Cascade Drug Resistance via NIR-Light-Triggered Hyperthermia [J]. Advanced Materials, 2021, 33 (20): 2100599.

[37] Yang Y, Q Tian, S Wu, *et al*. Blue light-triggered Fe2+-release from monodispersed ferrihydrite nanoparticles for cancer iron therapy [J]. Biomaterials, 2021, 271: 120739.

第4章

光响应性纳米载体系统

光作为智能药物传递系统的外部刺激因素具有许多优势，包括其无创性、高空间分辨率、时间控制以及方便易用性。理想的光响应传递系统对药物释放具有高度的空间和时间控制性、良好的生物相容性，并且利用无损光源，可以很容易地根据临床应用的需要进行个性化定制。许多基于光响应的策略已被用于设计多种新型药物传递系统，主要分为三大类：光化学触发，吸收的光能足以直接或通过光化学反应破坏载体共价键；光异构化，过量能量引起载药系统结构变化；光热，吸收的光子通过产热破坏载体结构。

4.1 光化学触发系统

该类药物传递系统利用光照射触发共价键的断裂来促使载体中药物的释放。光化学触发载体系统常采用邻硝基苄基作为光响应基团。在紫外线照射下，邻硝基苄基不可逆地裂解，释放出游离羧酸和邻硝基苯甲醛，实现载体的结构解体。其他常用的光响应化合物包括香豆素衍生物和芘衍生物等，它们分子中都含有酯键，在紫外线照射下容易断裂。光化学触发系统需要光子的能量足够大，能够打破共价键，如紫外线或高能可见光。但高能可见光或紫外线可引起组织损伤。近几年来，近红外光逐渐代替紫外光用于光化学触发载药系统的设计。近红外光比紫外光具有更强的组织穿透性，且对机体的伤害很小，包括双光子吸收、三重态-三重态湮灭上转换、二次谐波产生、上转换纳米颗粒和 NIR 光敏剂的使用，这些策略已成功地用于各种纳米传递系统的设计。

4.1.1 脂质体

脂质体脂质双分子层的稳定性决定了药物的释放行为，对药物释放曲线的形状影响很大。从分子机制来看，脂质体的稳定性取决于所含脂质的两亲性平衡状态。脂质具有极性头部基团和疏水尾部，将脂质分散在水环境中，脂质可以自发形成双分子层，亲水头部暴露在外，疏水尾部夹在里层。利用光触发药物释放设计的光敏脂质体是利用光化学反应破坏脂质双分子层的亲水/疏水平衡。

破坏脂质双分子层稳定性的一种常见策略是光诱导脂质的氧化。通过向脂质体双分子层中添加光敏剂以产生活性氧，活性氧对不饱和脂质的氧化破坏性很大。有研究表明，使用不饱和脂质制备的含光敏剂的脂质体在可见光照射下即可触发脂质体内部药物或探针的释放。最近，有研究者为了增加光源的组织穿透深度，通过在脂质体中添加近红外吸收光敏剂（PdPC［OBu］$_8$），实现了局部麻醉剂河豚毒素（TTX）从脂质体的光触发释放。该系统释放机制如图 4-1 所示。在脂质体的制备中，研究者使用了一种含有双烯丙基氢的化合物，该化合物与单线态氧反应生成脂质过氧化物，这使得脂质疏水端具备了一定的亲水性，破坏了维持脂质体完整性的亲疏水相互作用。体内研究表明，由于 TTX 的被动释放，注射光敏脂质体和非光敏脂质体均可诱导 TTX 对大鼠坐骨神经的阻滞超过 13h。然而，只有含有光敏剂的脂质体在 24h 和 48h 后通过光照射诱导了额外的神经阻滞。

最近，有研究者报道光触发脂质体被证实可将患有人类胰腺癌异种移植瘤的雌性裸鼠的平均存活率提高到 80.5d，而在没有光照的情况下进行相同治疗方案的雌性裸鼠只能存活 22.5d。这类光触发脂质体包载有阿霉素（DOX），使用二硬脂酰基磷脂酰胆碱（DSPC）和二油酰基卵磷脂（DOPC）制备。在脂质双分子层中加入少量卟啉磷脂（PoP）作为光敏剂，通过照射 PoP 产生的活性氧

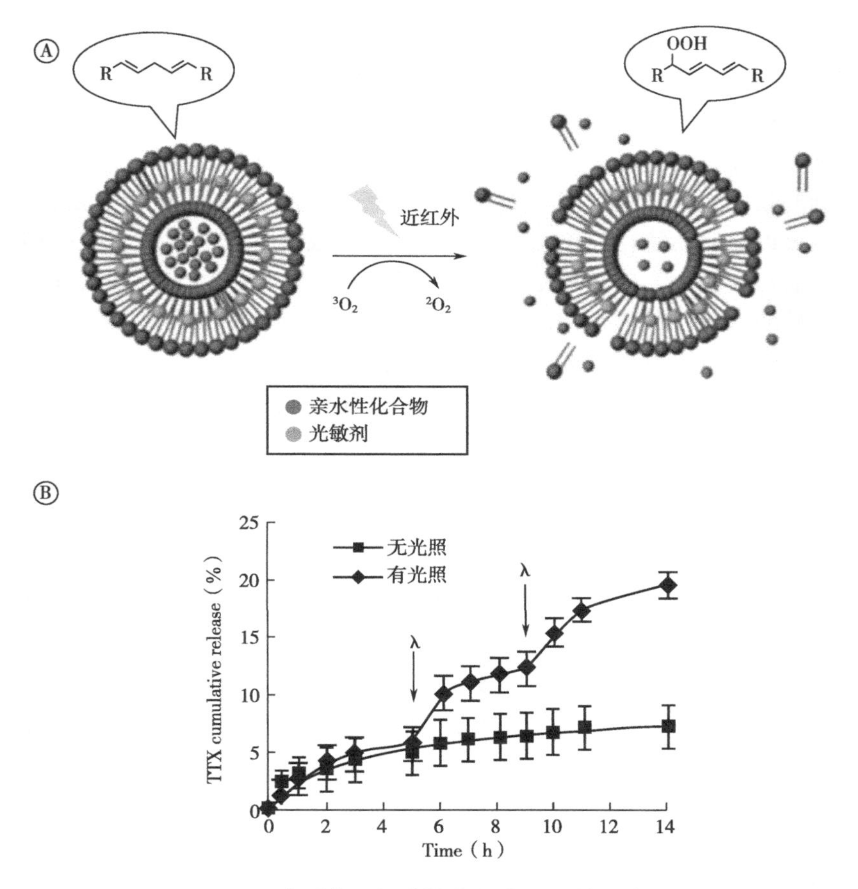

图 4-1 脂质体光化学触发释放 TTX 的示意图

对 DOPC 的氧化破坏，实现近红外（NIR）光触发 DOX 的释放。

4.1.2 胶束

胶束结构利用具有亲水性头部和疏水性尾部的两亲分子来构建具有疏水性内核的实心球状结构，用于封装和截留疏水性药物。胶束与脂质体的结构不同，脂质体利用脂质双层将亲水核与本体水相分离，能够同时递送亲水性和疏水性药物。在光触发药物载体系统的设计方面，胶束与脂质体的情况一样，都是通过破坏载体材料的亲水/疏水平衡来实现药物的递送和释放。

许多光化学触发胶束药物载体系统设计的目标是合成一种用于组装成胶束的生物相容性材料。近 10 年来，研究者们通过使用无毒波长的光线穿透组织，来增强这些系统的生物相容性和实用性，也可以通过功能化胶束或光裂解的部分，或利用大的双光子吸收横截面积。例如，研究者使用由亲水性聚环氧乙烷（PEO）嵌段和聚乙醇酸（PGA）嵌段制成生物相容性二嵌段共聚物来制备聚合物胶束，并通过多肽的游离羧基与含香豆素的化合物连接而增加疏水性。香豆素侧基具有较高的近红外双光子吸收横截面积，通过光照射去除自由羧基后，PGA 嵌段转变为亲水性，从而破坏亲水/疏水平衡。这种光响应胶束可以用于利福平（抗菌）和紫杉醇（抗癌）的递送和触发释放。该研究发现含香豆素化合物的双光子去除率（220min）明显低于紫外光（37min）。

另有研究者使用两亲性壳聚糖设计了一类胶束，其疏水性嵌段上附着有邻硝基苄基，在体内低剂量（12.5mg/kg）下显示出低细胞毒性。与前面提到的系统类似，有效载荷药物由于亲水/疏水不平衡而释放，当邻硝基苄基侧基吸收近红外光的双光子后会降解为两个亲水部分，这时由于亲水/疏水失去平衡导致药物释放。在胶束中添加光热化合物荧光染料（cypate）（Ex/Em：780/808nm）、无毒疏水染料（高达 10μmol/kg）和美国 FDA 批准的近红外成像剂吲哚菁绿（cardiogreen）的类似物可以促进胶束的光降解。具体而言，cypate 的荧光发射促进了邻硝基苄基的双光子诱导裂解，添加 cypate 的方式增加了模型药物在前 2h 内从近红外光照射中的释放百分比，从原来不含 cypate 时 25%的释放百分比增加到 72%的释放百分比。添加 cypate 还可以进一步改善胶束的功能性，因为 cypate 还具有显像剂和光热剂的作用。研究者将这些胶束与靶配体功能化后，发现其不仅增强了载体的靶向性，还增加了药物在肿瘤部位的滞留时间。此外，这些胶束能够在近红外光辐射下产生强烈的光热反应，以光热能量为基础消融癌细胞，并在人乳腺癌细胞系的肿瘤裸鼠中光降解释放抗癌药物。

4.1.3 水凝胶

水凝胶是一种很有发展前景的药物载体，因为水凝胶在水环境中具有稳定性，并且其温和的加工条件不会破坏蛋白质等生物药物的结构。由于光可以提供精确的空间控制，因此研究者对光可降解水凝胶的兴趣相当大，这种光控水凝胶可按需提供药物治疗，其应用范围包括伤口愈合、组织再生和疾病治疗。该领域的大部分工作是在聚合物主链上加入光响应部分，然后将这些聚合物制备成光降解水凝胶。光降解水凝胶中最常见的光响应部分是邻硝基苄基，并且研究者也完成了对不同功能的可聚合邻硝基苄基大分子单体库的创建，以允许其可以直接共轭到各种生物活性分子和聚合物上。例如，含有邻硝基苄基的交联剂用于固定 PEG 和 PAM 制成的水凝胶。制备过程中为了避免使用紫外线，作者将上转换纳米颗粒装入水凝胶中，并用连续近红外光波触发生物大分子的体外释放。纳米颗粒能够在水凝胶内将近红外光转换为紫外光，并引起邻硝基苄基部分的光氧化，随后导致水凝胶分解并释放可捕获的生物大分子。类似地，研究者使用葡聚糖（用邻硝基苄基部分修饰）和 PEG 进行 Michael 加成反应制备水凝胶，这种水凝胶在体外紫外光照射 60min 后发生光降解，并释放 50%的模型蛋白。

由于大部分细胞调控及疾病调节都需要一种以上蛋白质的递送，为此水凝胶常常需要运载两个或两个以上不同的光可降解功能化分子基团，以使在不同波长的光照射下，选择性地释放两种或两种以上不同的蛋白质。其中一项研究将三个不同的光可降解基团并入 PEG 大分子单体的主链，以制备可光降解的水凝胶。所有的光可降解基团都含有邻硝基苄基部分，但它们都有不同的修饰结构部分以改变它们对不同波长光的响应性。当暴露在 365～436nm 的低强度（$<45mW/cm^2$）波长下 5min 时，研究者证明了三种不同染料（荧光素、罗丹明和氨甲基香豆素醋酸酯）的顺序触发释放。在另一项研究中，研究者将两种不同的光响应部分（邻硝基苄基和香

豆素甲酯）掺入 PEG 水凝胶中。具体而言，邻硝基苄基（405nm）将骨形态生成蛋白-2（BMP-2）拴系在凝胶上，香豆素甲酯（365nm）将骨形态生成蛋白-7（BMP-7）拴系在凝胶上。合成的水凝胶可以在体外按顺序释放 BMP，以调控间充质干细胞的成骨分化。作者以血清碱性磷酸酶（ALP）活性作为成骨分化的指标，发现以顺序方式暴露于两种波长光的细胞中的 ALP 活性最高，并且在顺序暴露期间观察到的 ALP 活性与同样以顺序方式暴露于天然 BMP-2 和 BMP-7 的细胞相当。这两项研究为研究人员设计以独特顺序释放传递多种蛋白质的新材料提供了参考。

4.1.4 其他

有研究者制备了一类新的基于光响应性多肽的两亲性嵌段共聚物，该共聚物可以在水溶液中自组装成不同形态，是第一例由开环聚合（ROP）制备的光响应性多肽。该多肽通过光裂解获得的巯基为制备可逆交联组件提供了一种方便的方法。交联组装物不仅可以产生超分子间的相互作用力，还可以显著提高体系的物理稳定性，从而拓展了其在许多研究领域的应用。

作者分五步合成 N-S-（邻硝基苄基）-乙基-N-羧酸酐（NSN-NCA）单体，合成过程如图 4-2 所示，随后使用端氨基聚乙二醇（mPEG-NH_2；Mn＝2000g/mol）作为大分子引发剂，将 NCA 单体的 ROP 合成二嵌段共聚物，如图 4-3 所示，NCA 单体被定量消耗。随后作者改变单体与引发剂的比例，获得一系列聚｛N-［S-（邻硝基苄基）-硫代乙基］甘氨酸｝共聚物（PNSN）嵌段聚合度（DPs）在 11～51 之间的共聚物。由于邻硝基苄基（NB）的存在，预期所获得的嵌段共聚物在紫外线照射下表现出光响应行为，邻硝基苄基保护基的光裂解可产生游离巯基。但是由于巯基的交联作用，长时间的紫外线照射会使所得共聚物在任何溶剂中都不溶。需要注意的是，反应所获得的 2-硝基苯甲醛和游离巯基之间可能发生潜在的副反应，这可能导致聚合物链的交联，如图 4-3 所示。

随后，研究者研究了这些共聚物在紫外线照射前后的自组装行

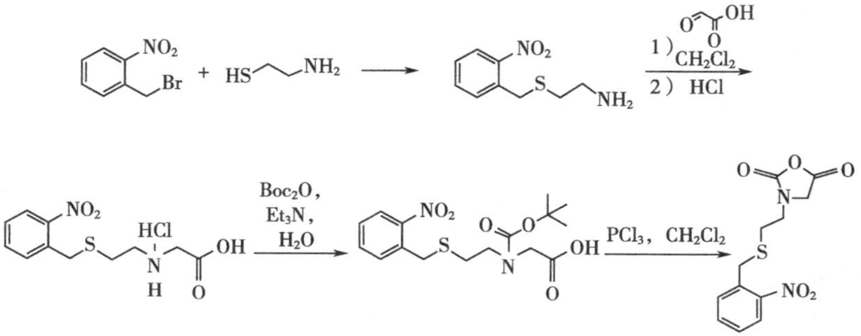

NO_2 Br + HS NH_2 → NO_2 S NH_2 1）O OH O CH_2Cl_2 2）HCl →

NO_2 S HCl N H OH O $\xrightarrow{Boc_2O, Et_3N, H_2O}$ NO_2 S O O N OH O $\xrightarrow{PCl_3, CH_2Cl_2}$ O O O N S NO_2

图 4-2　光响应 NSN-NCA 单体的合成路线

O O m NH_2 + NO_2 S O O N O → O O m H N O N n S O_2N

$\xrightarrow{UV}$ O O m H N O N $n-x$ O N x H SH S O_2N

$-x$ NO CHO

O O 44 H N O N n S O_2N

n=11

n=22

n=41，51

UV

S–S

GSH

SH

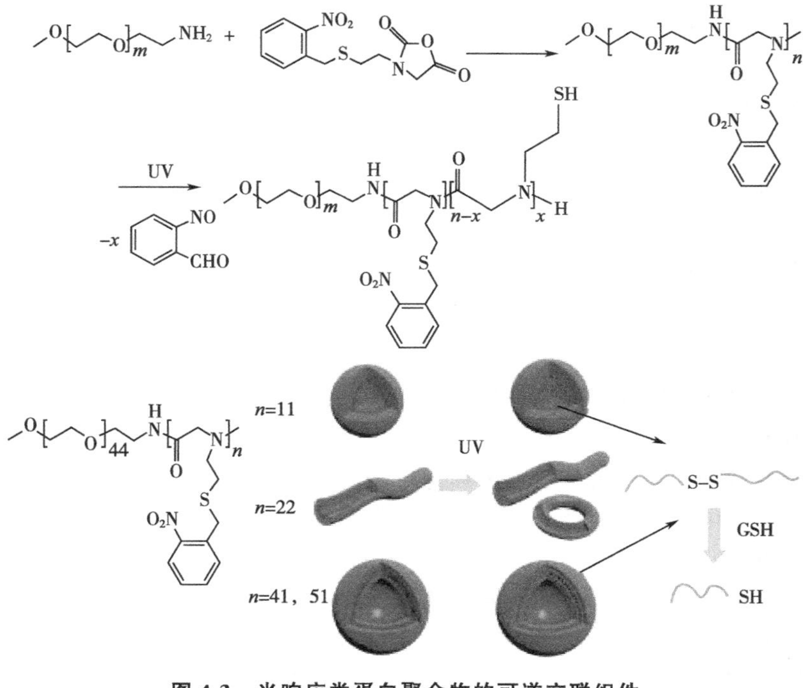

图 4-3　光响应类蛋白聚合物的可逆交联组件

为。二嵌段共聚物预计可以在水介质中形成自组装，共聚物首先在四氢呋喃中溶解，然后加入去离子水诱导分子组装。采用透射电子显微镜（TEM）和原子力显微镜（AFM）研究了组装体的纳米结构，发现嵌段共聚物的纳米结构高度依赖于 PNSN 嵌段的链长。以 PNSN 中链长最短的 PEG-b-$PNSN_{11}$ 为例，透射电镜观察到直径为 54.9±11.0nm 的球状胶束，AFM 图像显示球形结构，直径为 71.9±12.1nm，略大于厚度（21.0±4.7nm），证实了球形组合的形成。当 PNSN 块 DP 增加到 22 时，除了直径为 15.1±1.2nm 的球体外，还出现了几个直径为 17.4±1.4nm 的短圆柱体。进一步将 PNSN 的 DP 增加到 41 和 51，会形成囊状空心纳米结构。两个小泡的直径分别为 130.9±14.3nm 和 102.7±16.7nm。由于疏水嵌段体积分数的增加，二嵌段共聚物的形态随链长的增加而发生变化，这与传统二嵌段共聚物的自组装是一致的。

进一步研究 PEG-b-PNSN 组装体在水溶液中的光响应特性。在紫外线照射下，所有的组装溶液从无色到微黄色，最终变为深黄色，这表明发生了光剥离反应。NB 基团逐渐从共聚物中光离解并生成 2-硝基苯甲醛。在紫外光照射后，疏水性 NB 基团被裂解并生成游离巯基，巯基在溶液中可以进一步氧化成二硫键，二硫键的形成有助于组装体的交联，从而显著提高胶体稳定性。相比之下，在无辐射的溶液中观察到粒度分布的强度显著下降。非辐照体系的自组装主要由非共价疏水相互作用控制，水的加入（低于临界胶束浓度）很容易破坏这种非共价疏水的相互作用。相比之下，光照后的纳米结构通过二硫键和可能的副反应交联，因此辐照体系的稳定性显著增强，并且组件通过稀释保持整合。因此，辐照体系在辐照后会出现化学交联胶束。在紫外线照射后，交联过程主要是由二硫化物-硫醇过渡层控制。研究结果证实了可逆交联组装的实现。总之，研究者合成了一种新型光响应聚类肽单体 *n*-S-（邻硝基苄基）-乙基-*n*-羧基氢化物（NSN-NCA）和 PEG-b-聚｛N-［S-（邻硝基苄基）-硫代乙基］甘氨酸｝嵌段共聚物（PEG-b-PNSN）。实验结果证明了这些二嵌段共价肽类具有光响应性，并且由于 PNSN 的链长不同可以在水溶液中自组装成不同的形态，这是第一例 ROP 产生的光反应性多肽。在光照下，由于二硫键的存在，组装体会自发地交联成更稳定的纳米结构，并保留纳米形态。该过程在存在还原剂谷胱甘肽（GSH）的情况下是可逆的，所制备的光响应性多肽共聚物在纳米技术和纳米医学领域具有广阔的应用前景。

另有研究者研究了一种具有光响应配体的新型金纳米颗粒单层（AuNPs）作为一种潜在的药物载体，其药物释放可由紫外光触发。疏水分子被非共价键包埋在单分子膜的隔室中，当用紫外光照射时，二硝基苯基连接物被裂解，导致包封的药物释放。选择从钩吻草中提取的天然化合物作为疏水性模型药物，用荧光法监测药物的包封和释放，包封率为 13.53%。药物可在紫外线照射下释放，并可通过改变照射时间进行调节，照射 20min 后，可释放出高达(83.95±2.2)%的药物，在无紫外光照射下，染料释放率仅为 19.75%。比较而言，不含二硝基苯的 AuNPs 在紫外光照射和不含紫外光照射下的释放量分别为 12.23%和 11.69%。这证明了一种光响应载体递送策略，即使用非共价方法封装药物，然后在紫外线照射下控制释放。该载体系统如图 4-4 所示。

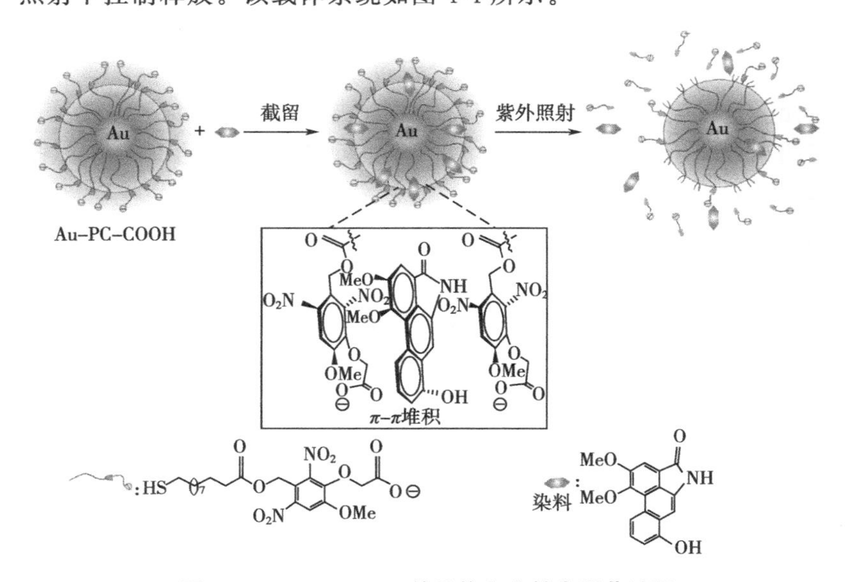

图 4-4 Au-PC-COOH 的结构和光触发释药过程

基于 Fe/Si MNPs 和香豆素光触发器出色的光响应性能研发的多功能载体系统，可以用于细胞成像和抗癌药物的光控递送。研究者在干燥的 N，N-二甲基甲酰胺（DMF）中，在碳酸钾存在的情况下，在室温下用氯丁酸处理 7-羟基-4-溴甲基香豆素，合成了香豆素-氯丁酸缀合物（7-HC-Cbl）。另一方面，通过亚硫酰氯处理相应的羧酸功能化 Fe/Si MNPs，制备酸氯功能化 Fe/Si MNPs。最后，在干燥的二氯甲烷（DCM）中，在三乙胺存在的情况下，香豆素-氯丁酸缀合物（7-HC-Cbl-MNPs）与新制备的酸氯功能化 Fe/Si MNPs 反应，构建香豆素-氯丁酸系铁/硅磁性纳米颗粒（7-HC-Cbl-MNPs）。7-HC-Cbl-MNPs 的强荧光和光控释药能力可以用于体外细胞成像和药物光响应递送。7-HC-Cbl-MNPs 显示出良好的生物相容性、细胞摄取特性和对药物释放的精确控制，在光照时精准杀死癌细胞。

邻硝基苄基醚（ONB）基团最早是由 Schofield 等人报道，后来被应用于醇、羧酸和胺功能基团的光响应保护基团。ONB 基团的光裂解是基于自由基光异构化，响应 300～365nm 的紫外光导致官能团的释放，同时伴随着邻亚硝基苯甲醛作为副产物的形成。

1984 年，有研究者首次探索香豆素作为磷酸二乙酯的光活性基团。这种光活性基团具有低毒、高稳定性、在较长波长下高摩尔吸附系数和明亮的荧光发射性质。因此，香豆素作为胺、醇、酚、磷酸盐和羧酸的光可裂解保护基团的应用引起了人们的特别兴趣，为 ONB 衍生物提供了一种替代方法。图 4-5 展示了香豆素衍生物的光解过程。在紫外光照射下，羰基分解成离子中间体，然后水解释放官能团。此外，离子中间体的形成是这一光切割过程中的限速步骤，因此使用极性溶剂可以显著加速这一过程。

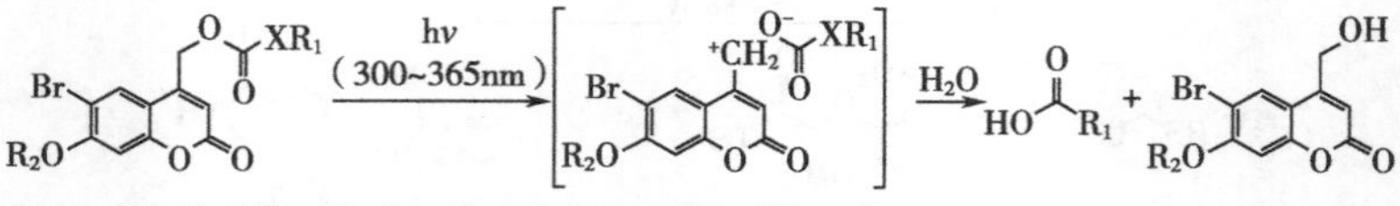

R_2 ═ O—R, NH—R, S—R or R; R_2 ═ OH, NR_2 or R

图 4-5　香豆素衍生物的光解机理

在一个有代表性的例子中，研究者报告了两种带有光解的ONB和溴香豆素（BHC）保护基团的聚氨酯。尼罗红（NR）包裹纳米颗粒可以由这些聚氨酯使用单一乳液制成。在紫外光（λ=350nm 光）照射下，ONB 和六六六端基可以被裂解。然后，通过分子间 1,5-环化和苯醌-甲醚消除过程将纳米结构降解为小分子。这种降解随后导致了 NR 有效载荷的释放。在体外 NR 释放研究中，ONB 和 BHC 封端的聚合物的荧光强度分别下降了 80%和40%，这表明负载的 NR 可以通过光控制猝发释放，而两种纳米粒子系统在黑暗中都表现出良好的稳定性。基于相同的策略，研究者合成了一种自燃的两亲性共聚物，该共聚物含有一个较低的临界溶解温度（LCST）为 58℃的 ONB 连接体端帽，在临界溶解温度以上，聚合物胶束的降解和药物释放速度更快。

光诱导从头到尾的解聚策略已被广泛应用于制备具有前体药物的自焚树枝状大分子。研究者开发了一种含有末端 ONB 触发器的基于氨基甲酸酯的自焚树枝状大分子。在末端位置切割单个 ONB 触发器导致头尾解聚，通过二胺部分的环化，然后进行双 1，4-消除和脱羧基反应。在第二代树枝状大分子的解聚过程中，观察到有四个分子的氨基甲基芘作为模型药物被释放出来。

对于可光降解的聚合物纳米载体，可光裂解物种连接到聚合物侧链上，作为亲核性基团的保护基团，如醇、硫醇和胺。在光照射下，光响应单元的光裂解导致这些官能团的去保护，从而引发聚合物主链的连续降解过程，从而释放聚合物纳米颗粒的有效载荷。基于这一策略研究者于 2010 年报道了第一个用于光控药物输送的可光降解聚合物纳米结构。聚合物的悬链与多个 oNb 保护基团共轭作为侧链。聚合物纳米粒子在紫外光照射下被破坏，允许疏水性天然橡胶分子（作为模型药物）突然释放。

在另一项工作中，通过用 ONB 基团保护羟基、硫醇和胺侧基，制备了一系列改性的聚（dl-丙交酯-乙交酯）（PLGA）。紫外光照射引发 ONB 保护基的光解，随后 PLGA 主链通过分子内环化快速降解，生成内酯、硫内酯和内酰胺类降解产物。这些聚合物纳米载体的NR有效载荷的荧光强度显著降低，这对应于PLGA纳米载体降解后NR分子在光控制下释放到水介质中。

通过利用类似的策略，研究者最近开发了一种新的光敏脂肪族聚碳酸酯（LrPC），用于传递光敏剂5，10，15，20-四（间羟基苯基）氯（mTHPC）（图4-6）。紫外光照射（λ＝320～480nm）可导致ONB保护基的裂解，随后聚合物通过分子内环化作用迅速降解。光诱导反应导致mTHPC的突然释放。由25％LrPC和75％PLGA制备的单分散纳米颗粒在黑暗中稳定，并在照射下保持降解性能。

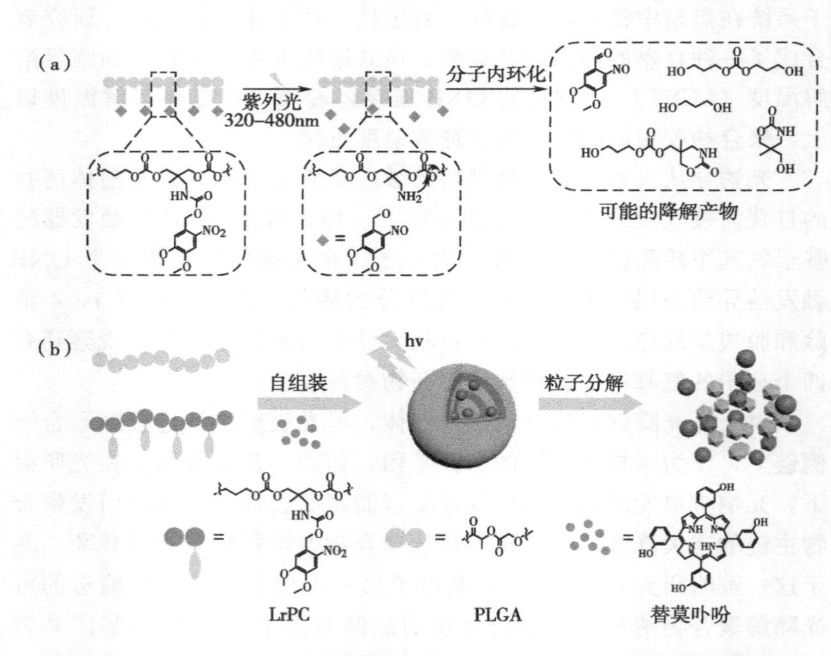

图4-6　(a) LrPC及其光降解过程；(b) mTHPC纳米粒的制备和光诱导纳米粒的分解和药物释放过程

与光致自燃聚合物不同的是，光引发聚合物疏水性改变的方法是在去除光响应保护基团后经历疏水到亲水的转变。这种疏水性的变化导致纳米颗粒的降解，随后是有效载荷药物的释放。通过这种独特的方法，研究者开发了第一个在药物释放方面具有潜在应用价值的聚合物纳米系统。研究者通过原子转移自由基聚合（ATRP）合成了一系列由聚环氧乙烷（PEO）和聚（甲基丙烯酸异丁基异丁酯）（PNBM）组成的两亲性嵌段共聚物。在紫外光照射下，ONB衍生物的裂解导致疏水的PNBM转化为亲水性的聚甲基丙烯酸（PMMA）。结果，聚合物纳米结构被破坏，允许有效载荷药物（NR作为模型药物）的光控释放。类似地，研究者开发了具有光和温度响应特性的两亲性ABC微臂星形三元共聚物。聚合物胶束的形态可以通过温度变化或紫外光照射（$\lambda=365$nm，60mW/cm^2）来调节，从而导致负载的NR分子的可控释放。

最近，有研究者报道了纳米级聚电解质复合体（PEC）的制备，作为光控药物传递系统。通过两亲性嵌段共聚物的ONB保护的羧基的自组装形成了纳米PEC（图4-7）。以天然橡胶为模型，展示了纳米PEC的光控制药物输送能力。用紫外光（$\lambda=365$nm，20mW/cm^2，5min）照射后，67%的包埋NR染料被释放到水溶液中。NR染料的释放表明这种纳米尺度的PEC有望作为光引发疏水药物传递的纳米载体。

具有光解端基或侧链的自燃聚合物的一个缺点是其降解产物是疏水性小分子或低聚物。这些疏水分子可能在纳米颗粒解体后重新聚集。这种聚集将降低药物的释放速率和效率。将多个光解单元直接结合到聚合物主链中可以解决这个问题。在这种方法中，聚合物链对紫外光照射做出响应，然后在每个连接点降解，而不会发生进一步的反应，如分子内环化或消除。原则上，聚合物链包含的光解基团越多，聚合物的分解就越彻底。这种聚合物可以很容易地通过功能单体的缩聚获得。早有报道称，在中间嵌段含有多个ONB连接基的两亲性聚氧乙烯醚-b-聚氨酯-b-聚氧乙烯酯（PEO-bPUNB-b-PEO）的制备。由于多个可光裂解连接体的存在，NR模型药物在10 s的紫外光照射（$\lambda=300$nm，250mW/cm^2）内即可快速释放，这从NR在水中的荧光发射显著降低得到了证明。

在另一个例子中，研究者采用Passerini三组分反应的思想制

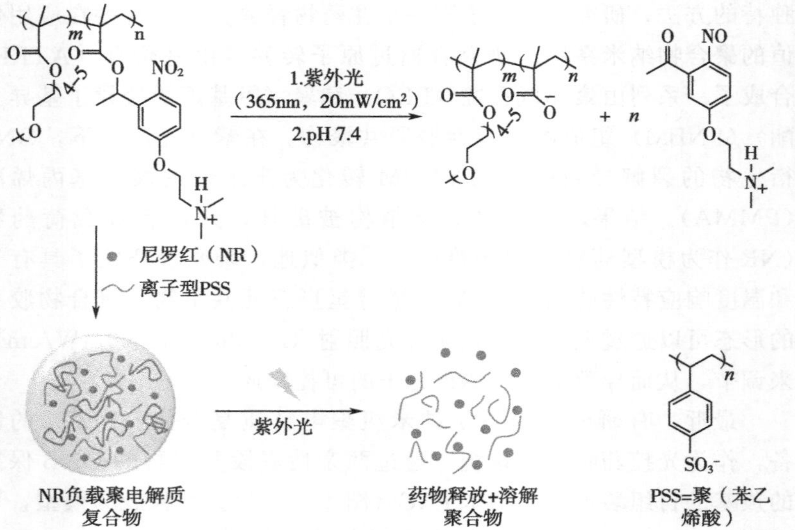

1.紫外光
（365nm，20mW/cm²）
2.pH 7.4
尼罗红（NR）
离子型PSS
紫外光
NR负载聚电解质复合物
药物释放+溶解聚合物
PSS=聚（苯乙烯酸）

图 4-7 PEC 的化学结构和光诱导破坏

备光可裂解聚合物。通过多组分聚合（MCP）在温和的条件下由一个二元酸、一个二异氰酸酯和一个 ONB 或香豆素基醛缩聚，容易地制备出可光裂解的聚酯酰胺。透射电子显微镜证实了这些纳米粒子的光诱导破坏。所制备的纳米粒子在光照前为球形，平均流体力学直径约为 100nm。在 400mW/cm^2、400nm 照射 5min 后，纳米粒子的结构明显破坏，表明该纳米粒子对紫外光有快速的响应。此外，以天然橡胶为模型药物，两种聚合物纳米颗粒都表现出非常快的 NR 分子的光诱导释放速率，这表明该聚合物纳米平台在光控制药物输送方面的潜力。

除了 ONB 和香豆素衍生物外，有研究者开发了一种新型的基于安息香二醇的连接物，并生成了具有光响应性能的聚酯。当波长在 300～350nm 之间的紫外光照射时，基于安息香的取代物能够通过光解机制被裂解并重排为异构体苯并呋喃衍生物。采用乳液法制备了生物相容的纳米和微球容器，分别作为亲水性药物（以罗丹明 B 为模型）和疏水性药物（以天然橡胶为模型）的载体。货物从纳米和微米颗粒中的释放高度依赖于辐照光波长。共聚焦激光扫描显微镜（CLSM）图像显示，只有在波长为 355nm 的紫外光照射下，荧光强度才会降低，而使用波长为 405nm 的激光照射 10 个周期（1s/周期）后，荧光强度没有变化。此外，照射区域外的染料保持稳定，表明装载的货物可以在感兴趣的位置完全控制下释放。

双光子激活引发的化学键断裂是发展光控药物释放纳米系统的一种有效途径。上述 ONB 和香豆素基团很容易通过单光子 UV 和/或双光子近红外光解。例如，有研究者报道了基于两亲性共聚物（NAS）的纳米聚集体（NAS），通过将传统的可光解物种 ONB 交替地结合到基于（苯乙炔）苯（PEB）的聚合物的主干中，具有高效的双光子触发降解性能（图 4-8）。PEB 荧光团被用作双光子捕光天线来捕获能量。在 800nm 的光照射下，电子激发随后转移到 ONB，通过双光子触发光解导致共聚主链的破坏。与单分子相比，由于多个 PEB 和 ONB 单元的聚集构象，这些共聚 NAS 保持了更大的 TPA 截面（4.55×10^{7} GM）和更有效的 Förster 共振能量转移（FRET）过程。这些共聚物在近红外的照射下能够快速降解并成功释放疏水药物，这对药物载体的光降解是有益的。

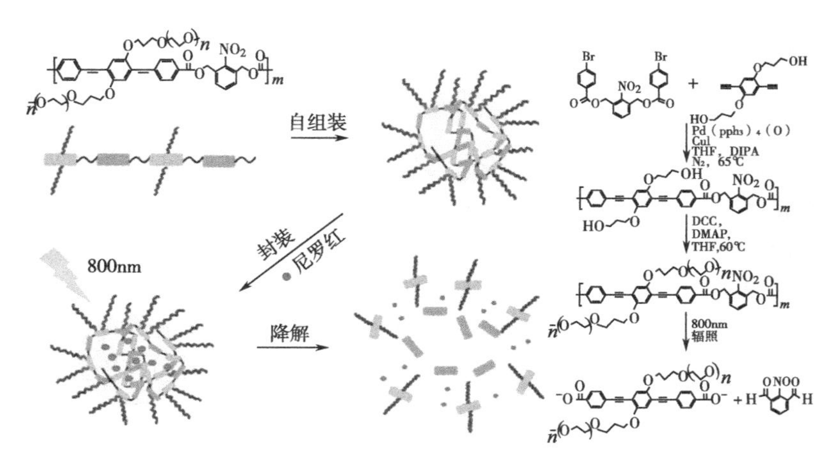

图 4-8　ONB 聚合物聚（ONB-ALT-PEB）-g-PEG 的双光子触发光降解示意图

研究者报道了一种 TPA-NIR 响应性嵌段共聚物包裹的中空介孔球形（HMS）纳米粒子系统，用于光控药物输送。可光切割的香豆素部分连接到共聚物上以响应光照射。将抗癌药物 DOX 负载到 HMS 中，然后将制备的光响应性共聚物包覆在纳米粒子上。由于香豆素部分在 TPA 的 800nm 近红外光激发下具有较大的截面积，与香豆素结合的酯键被断裂。香豆素的裂解导致聚合物的降解，随后 DOX 释放到水溶液中。在近红外光照射下，药物释放效率大于 50%。体外研究表明，纳米复合材料容易积聚到叶酸受体［FR（+）］高表达的肿瘤细胞中，如 KB 细胞。此外，该共聚物本身具有很强的荧光，可用于监测药物的给药过程。在另一项研究中，研究者设计了二硫杂多功能化介孔二氧化硅纳米颗粒(MSN)，与共价构建了高含量的双光子电子供体（2PS)。负载的抗癌药物 DOX 通过两个二硫键纳米晶格的光还原裂解释放。此外，通过掺入的双光子电子供体的明亮荧光，证明了 M2PS 纳米颗粒在 MCF-7 乳腺癌细胞上的细胞内摄取，这使得这些纳米颗粒在双光子药物输送和细胞内成像方面具有很高的价值。体外研究表明，双光子触发的电子释放与自主的（谷胱甘肽）DOX 传递相结合，导致了 70%的癌细胞杀伤，这表明一种有效的医用纳米载体用于癌症治疗。

4.1.5 光化学触发载体系统的局限和展望

通过上述的一些研究实例，我们不难发现在构建光化学触发药物载体系统时大部分工作都集中在以下两点：构建生物相容性的、在没有刺激的情况下稳定高效包裹药物的递送载体；设计光敏基团，避免使用紫外光的同时能够实现多种药物的顺序释放。然而，该载体系统仍有挑战需要克服。例如，光化学触发通常会使载体产生不可逆转的结构变化，一次性释放完药物，变化后的药物载体无法再正常释放药物，这就需要我们多次给药，并且对于那些已显示出脉冲释药的载体，它们无法从每次光照中产生均匀的药物释放曲线，说明它的释放速率是难以控制的。此外，人们对这些光响应基团构建的光响应药物载体的生物相容性也存在担忧。例如，聚合物侧链上裂解邻硝基苄基会释放硝基苯甲醛，这是一种高活泼性的物质，曾被证明会抑制酶的活性。向光照溶液中添加硫醇可以消除光依赖性酶的抑制作用，但其产生的副产物可能会在体内产生不必要的副作用，细胞中还原硫醇的存在很可能保护它们免受这种副作用的损害，但几乎没有相关报道证据支持这种说法。此外，本节中讨论的许多光化学触发药物载体系统要么需要紫外光，要么需要紫外光更有效地启动它们。但是紫外光的波长会破坏生物分子（如DNA和生长因子），并且组织渗透性差，这不仅限制了这些系统的表面递送应用，也阻碍了它们在临床上的应用。一些系统采用上转换纳米颗粒来克服这一限制。然而，纳米颗粒将近红外光向上转化为紫外光对人类健康的影响尚不明确，需要进一步的研究。其他系统将近红外光的双光子吸收性质用于紫外线降解的光不稳定基团上。然而，由于近红外光能量相对较低，再加上具有低双光子吸收横截面积的不耐光基团的使用，使得其照射时间需要比使用紫外光所需的照射时间更长。

显然，我们需要新的策略来摆脱传统上用于光化学触发药物传递的紫外线响应材料的使用。事实上，人们已经在做一些工作来创造下一代光化学触发的传递系统。光笼（photocage）是一种用于光控释放的光敏物质，是以物理和化学等方法将目标释放物与光敏基团及其他功能基团结合形成的对光敏感的物质，在指定波段的光照射线下，光笼能够实现目标物的可控释放。因其具备时空调控、操作简单、易于控制、可修饰性强和对机体损伤小等优点，使其广泛应用在化学、生物学、材料学和医学等领域。最近报道了一个这样的研究例子，研究者将用于传递活性分子的光笼进一步改造，以制造光化学触发的微粒，该微粒在可见光的照射下能在体外和体内传递药物分子。研究者在ANBB制备的微粒（聚合物主链中含有光不稳定键）上装载疏水性物质（体外研究用尼罗红，体内研究用地塞米松），并用蓝色可见光照射以触发释放。体外结果表明只有2%的尼罗红从未辐照对照物中释放，有57%的尼罗红从辐照

90min 的样品中释放。体内实验研究了蓝光照射释放的地塞米松的抗炎效果。结果表明，与游离药物相比，光触发制剂能更有效地降低卡拉胶注射剂引起的炎症，且更容易从注射剂部位扩散。对这些具有生物相容性的可见光和近红外响应材料设计的进一步研究，将有助于克服光化学触发药物载体系统在用于临床时所面临的一些障碍。

4.2 光异构化

光驱动给药也可以通过紫外和可见光照射诱导分子的可逆构象变化来实现。偶氮苯是光异构化反应中最常用的结构单元，它们包含两个由 N=N 键连接的苯基，该化学键在紫外光照射下由反式向顺式转变，在蓝光照射下由反式向顺式转变。使用光异构化的刺激响应性药物释放系统的一个显著优点是，这些分子产生了一个光控阀门，能够以良好的时间分辨率“开启/关闭”药物释放。所以，这些系统不仅可以用于单向释放系统，也可用于双向释放系统。

基于偶氮苯（AZO）和螺吡喃（SP）的衍生物通常被用来设计光异构化纳米系统。紫外光照射制备的纳米载体后，纳米粒子的极性发生变化，伴随着纳米粒子的光异构化反应和解体，从而提高药物的释放速率和效率。AZO 有两种可逆异构体：稳定的反式异构体和亚稳的顺式异构体。在紫外光（$\lambda=300\sim400$nm）照射下，偶氮由反式构象异构化为顺式构象。顺式到反式的异构化可以通过可见光（$\lambda>400$nm）或加热来实现。SP 是一个疏水部分，在紫外光照射下能够通过分子内碳-氧键断裂异构化为亲水性反式构象花菁（MC）。AZO 和 SP 衍生物在可见光照射下的可逆结构变化使纳米粒子的可控解离和药物释放成为可能。

4.2.1 脂质体和胶束

该领域的大量工作旨在利用各种不同的磷脂构建结构稳定的脂质体和胶束，这些磷脂要么将光响应分子结合到脂质双层中，要么修改磷脂的疏水尾部以包含光响应部分。这些光异构化基团的一个作用机制是利用构象变化在光照下产生一个可泄漏的脂质双层，即这些基团从紧密堆积的反式构象到顺式构象的转变过程中，脂质体双层被破坏。最近这一策略被用于偶氮苯功能化的棕榈酸和胆固醇硫酸盐制成的非磷脂脂质体中，使用荧光分子磺基霍达明 B 作为模型药物，研究者证明了紫外光照射下的触发释放和蓝光照射下的停止释放。光触发释放不仅通过反式到顺式构象变化的空间效应实现，还可以通过构象变化引起的极性增加触发。这种极性变化破坏了疏水/亲水平衡和载体稳定性。例如，最近的一项研究报告了在光响应 SP-PMPC 胶束中使用疏水性、光异构化基团螺吡喃，该基团在紫外光照射下转变为两性离子硫氰酸盐。Dox 的体外释放研究表明，与未经紫外线照射的系统相比，紫外线照射可加速该胶束的药物释放。此外，胶束的细胞毒性研究表明，它们具有良好的生物相容性，研究者者将其归因于隐形磷酰胆碱外壳。且紫外光照射的 Dox 胶束对 HeLa 细胞的抗肿瘤活性优于未照射的胶束。

紫外光的照射会对机体造成损伤，因此，该领域中比较活跃的研究是利用各种策略来克服载体系统中对紫外光的依赖。例如，最近一项研究公布了一些对可见光和近红外光具有响应性的改性偶氮苯基团，这些基团将很快在药物递送方面得到应用。研究的另一个策略是加入上转换纳米颗粒，例如共聚物聚（异丙基丙烯酰胺-甲基丙烯酸酯-螺吡喃）可以在镧掺杂的上转换纳米颗粒周围自组装成胶束。体外研究表明，这些复合纳米颗粒可以在 7min 的近红外光照射（4.3W/cm^2）下释放 Dox，并可用于杀死 U-87 胶质母细胞瘤细胞。最近，偶氮苯掺杂的脂质体和稀土掺杂的上转换纳米颗粒被用于体内化疗药物载体系统的设计。具体来说，用二硬脂酰基磷脂酰胆碱（DSPC）制备含有偶氮苯衍生物的脂质体，上转换纳米颗粒配备有磷脂单层，以便于将其封装到脂质体的亲水空腔中。体外研究表明，在间歇 NIR 激光照射（2.2W/cm^2）6h 后，57％的封装 Dox 被释放，并且释放曲线可以通过光照强度和光照时间进行调节。体内研究表明，载 Dox 的光响应脂质体在 980nm 光辐射

(2.2W/cm^2，20min）下可抑制多药耐药人乳腺癌肿瘤小鼠的肿瘤生长，并且不显示全身毒性。

研究开发了一种基于偶氮聚合物的光触发药物纳米粒。首先，合成了可光异构化的两亲共聚物聚 2-［4-苯基偶氮苯氧基］丙烯酸乙酯-丙烯酸共聚物（PPAPE)。然后，采用 PPAPE 纳米沉淀法制备胶束纳米粒子。用质子核磁共振、X 射线光电子能谱和红外光谱对聚合物进行了表征，利用动态光散射和透射电子显微镜分析了纳米颗粒的形貌。紫外-可见光谱证实了光刺激响应的存在，结果表明，所获得的光响应性纳米颗粒具有执行药物特定释放所需的尺寸和光异构化。作为纳米粒子骨架的聚合物和使用的蒸发方法，使它们具有适合其生物分布的大小，并将其与现有技术中报道的其他纳米粒子区分开来。特别是在癌症治疗中的应用，这些纳米颗粒被定位为通过不同的组织并与细胞表面受体结合。它们可以积聚到癌细胞中，以便在细胞内和局部运送货物。这种方法改进了现有合成 PPAPE 的路线，以两亲性共聚物为原料，采用纳米沉淀法制备了光响应纳米胶束。得到的纳米颗粒尺寸较小（89.1nm)，这使得其可以进入血液循环并通过细胞屏障，准确到达肿瘤部位。此外，胶束纳米粒子在紫外光照射下表现出偶氮苯基团的光致异构化跨顺式效应。这一特性允许以动态的方式控制纳米粒子的结构，并使这些纳米胶束在药物输送和其他生物医学应用中具有潜在的时空控制优势，同时由于它们的表面含有羧基，能够与配体受体一起发挥功能，从而提高治疗的特异性。

通过利用开环聚合（ROP）和炔叠氮化物点击反应，研究者提出了一种新的合成方法。报道了一种基于聚氧化乙烯（PEO）修饰的两亲性聚碳酸酯（PTMC-azo）的纳米聚合物胶束（PTMC-azo）用于药物释放（图 4-9)。聚合物胶束是通过将共聚物混合在水溶液中形成的，允许疏水药物（以天然橡胶为模型药物）进入疏水核心。当这些胶束在紫外光（365nm）下照射 15min 时，AZO 的光诱导异构化导致 82％的 NR 被控制释放。通过切换到 450nm 可见光，NR 被重新包裹到胶束中以阻止药物释放（图 4-9)。用四甲基偶氮唑盐比色法测定了胶束对 HeLa 细胞的杀伤活性，结果表明，当浓度为 500mg/mL 时，胶束的毒性较低。

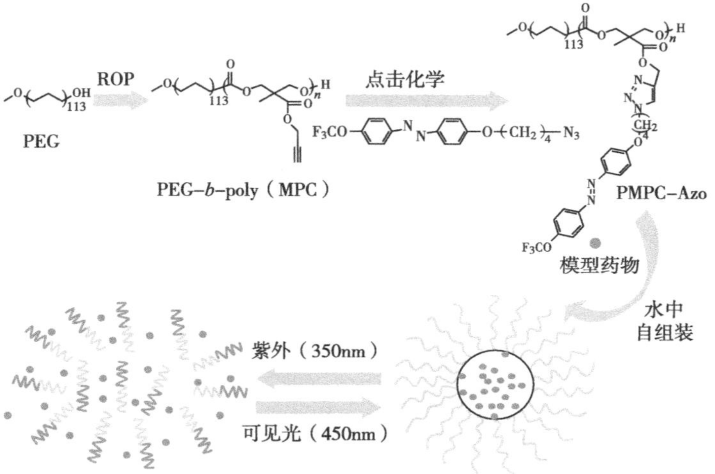

图 4-9　两亲性 PTMC-偶氮染料的合成路线及药物包埋和释放

有研究者报道了一种光和 pH 双控给药系统。该研究首次通过 ATRP 合成了偶氮端基聚［2（二甲氨基）甲基丙烯酸乙酯］(AZO-PDMA-FA)。通过主客体相互作用，将偶氮杂环己烷基甲酸酯与β-环糊精-酰肼-阿霉素（β-CDN-DOX）形成纳米级超分子前药络合物（SPC）。SPC 在水溶液中自组装成多室小泡（β-CD/AZO 小泡）。通过在 365nm 紫外光照射下和酸性环境（pH 5.0）中处理这些囊泡，24h 后，由于 β-CD/azo 囊泡的解离和酰肼键的断裂，DOX 的释放率显著增加到 97%（图 4-10）。

4.2.2　水凝胶

利用 SP 对 MC 的光诱导疏水亲水特性，研究者报道了一种由 *N*，*N*-双（丙烯酰基）半胺交联的聚丙烯酸-甲基螺吡喃纳米凝胶。该纳米凝胶对光、pH 和氧化还原有响应。在酸性环境中，用紫外光

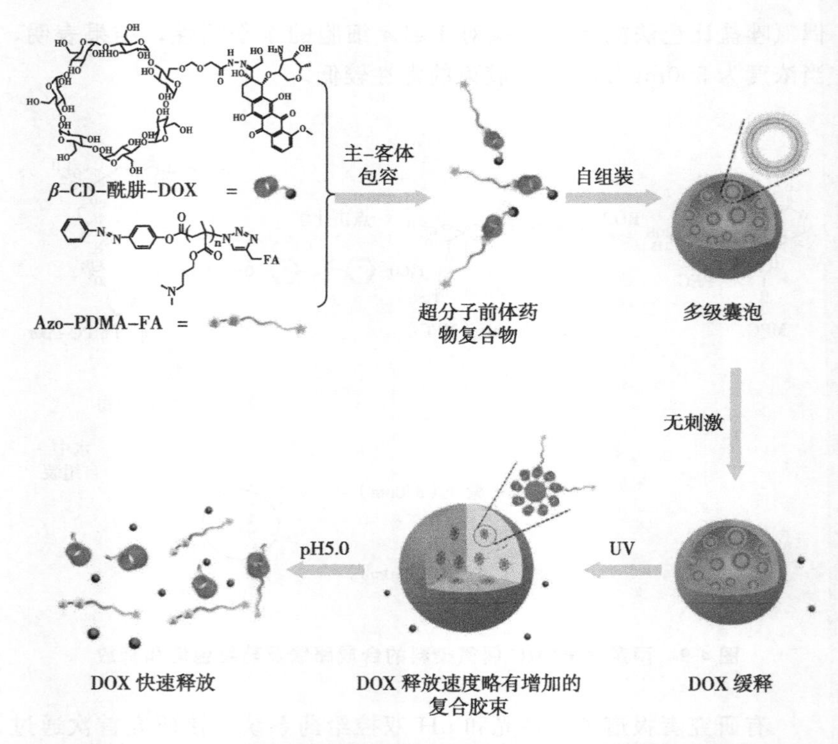

图 4-10　SPC 和多室囊泡的形成及其程序化药物释放过程示意图

照射（360nm，15mW/cm²），疏水的 SP 异构化成亲水性的 MC，使纳米凝胶溶胀。二硫代交联剂在还原剂二硫苏糖醇（DTT）存在下裂解。结果，纳米凝胶被破坏，80％的药物分子（以 DOX 为模型）迅速释放到水溶液和细胞中（图 4-11）。体外细胞毒性实验表明，空纳米凝胶在紫外光（360nm，15mW/cm²，1min）照射前后，即使在较高浓度（50μg/mL）下仍具有良好的生物相容性。载药纳米凝胶（10μg/mL，MCF-7）照射前后细胞存活率分别下降至 31％和 26％，明显下降。由于 MC 在纳米凝胶中发出强烈的绿色光，基于 MC 的纳米凝胶在癌细胞成像（MCF-7 细胞）中的能力被证明，这表明该材料在荧光成像监测药物传递方面的应用潜力。

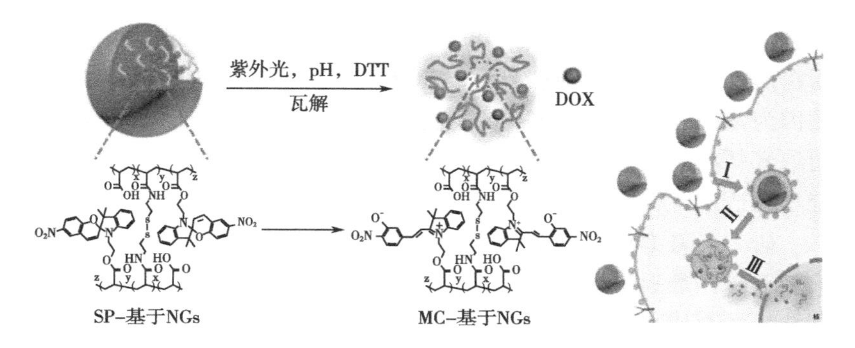

图 4-11　聚合物结构、纳米凝胶的破坏和 DOX 从纳米凝胶到核的释放过程

4.2.3　纳米粒子

介孔二氧化硅纳米颗粒是通过光异构化作用实现按需给药的热门候选材料，这要归功于它们理想的药物递送性能，包括生物相容性、高孔容、可调节的孔径和用于表面功能化的多样性。高孔容和调节孔径的能力意味着实现小分子药物和生物大分子药物的高载药量是可能的。此外，硅烷化学的多功能性意味着这些纳米颗粒的表面可以很容易功能化，这些功能化后的气孔可以使对光敏感的分子选择性通过。例如，偶氮苯功能化的介孔二氧化硅纳米颗粒含有一个双光子荧光团，在体外可以触发喜树碱释放，然后杀死癌细胞。药物的释放通过近红外光照射实现，因为双光子荧光团发射了 420nm 的光，这刚好与偶氮苯的吸收带相匹配，同时也导致了偶氮苯的异构化。

大多数光响应系统被用于小分子药物的输送，但是肽、蛋白质以及用于基因治疗的 DNA 和 RNA 大分子的递送具有巨大的临床治疗潜力，通常，研究者会用水凝胶和纳米凝胶来运送这些大分子。最近，由两亲性环糊精制成的自组装纳米颗粒能够与反式构象中的偶氮苯形成主客体络合作用，被用于体外光触发捕获和释放蛋白质和 DNA。研究者通过在偶氮苯基团中添加附加物——多胺产生阳离子纳米颗粒，三羧酸盐产生阴离子纳米颗粒，阳离子纳米颗粒和阴离子纳米颗粒分别静电结合阴离子蛋白质、DNA 和阳离子蛋白质。365nm 光照射会导致自组装的解离和随后的药物释放，这是因为紫外光会导致顺式构象的光异构化，异构化的构象不是环糊精纳米颗粒的合适客体，从而导致纳米颗粒的解离。这种模块化系统具有适应各种药物递送的潜力。

研究者努力在载体系统体内有效性、安全性和稳定性方面做了很多工作。最近的一项体内研究报道了螺吡喃在光响应脂质聚乙二醇纳米颗粒中的应用。在紫外光照射下，当螺吡喃转变为氯氰胺时，极性的改变导致纳米颗粒从 103nm 收缩到 49nm。药物载体的缩小对载体系统产生两种影响：首先，纳米粒子对小鼠纤维肉瘤组织肿瘤的渗透增强，因为更小的粒子更容易通过肿瘤组织致密的 ECM 扩散；第二，体积的减少伴随着多西他赛胶囊的排出。研究者指出，皮肤对紫外线的高度衰减需要更强的光强度来触发释放，克服这一问题的方法包括使用近红外光的双光子吸收或加入上转换纳米颗粒（UCNP）。

上转换纳米颗粒辅助光异构化是指在 UCNP 的辅助下，利用近红外光诱导光异构化的过程。可光切换化合物，如二硫乙烯衍生物、AZO 衍生物和 SP 衍生物用于 UCNP 辅助的光异构化。尤其是 AZO 基团及其衍生物的可逆光异构化性质在光调控药物释放中的应用引起了人们的极大关注。例如，研究者报道了一种新的近红外光触发抗癌药物载体，使用了 mSiO_2 涂层的 $NaYF_4$：YB/Tm@$NaYF_4$UCNPS。光活性 AZO 基团被安装到 SiO_2 层的介孔中。在近红外激光照射下，UCNP 发出的紫外光（350nm）和可见光（450nm）导致介孔内 AZO 分子发生可逆的反式-顺式光异构化反应。这种光聚合导致了一个连续的旋转-反转运动，以触发化疗分子 DOX 的释放。AZO 分子的这种摇摆运动可以起到“推进器”的作用，以一种可控的方式触发药物释放。该智能给药系统的体外药物释放行为表明，通过改变近红外照射的强度和时间可以很好地调节抗癌药物的释放量。因此，通过调节入射近红外激光的强度，实现了精确的近红外光控释药。

另一种通过 AZO 基团的光异构化释放药物的方法是直接分解纳米胶囊。通过这种方法，大尺寸纳米胶囊中的颗粒可以转化为小尺寸的聚合物部分和 UCNP。研究者基于 AZO 功能化聚合物和 UCNPs 的逐层共组装制备了纳米胶囊。在近红外光照射下，UCNPs 的 UV/Vis UCL 导致聚合物骨架中的 AZO 基团发生可逆光异构化。旋转-反转运动导致最初的 180nm 纳米胶囊分解为分散的聚合物和 20nm 双模上/下转换纳米粒子（U/DCNPs）。这种可分解性使得纳米胶囊具有很高的肿瘤积聚，以及触发的近红外刺激快速消除。在 $1.5W/cm^2$、980nm 光照射下，包埋在纳米胶囊中的药物在分解过程中即可在 60min 内释放 50%的药物。体内近红外-Ⅱ荧光成像（λ_{ex}=800nm）显示，大颗粒（180nm）的纳米胶囊能够有效地避开生物屏障，具有较长的血液循环（≈5h 半衰期）和增强（4 倍）的肿瘤聚集。NIR 诱导从最初的大胶囊到小聚合物部分的解离和 20nm U/DCNPs 允许在 1h 内从肿瘤中快速消除并释放所加载的药物用于化疗。

4.2.4　局限和最新进展

为了改进光异构化按需给药系统，研究者尝试了很多不同的方法。其中一些工作是设计新的光致异构化基团，这种基团对可见光或近红外光有响应，并且可以很容易地嵌入各种类型的递送载体。此外，研究者还进行了设计光异构化系统的工作，这些系统可以利用避免使用紫外光的策略来递送和释放药物，这些策略包括双光子吸收和使用上转换纳米粒子。然而，目前使用的光异构化分子数量有限，而且人们对它们的生物相容性存在担忧。例如，部分偶氮苯分子会在光照射下不可逆降解，偶氮苯也会被偶氮苯还原酶（胃肠道细菌产生的一种酶）降解。不幸的是，一些降解产物，包括硝基苯，被认为是有毒的。光异构化系统与其他类型的光驱动按需给药系统一样，由于光响应部分以及光波长、强度和持续时间的生物相容性问题，这些系统一直局限于应用在体外模型。幸运的是，体内研究的结果为我们提供了希望，随着更多的研究进行，这些系统的安全性和有效性得到了更好的证实。在未来的研究中可能会受到更多关注的另一个趋势是，除了触发药物释放之外，还将设计具有额外功能的递送载体（例如，尺寸随光照射而改变）。这对于某些临床应用是有利的，例如癌症治疗，可以利用组织微环境来改善药物靶向性和局部药物输送，以防止化疗过程中不分青红皂白地破坏正常细胞的副作用。

4.3 光热触发

光热触发的药物载体系统是采用可以在光激发时产生热量的热敏感部件，这些热敏感部件可以影响药物载体系统的稳定性从而释放药物。要成功构建光热触发的药物载体系统，需要两个关键组件：一个能有效地将光能转化为热能的发色团以及一个能以某种方式快速响应温度变化并导致药物释放的热响应材料。这些载体系统中研究最多的两种材料是金纳米颗粒和聚-异丙基丙烯酰胺（NiPAAm）水凝胶。金纳米颗粒之所以受欢迎，是因为它的惰性和无毒性，此外它们在纳米尺度上也具有较好的光学和光热性能。NiPAAm 通常用于触发式药物释放系统的设计，因为它在较低的临界溶液温度下会发生可逆的、温度诱导的疏水性变化。在较低的临界溶液温度以上，NiPAAm 从膨胀的水凝胶变成球状，进而从脱水的网络中排出水和溶解药物。我们可以通过向聚合物网络中添加共单体来控制亲水/疏水平衡，以此来调节这种转变发生的温度以适应生理温度。除了这些材料之外，还有许多不同的生色团（例如碳纳米管和氧化石墨烯纳米颗粒）和热响应材料，它们也被用于光热触发药物递送。

4.3.1 水凝胶和其他形态因子

最近研究者在水凝胶光热触发系统的研究目标是确定合适的发色团，既可以吸收可见光，也可以吸收近红外光。例如，生物相容性良好的发色团心绿、亚甲蓝和核黄素在近红外或可见光照射下迅速发生光热响应并产生热（<2min）。此外，通过连续 4d 每天 2min 的近红外光照射，从掺有心绿的 NiPAAm 水凝胶中触发释放模型蛋白。在最近的另一项研究中，植入 PCL 微针的六硼化镧纳米结构的光热响应性能被用来熔化微针，用于体内按需透皮给药 Dox。这个实验的脉冲释放曲线显示，在关闭状态下没有检测到药物泄漏。单次应用微针，随后经过三个周期的激光治疗（808nm，5W/cm²），在一周内完全根除了小鼠的 4T1 肿瘤（Ⅳ期人类乳腺癌），并且没有肿瘤复发，也没有观察到明显的小鼠体重下降。

4.3.2 微纳米颗粒

最近，研究者们对作为光热触发药物输送的形态因子的微米和纳米凝胶聚-异丙基丙烯酰胺（NiPAAm）进行了研究。例如，在 NiPAAm 微凝胶中添加在可见光照射下可以产生光热响应的磁铁矿（氧化铁）纳米颗粒，然后海藻酸水凝胶包裹这些微凝胶被，并进一步结合到聚二甲基硅氧烷（PDMS）皮肤贴片中，用于经皮给药。通常情况下，经皮给药系统需要长期给药，在需要药物作用时不能立即释放。为了解决这一问题，研究人员在体外成功地展示了地塞米松（一种用于治疗皮肤和风湿病的类固醇药物）在蓝光（474mW/cm²）4×1h 照射周期下的触发释放。在没有光照的情况下，药物仍然从微凝胶中扩散，前 10h 累积释放量为 24%，40h 后累积释放量为 50%，体外研究中也观察到了这种渗漏，但大鼠皮肤的荧光测量显示，光照区域的荧光强度是受照皮肤的两倍。

在最近的另一项研究中，研究者将 NiPAAm 纳米凝胶植入含有金纳米颗粒（近红外光生色团）的乙基纤维素不透膜中，以构建一种新膜，用于从药物库中控制释放速效胰岛素类似物天冬氨酸，新膜的通透性受光照的调节。将这些装置植入链脲佐菌素糖尿病大鼠体内，并在第 1～3 天和第 14 天，在 808nm 光照（570mW/cm²）30min 的情况下，证明了天门冬氨酸的重复触发释放。在超过 14d 的四次单独的光照暴露中，每一次的血清血糖水平都降低了。在另一项体内实验中，研究人员报道了对照设备（无辐照含盐的设备和有辐照含盐的设备）对血糖水平的影响微不足道。虽然这项研究的重点是全身给药以调节血糖水平，但作者指出，这些设备可以装载一系列不同的药物，用于各种临床应用，并可用于局部药物输送应用。

4.3.3 脂质体

脂质体脂质双层的加热超过其转变温度会破坏脂质体的稳定性，因为它会从有序的凝胶相转变为液晶相，并允许药物扩散。组成脂质的材料相变温度应该接近但略高于体温，才是合适的候选材料。最近，光热触发的脂质体已经被制造出来，这些脂质体虽然直径相同，但对不同的波长的光有不同反应。这是通过形成零价金属-脂质复合物，这种复合物可以在脂质体表面沉积得到具有不同共振（760 和 1210nm）的金纳米颗粒，进而实现对不同波长光进行反应的。脂质体主要由二棕榈酰磷脂酰胆碱（DPPC）组成，并用 DPPE-PEG2000 稳定，相变温度在 40℃左右。在处方中加入单棕榈酰磷脂酰胆碱（MPPC）以增加双层对包裹货物的相变诱导渗透性。研究人员证实了药物释放的光谱选择性，其中，760nm 照射 3min 可促进荧光素从脂质体中完全释放，其共振峰位于 760nm，而从具有 1210nm 等离子体激元共振峰的镀金脂质体中观察到小于 13%的释放。暴露于 1210nm 的光则相反：脂质体在 1210nm 处的共振峰在 4min 后完全释放，而在 760nm 处的共振峰在脂质体中的释放量小于 16%。结果表明，脂质体在 1210nm 处有较高的释放率，而在 760nm 处的共振峰在 760nm 处，释放率小于 16%。

金包裹脂质体最近被用于体内局部麻醉。具体地说，用 DPPC 和（二棕榈酰磷脂酰甘油）DPPG 制成的脂质体被用来在大鼠的足垫局部传递河豚毒素和右旋美托咪啶。这些脂质体的转变温度约为 41℃，金纳米棒以化学方式附着在脂质体上，以便将近红外光转换为热。活体实验结果显示，研究人员能够在 4d（808nm，10min）

内进行多次光触发释放。这种对光照射的可重复的瞬态反应是由于在光照射停止且温度降至转变温度以下后，脂质体保持稳定，从而可以捕获剩余药物。然而，每次照射后，局部麻醉的持续时间都会缩短。这种在最初的神经阻滞消失后 5d 内反复触发局部麻醉的能力对于术后疼痛处理是有利的。此外，每次光照减少的剂量与患者每天经历的急性疼痛严重程度的自然降低相一致。仍有不足的地方是可能有一些临床适应症需要在每个触发事件有效的情况下提供统一的药物剂量。

4.3.4 局限和展望

从前面提到的载体系统，我们可以看出研究者正在寻求许多不同的方法来提高光热按需给药系统的效率，并在体内进行测试。除了金纳米颗粒外，人们一直在努力识别和表征适用于光热触发药物输送系统的可见光和近红外发色团。因此，研究者对候选发色团的选择大于对耐光性部分和可光开关材料的选择。金纳米粒子仍然是流行的选择，但金纳米粒子的长期体内效应目前尚不清楚。这一缺陷可能最大限度地限制金纳米粒子的可用性，热响应材料既需要具有生物相容性，又需要在生理相关温度下表现出强大的热响应。目前研究者正在不断探索和发现，以找寻既具有良好的热力学性能又具有生物相容性的候选材料。NiPAAm 的耐受性良好，通常是首选材料，然而，NiPAAm 单体已被证明具有细胞毒性，并且 NiPAAm 的非细胞毒性或低细胞毒性分子量范围没有很好的界定。因此，研究者需要进一步研究，以使 NiPAAm 给药系统的毒性降到最低，同时仍能在最终给药系统中利用各种分子基团产生的物理和机械性能。展望未来，光热按需载体系统同时使用热响应材料和发色团的策略将会成为趋势，因为这些材料不仅能对生物兼容波长的光做出响应，还具有良好的生物活性，可能是最有希望（也是最简单）的光热触发传递系统之一。例如，一些研究者开发了用（聚乳酸-羟基乙酸共聚物）PLGA 纳米颗粒包裹的水作为近红外光吸收剂。当用 1W 的近红外光照射 5min 时，温度上升到 PLGA 的玻璃化转变温度以上，这增加了PLGA链的柔性，从而允许药物扩散。光热系统的最大担忧往往是所需的光照功率过高和曝光时间过长，这样的话，用于触发释放的热量也可能损害周围正常组织。研究者需要能够专门瞄准药物载体的照明设备，或者设计可以在药物载体内部实现快速加热的系统，从而减少暴露在光线下的时间和降低附近组织温度升高的风险。

参考文献

[1] Sreejivungsa K，Suchaichit N，Moosophon P，*et al*. Light-regulated release of entrapped drugs from photoresponsive gold nanoparticles [J]. Journal of Nanomaterials. 2016，2016：1-7.

[2] Wu B M，Linsley C S. Recent advances in light-responsive on-demand drug-delivery systems [J]. Therapeutic delivery，2017，8 (2)：89-107.

[3] Karthik S，Puvvada N，Kumar B，*et al*. Photoresponsive coumarin-tethered multifunctional magnetic nanoparticles for release of anticancer drug [J]. Acs Appl Mater Interfaces，2013，5 (11)：5232-5238.

[4] Perez-Buitrago S，Mena-Giraldo P，Pinal R，*et al*. Azopolymer based nanoparticles for phototriggered drug delivery [C]. 2019 41st Annual International Conference of the IEEE Engineering in Medicine & Biology Society (EMBC)，2019：1089-1092.

[5] Dinu，Ionel A，Meier，*et al*. Engineered non-toxic cationic nanocarriers with photo-triggered slow-release properties [J]. Polymer chemistry，2016：00343.

[6] Wei J，Sun J，Yang X，*et al*. Self-crosslinking assemblies with tunable nanostructures from photoresponsive polypeptoid-based block copolymers [J]. Polymer Chemistry，2020：00385.

[7] Luo D，Li N，Carter K A，*et al*. Rapid light-triggered drug release in liposomes containing small amounts of unsaturated and porphyrin-phospholipids [J]. Small，2016，12 (22)：3039-3047.

[8] Rwei A Y，Lee J J，Zhan C，*et al*. Repeatable and adjustable on-demand sciatic nerve block with phototriggerable liposomes [J]. Proceedings of the National Academy of Sciences of the United States of America，2015，112 (51)：15719-15724.

[9] Carling C J，Viger M L，Huu V，*et al*. In Vivo Visible Light-Triggered Drug Release From an Implanted Depot [J]. Chemical Science，2014，6 (1)：335-341.

[10] Tong R, Chiang H H, Kohane D S . Photoswitchable nanoparticles for in vivo cancer chemotherapy [J] . Proceedings of the National Academy of Sciences of the United States of America, 2013, 110 (47): 19048-19053.

[11] Chen M C, Ling M H, Wang K W, *et al*. Near-Infrared Light-Responsive Composite Microneedles for On-Demand Transdermal Drug Delivery [J]. Biomacromolecules, 2015, 16 (5): 1598-607.

[12] Timko B P, Arruebo M, Shankarappa S A, *et al*. Near-infrared-actuated devices for remotely controlled drug delivery [J] . proceedings of the national academy of sciences of the united states of america. 2014, 111 (4): 1349-1354 (2014) .

[13] Caroline D, Mcfearin C L, Joshi-Barr S, *et al*. A Single UV or Near IR Triggering Event Leads to Polymer Degradation into Small Molecules. [J] . ACS Macro Letters, 2012, 1 (7): 922-926.

[14] Amir R J, Pessah N, Shamis M, *et al*. Self-immolative dendrimers [J]. Angewandte Chemie, 2003, 115 (37): 4494-4499.

[15] Fomina N, McFearin C, Almutairi A, *et al*. UV and near-IR triggered release from polymeric nanoparticles. [J] . Journal of the American Chemical Society, 2010, 132 (28): 9540-95422.

[16] Olejniczak J, Chan M, Almutairi A. Light-Triggered Intramolecular Cyclization in Poly (lactic-co-glycolic acid) -Based Polymers for Controlled Degradation [J]. Macromolecules, 2015, 48 (10): 150505152950007.

[17] Sun J, Birnbaum W, Anderski J, *et al*. Use of Light-Degradable Aliphatic Polycarbonate Nanoparticles As Drug Carrier for Photosensitizer [J] . Biomacromolecules, 2018, 19: 4677-4690.

[18] Sun J, Anderski J, Picker M T, K. *et al*. Preparation of Light-Responsive Aliphatic Polycarbonate via Versatile Polycondensation for Controlled Degradation [J]. Macromolecular Chemistry and Physics, 2019, 220: 1800539.

[19] Sun J, D Jung, Schoppa T, *et al*. Light-responsive Serinol-based Polycarbonate and Polyester as Degradable Scaffolds [J] . ACS Applied Bio Materials, 2019. 2: 3038-3051.

[20] Anderski J, Mahlert L, Sun J, *et al*. Light-responsive nanoparticles based on new polycarbonate polymers as innovative drug delivery systems for photosensitizers in PDT [J] . International Journal of Pharmaceutics, 2019, 557: 182-191.

[21] Mahlert L, Anderski J, Schoppa T, *et al*. In vitro evaluation of innovative light-responsive nanoparticles for controlled drug release in intestinal PDT [J]. International Journal of Pharmaceutics, 2019, 565: 199-208.

[22] Jiang J, Tong X, Zhao Y . A New Design for Light-Breakable Polymer Micelles

[J] . Journal of the American Chemical Society, 2005, 127 (23): 8290-8291.

[23] Huo H, Ma X, Dong Y Q, *et al*. Light/temperature dual-responsive ABC miktoarm star terpolymer micelles for controlled release [J] . European Polymer Journal, 2017, 87: 331-343.

[24] Hu X, Feeney M J, Mcintosh E, *et al*. Triggered Release of Encapsulated Cargo from Photoresponsive Polyelectrolyte Nanocomplexes [J] . Acs Applied Materials & Interfaces, 2016, 8: 23517-23522.

[25] L Lei, Lv A, Deng X X, *et al*. Facile synthesis of photo-cleavable polymers via Passerini reaction [J] . Chemical Communications, 2013, 49 (76): 8549-8551.

[26] Li L, Wu Y, Du F S, *et al*. Modular synthesis of photodegradable polymers with different sensitive wavelengths as UV/NIR responsive nanocarriers [J] . Journal of Polymer Science Part A Polymer Chemistry, 2018, 57: 334-341.

[27] Englert C, Nischang I, Bader C, *et al*. Photocontrolled Release of Chemicals from Nano-and Microparticle Containers [J] . Angewandte Chemie International Edition, 2017, 57 (9): 2479-2482.

[28] Hu D, Li Y, Niu Y, *et al*. Photo-responsive reversible micelles based on azobenzene-modified poly (carbonate) s via azide-alkyne click chemistry [J] . Rsc Advances, 2014, 4 (89): 47929-47936.

[29] Bai Y, Liu C P, Song X, *et al*. Photo-and pH-Dual-Responsive beta-Cyclodextrin-Based Supramolecular Prodrug Complex Self-Assemblies for Programmed Drug Delivery [J] . Chemistry-An Asian Journal, 2018, 13: 3903-3911.

[30] Chen S, Bian Q, Wang P, *et al*. Photo, pH and redox multi-responsive nanogels for drug delivery and fluorescence cell imaging [J] . Polymer Chemistry, 2017, 8 (39): 6150-6157.

[31] Hui Z, Bing H, Tang Y, *et al*. O-Nitrobenzyl-alt- (phenylethynyl) benzene copolymer-based nanoaggregates with highly efficient two-photon-triggered degradable properties via a FRET process [J] . Polymer Chemistry, 2016, 7 (18): 3117-3125.

[32] Ji W, Li N, Chen D, *et al*. Coumarin-containing photo-responsive nanocomposites for NIR light-triggered controlled drug release via a two-photon process [J]. Journal of Materials Chemistry B, 2013, 1 (43): 5942-5949.

[33] Croissant J G, Qi C, Mongin O, *et al*. Disulfide-Gated Mesoporous Silica Nanoparticles Designed for Two-Photon-Triggered Drug Release and Imaging [J] . Journal of Materials Chemistry, 2015, 3: 6456-6461.

[34] Liu J, Bu W, Pan L, *et al*. NIR-Triggered Anticancer Drug Delivery by Upconverting Nanoparticles with Integrated Azobenzene-Modified Mesoporous Silica [J].

Angewandte Chemie International Edition，2013，52：4375-4379.

[35] Zhao D，Zhao T，Wang P，*et al*. Near-Infrared Triggered Decomposition of Nanocapsules with High Tumor Accumulation and Stimuli Responsive Fast Elimination [J] . Angewandte Chemie，2018，57：2611-2615.

第5章

磁响应性纳米载体系统

磁响应被认为是药物载体系统外部刺激的最佳选择之一，因为与光照射、非条件刺激或电场等其他刺激相比，它与身体几乎没有任何物理上的相互作用。在不同类型的纳米材料中，磁性纳米颗粒因其具有适宜的纳米尺寸、高比表面积和超顺磁性而成为一种独特的材料。此外，磁响应材料可以对短暂的触发脉冲提供实时响应。研究者广泛使用的磁性纳米颗粒，包括磁铁矿（Fe_3O_4）和磁赤铁矿（γ-Fe_2O_3）。磁性纳米颗粒不仅可以用于药物的递送，也可用于磁共振成像（MRI）诊断各种疾病。超顺磁性氧化铁纳米颗粒（SPION）在磁响应药物递送中起着重要作用，SPION 可诱导纳米颗粒的构象变化，有利于药物扩散或形成孔隙，从而增加靶点的药物需求。磁响应性纳米载体系统是一种能够改善体内分布和显著控制缓释行为的高效给药系统，在抗癌药物递送方面具有巨大的应用潜力。

5.1 温度响应磁性纳米颗粒

磁性纳米颗粒（MNPs）在外部高频 AMF（交变磁场）的作用下产生热量的独特能力被称为磁热疗。暴露在强磁场中的具有超顺磁性行为的 MNPs 可以承受由磁力［通过交流（AC）或直流（DC）］引起的波动变形引起的内应力。MNPs 在 AMF 中产生的热是由本征旋转运动（布朗运动）和外在运动（Neel）两种机制引起的，即粒子磁矩的热旋转和扩散松弛。磁热疗可用于控制/局部药物释放、引导、靶向、成像（核磁共振和荧光）以及超热治疗。在药物释放方面，聚合物纳米粒可通过磁加热进行热力学相/构象转变，然后膨胀/收缩，通过纳米粒的结构破坏或通过“泵送效应”（即将药物从NPs中挤出）以释放药物。

研究者开发了具有LCST（低临界转变温度）转变的热敏嵌段共聚物刷的二氧化硅涂层磁性NPs。施加交流磁场诱导磁芯产生热量，由于刷子中发生构象变化而增强药物（DOX）的触发释放（图5-1）。制备成导电柔性电极的纳米孔膜可以作为磁性触发的智能纳米载体，具有可调的药物释放曲线。根据磁触发方式的不同，可以包括可逆型、爆发型、阶梯型、持续型和缓释型。它们在没有磁场的情况下表现出零药物释放。由氧化铁纳米立方体（具有半超顺磁/半铁磁性行为）组成的混合纳米载体由具有37℃相变的热敏聚合物外壳包裹，在37℃下显示最小的药物释放，但由于在AMF（强交变磁场）下产生热而保持一致的按需释放。

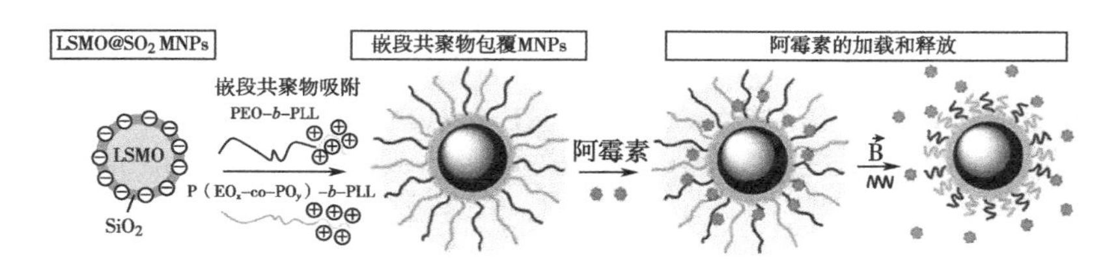

图5-1 一种混合二氧化硅涂层共聚物功能化磁性NP，通过AMF诱导LCST转变释放DOX

磁热疗也可以通过调整磁场强度来控制。将微米和纳米尺度的金属纳米粒子引入到水凝胶基质中制备成的磁性杂化水凝胶具有独特的性质，在药物控制释放方面具有重要的作用。据报道，由FA（叶酸）和b-环糊精（b-CD）功能化的超顺磁性氧化铁（SPIO）纳米粒子在AMF的存在下产生热量。这些MNPs在230kHz和100Oe的条件下表现出132Wg^{-1}的比吸收率，其中CD的药物释放是由诱导加热触发的。研究者将$CoFe_2O_4$纳米颗粒交联化成一种羧甲基纤维素聚合物，以制造杂化水凝胶。用（3-氨丙基）-三甲氧基硅烷（APTMS）对磁性纳米颗粒进行官能化处理，在其表面引入氨基。初步结果表明，在 AMF 的影响下，药物从骨架中得到控制释放。多年来，热疗一直被认为是一种有前途的癌症治疗方法，其基础是假设癌细胞比周围的正常细胞更容易受到热的影响。许多研究已将热疗用于临床，其结果显示，在直接注入 MNPs 的实体肿瘤中，施加磁场后肿瘤消退。在一项研究中，MNPs 和 DOX 被整合到海藻酸微球中，用于双重热疗和药物释放。将人乳腺癌 MCF-7 细胞暴露于 37℃，加或不加 AMF（频率 700kHz，幅值 10mTesla，45℃）2h。43℃和 50℃的 DOX 释放量高于 20℃和 37℃。在 41℃时未检测到 DOX，说明药物释放受温度升高的控制。

磁转移或磁辅助基因转移是一种控制基因传递的方法。通过将 MNPs 与病毒载体联系起来，研究者于 2009 年首次报道了磁感应。用短链 PEI-DNA 复合体包覆了一种新型的磁铁矿-二氧化硅纳米复合材料（Fe_3O_4-SBA-15），以实现基因传递和转基因的战略目的。令人惊讶的是，在施加外部磁场后，这种复合材料的转染率提高了 15%。另有研究者设计了刺激响应性 MNPs，其中由包裹在多孔性基质中的药物分子/基因的氧化铁 NPs（IONPs）形成“帽”。帽子与一条 DNA 链连接，互补链连接到介孔二氧化硅膜上。因此，由于双螺旋 DNA 的结合，这些结构可以保持其封闭的构象，因此在正常条件下不会释放药物/基因。当暴露在 AMF 中时，它们的温度会局部升高，DNA 去杂交，被包裹的分子从基质中释放出来。这种刺激反应递送机制的工作原理就像一个“开-关”开关，有助于控制药物的释放。

聚合体已被用于磁场触发的药物传递。最近的一项研究表明，聚合体可以携带高达 6%（质量分数）的 DOX 和 30%（质量分数）的超顺磁性 γ-Fe_2O_3。当聚合体被 HeLa 细胞内化并随后在高频交流磁场（在 750kHz 下 14min）下触发时，观察到随着 DOX 释放的增加，细胞毒性增加了 18%。与其他载体系统相比，聚合体的一个重要优势是能够携带更大的载药量。

研究者使用聚（环氧乙烷）-聚（环氧丙烷）-聚（环氧乙烷）嵌段共聚物、4-硝基氯甲酸苯酯、明胶和1-乙基-3-（3-二甲氨基丙基）碳二亚胺，成功地制备了含有亲水核和交联温敏壳的自组装纳米胶囊。通过内部沉淀法向纳米胶囊中加入氧化铁纳米颗粒，使磁芯进一步具有磁性，从而实现磁感应下的外部控制驱动。球形纳米胶囊在可调温度达到40℃时会表现出从亲水性到疏水性转变的特征，从而触发胶囊尺寸收缩和磁芯收缩。在25℃时，磁芯包含的药物几乎没有泄漏，在45℃时，其半衰期约为5min，但在磁加热下由于氧化铁粗化和核壳破裂，磁芯在几分钟内就会爆裂。这种突发性响应可用于药物的控制释放。

磁敏水凝胶通常由水凝胶和具有顺磁性的氧化铁纳米颗粒组成。它们在暴露于磁场下振动，并可显著提高局部温度，通过热消融机制促进治疗效果。此外，这些系统通常与温度敏感的水凝胶有关，其中温度升高触发药物释放，从而促进热疗和化疗细胞毒性的协同效应。例如，将铁磁性涡旋结构氧化铁纳米环（FVIO）引入到壳聚糖-聚乙二醇基阿霉素水凝胶中。体外和体内研究均表明，磁场作用下阿霉素的化疗机制和FVIO的热活性具有协同治疗作用。在肿瘤手术切除和配方给药后，可以在术后第21天观察到几乎完全抑制肿瘤的生长，表明该系统在减少肿瘤复发方面的效果。此外，另一个例子是由聚乙二醇化的Fe_3O_4纳米颗粒和由包裹有紫杉醇和阿霉素的聚乙二醇化磷脂稳定的α-环糊精组成的磁敏水凝胶。水凝胶的流变性使得水凝胶在肿瘤切除后可以很容易地注入到手术部位，这有助于在磁场的作用下，由于磁热凝胶到溶胶的转变而促进其双重货物的局部输送。在荷4T1肿瘤的Balb/c小鼠身上进行的体内实验表明，使用所制备的水凝胶治疗的动物的存活率和肿瘤复发率都有所提高。

作为较早的工作，研究者首先报道了利用外加磁场从聚合物复合材料中实现药物释放的想法，他们证明了在低频磁场下，乙烯醋酸乙烯磁性复合材料可以释放胰岛素。最近，研究者报道了由胶原凝胶制成的磁性纳米复合材料的磁性增强葡聚糖释放（模拟蛋白质释放）的研究。在这项研究中，研究者使用了磁性生物相容性的氧化铁纳米颗粒，但这些氧化铁纳米颗粒是块状凝胶而不是传统的胶体。氧化铁纳米粒子胶体可以用作运载工具：例如，可以将单链DNA嫁接到纳米颗粒上，然后，染料标记的补体可以根据温度可逆地与其结合或解离。在热敏性聚合物上，研究者报道了pluronic/肝素纳米胶囊在温度为25～37℃之间循环时表现出可逆的体积转变。研究建立在PEO-PPO-PEO三嵌段聚合物（生物相容性和商业上称为pluronic）基础上，该聚合物在一定的临界胶束温度（CMT）范围内会发生体积/疏水性转变，并且通过交联外壳可以进一步增强体积变化。为了在远程磁触发下实现前所未有的快速药物释放，研究者在设计中结合了一些有用结构：①一个浸在维生素B_{12}水溶液中的氧化铁可折叠磁芯，②一个快速呼吸的纳米级两层热响应PEO-PPO-PEO聚合物外壳，以及③交联外壳，其可以稳定纳米壳，同时保持CMT、体积变化和药物释放。

另有研究者设计并制备了具有磁性和热敏性的聚N-异丙基丙烯酰胺（PNIPAAm）/Fe_3O_4-NH_2抗癌药物姜黄素（Cur）微凝胶。将PNIPAAm、聚乙烯亚胺（PEI）和Fe_3O_4-NH_2磁性纳米粒子混合，通过温度诱导乳液和物理交联，制备了具有球形结构的PNIPAAm基磁性微凝胶。由于该凝胶具有分散性，Fe_3O_4-NH_2纳米颗粒可以嵌入聚合物基体中。暴露在Fe_3O_4-NH_2和PEI表面上的胺基通过与PNIPAAm的酰胺基物理交联来支撑球形结构。疏水性抗癌药姜黄素被微凝胶包裹后可以分散在水中。同时研究了外加高频磁场（HFMF）下的磁触发释放。在微凝胶中加入HFMF后，由于磁感应加热（高热）效应，姜黄素显示明显的“猝发释放”现象。

PNIPAAm是一种热敏性聚合物，它同时含有亲水性酰胺基和疏水性异丙基，并且具有较低的临界溶液温度（LCST）。酰胺基和水分子之间的氢键使PNIPAAm在低温（LCST以下）水溶液中分散，而聚合物链之间的氢键在高温（LCST以上）下发生断裂，排出水分子，然后聚合物网络崩溃。关于这一独特性质，已经发表了许多研究报告，因此我们可以通过调整聚合物链的疏水性和亲水性比率来制备温度触发的自组装水凝胶，例如用于药物平台的共聚、接枝或侧链修饰。

基于PNIPAAm，研究者合成了PNIPAAm/PEI/Fe_3O_4-NH_2微凝胶。由于只有有机化合物PNIPAAm可以燃烧，研究者测定了PNIPAAm和Fe_3O_4（或Fe_3O_4-NH_2）的相对组成。由于PNIPAAm/Fe_3O_4-NH_2比PNIPAAm/Fe_3O_4具有更强的相互作用和更好的分散性，Fe_3O_4-NH_2比Fe_3O_4更容易交联PNIPAAm。结果表明，PNIPAAm/Fe_3O_4-NH_2微凝胶的产率远高于PNIPAAm/Fe_3O_4微凝胶。在后续收集过程，由于只有具有微凝胶的磁性氧化铁可以被磁性吸附，所以未交联的PNIPAAm被上清液除去。结果表明，PNIPAAm/Fe_3O_4微凝胶中PNIPAAm的质量分数为32.37%，PNIPAAm/Fe_3O_4-NH_2微凝胶中PNIPAAm的质量分数为68.56%。与Fe_3O_4纳米粒子相比，Fe_3O_4-NH_2纳米粒子可以物理交联更多的PNIPAAm。在负载姜黄素后，由于姜黄素的疏水特性，姜黄素PNIPAAm/Fe_3O_4-NH_2的形态比磁性微凝胶的形态更规整，姜黄素不仅被包裹在微凝胶中，而且还被吸附在微凝胶的表面。通过体外释放实验，我们发现磁性微凝胶通过磁感应加热（高热）效应有效地提高了温度和在外部磁场中药物的释放百分比（HFMF）。这些以PNIPAAm为基础的磁性微凝胶因具有上述特性，是磁性和热触发、靶向输送肿瘤治疗的潜在候选者。

肺癌等疾病目前缺乏无创性靶向和控释局部吸入疗法。超顺磁性氧化铁纳米颗粒（SPION）作为一种靶向治疗药物已显示出良好的效果。为此研究者制备了脂质基质中含有SPION和药物的颗粒，并测试了其作为潜在靶向和热敏可吸入药物载体系统的体外性能。采用水包油（O/W）乳化技术制备含有布地奈德的脂质微粒（Lip-Bud）。研究了其颗粒大小、化学成分、对磁场的反应性、热敏性和体外吸入性能。脂质基质中含有布地奈德和SPIONS的平均直径为2～4μm的颗粒对磁场有反应。结果表明，该制剂在高温（45℃）控释条件下具有更快的药物释放速率。该制剂所生产的吸入干粉具有良好的吸入性能，可吸入细颗粒物含量为30%。该脂质系统具有热敏特性，适合控制给药，模型药物和 Spion 载脂系统利用简单的永磁体具有磁活性和可移动性，在靶向和可控吸入治疗中显示出良好的药物载体前景。

靶向给药和受控给药是两个关键研究领域。特别是抗癌治疗过程中需要严格控制靶向和药物释放，以避免有害的副作用。研究者开发的新型热激活和磁引导输送系统可以为这类抗癌治疗提供很好的参考。这项研究的重点是利用超顺磁性铁纳米颗粒开发基于脂质的药物载体系统，这种纳米颗粒可以利用磁场进行靶向输送，当温度升高至45℃可刺激药物的释放。研究者们采用优化的水包油乳化技术，制备了具有理想物理化学特性、具有较高气溶胶性能的模型药物和SPION 脂质系统。脂质系统对温度敏感，允许在体温下缓慢释放药物，而在高温下允许快速释放。利用简单的稀土磁体，具有磁活性和可移动性的药物-脂质-SPION 体系配制的药物输送系统有望成为靶向和受控吸入疗法的有效药物载体。该药物和 SPIONS 特点是以下四点：①成功地并入脂质微粒，②它们具有吸入治疗的最佳尺寸，③微粒具有磁敏性，④允许控制药物释放的热敏性。

基于双功能三嵌段共聚物，另有研究者设计了一种具有磁敏性和肿瘤固体选择性的生物相容性、可远程控制和抗癌药物包埋的高分子纳米载体 SAMN，其结构如图 5-2 所示。在姜黄素负载和 FA 接枝到磁性纳米载体后，通过体外释放试验、MTT 试验、荧光显微镜和细胞凋亡研究对智能纳米载体进行监测和治疗行为的表征。

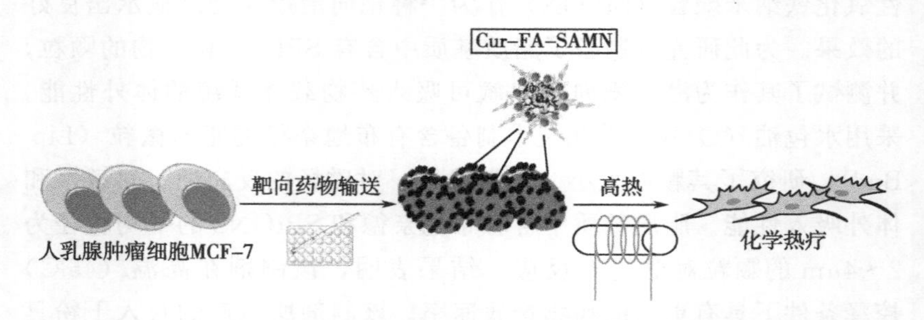

图 5-2　Cur-FA-SAMN 纳米载体系统的癌细胞靶向和磁疗过程

研究者首先通过可逆加成断裂链转移聚合合成了聚［（丙烯酸）-嵌段-（n-异丙基丙烯酰胺）-嵌段-（丙烯酸）］的自组装三嵌段共聚物，将胺基固定化的氧化铁 Fe_3O_4-NH_2 附着在共聚物表面。为了达到靶向效果，将叶酸接枝在 Fe_3O_4-NH_2 附着的纳米颗粒表面。通过透射电镜、傅里叶变换红外光谱、振动样品磁强计和紫外-可见光谱分析对纳米载体进行了表征。随后将疏水抗癌药物姜黄素包封在磁性聚合物纳米载体内和表面获得了良好水分散性和稳定的药物包载。在体外研究了在高频磁场和无高频磁场条件下姜黄素的释放行为。采用 MTT 法研究了固有纳米载体和姜黄素纳米载体的生物相容性和细胞毒性。结果表明，纳米载体本身没有细胞毒性，而姜黄素负载的纳米载体对人乳腺癌细胞 MCF7 具有显著的杀伤作用。细胞内摄取实验表明，姜黄素负载的纳米载体对 MCF-7 细胞具有巨大的摄取和破坏作用，大部分癌细胞被杀死，存活的细胞被载姜黄素纳米载体包围。根据上述特性，这些磁性聚合物纳米载体在实际治疗应用方面具有较大潜力。

研究者通过具有 28～38nm 粒径的反相微乳液研究了 PEG 和乳糖酸改性的 Fe_3O_4@聚多巴胺核/壳纳米粒子。由于 Fe_3O_4 和 PDA 的应用，808nm 辐照的应用加速升温至 44.3℃，以提高生物相容性 PEG 和 LA 的结合。药物释放研究表明，在使用 NIR 的 5.0 pH 条件下［48h 内为（54.89±1.83）%］与不使用 NIR 的 5.0 pH 条件下［48h 内为（30.31±1.72）%］相比，观察到更快的释放。

文献报道了一种改进的、简便且相对绿色地制备具有可调尺寸和形态的、高度单分散的 $CoFe_2O_4$ 纳米颗粒。此外，还成功开发了一种多功能癌症治疗纳米平台（$CoFe_2O_4$ 纳米粒子@dopamine@DOX），用于磁响应按需热疗和化疗协同治疗。所提出的纳米平台表现出出色的磁触发热疗效率、磁响应控制药物递送能力、增强的 MRI T2 加权信号和良好的生物相容性。更重要的是，体内荷瘤小鼠模型实验表明，$CoFe_2O_4$ 纳米粒子@多巴胺@DOX 纳米药物可以实现磁响应按需热疗和 DOX 释放的功能，显著促进癌细胞的非活性状态，并导致肿瘤消退明显，无明显毒副作用。该多功能纳米平台凭借其简便、绿色的制造方法，磁触发的高热疗效率，磁响应按需癌症治疗和无创成像模式，与传统的单一疗法技术相比具有很大的优势，为临床精准治疗癌症提供了另一种选择。

研究者设计了一种具有核-壳-壳结构的刺激响应纳米复合材料，由氧化铁（Fe_3O_4）纳米颗粒为核、介孔二氧化硅为中壳、聚（N-异丙基丙烯酰胺-共-丙烯酸）（P［NIPAAm-co-AAc］）作为具有热响应特性的外壳被合成，用作磁/温度响应药物递送系统。研究者通过XRD、FTIR和TEM对P（NIPAAm-co-AAc）包覆介孔二氧化硅嵌入磁铁矿纳米粒子（P（NIPAAm-co-AAc）@mSiO（2）@Fe_3O_4）的结构、形貌和尺寸进行了分析表征。此外，在暴露于交变磁场（AMF）下，研究了介孔二氧化硅包覆的Fe_3O_4纳米颗粒和P（NIPAAm-co-AAc）@mSiO（2）@Fe_3O_4纳米复合材料的加热能力。结果表明，制备的纳米复合材料可以产生足够的热量用于热疗应用。此外，还研究了负载氟尿嘧啶（5-FU）的P（NIPAAm-co-AAc）@mSiO（2）@Fe_3O_4纳米复合材料在固定磁场（频率120kHz，幅值22kAm^{-1}），不同温度（37℃和45℃）下的温度响应性药物释放行为。结果表明，在37℃（低于共聚物的LCST）下20h后，只有7.8%的药物可以释放出来。相反，通过将释放介质的温度提高到45℃（高于共聚物的LCST），释放的药物量增加了47%。此外，通过将制备的纳米复合材料暴露于安全的AMF中，观察到药物的突然释放，表明载体对外部磁场的出色响应性。这些结果证明，所获得的纳米复合材料具有良好的性能，可用作磁性/温度敏感药物载体，用于先进的药物递送。

研究者提出了一种由磁性介孔二氧化硅纳米粒子介导的体内肿瘤治疗的创新。该装置由嵌入介孔二氧化硅基质中的氧化铁磁性纳米粒子制成，并涂有工程热响应聚合物。磁性纳米粒子在交变磁场（AMF）下充当内部加热源，提高周围环境的温度，引发聚合物转变，从而释放被困在二氧化硅孔内的药物。通过AMF应用引发的细胞内热疗和化疗之间的协同作用，在治疗后48h内实现了显著的肿瘤生长抑制。此外，实验中使用的小磁负荷表明该治疗是在没有组织整体温度升高的情况下进行的，这避免了需要使用大量磁芯的问题，这在当前的磁热疗中很常见。

研究者开发了负载阿霉素的磁性 PLGA 微球（DOX-MMS），其中 DOX 被封装在核心中，高含量（28.3wt%）的 γ-Fe_2O_3 纳米粒子（IOs）静电组装在微球表面以确保对外部交流磁场（ACMF）响应的高灵敏度。当 ACMF 激活 DOX-MMs 时，ALGA 壳中的 IO 既可以诱导热效应，又可以触发壳渗透性增强以释放药物。结果表明，暴露于 ACMF 30min 的 DOX-MM 的累积药物释放量（21.6%）明显高于未暴露于 ACMF 的（2.8%）（约高 7.7 倍）。热疗和增强 DOX-MMS 释放 DOX 的组合有利于体外 4T1 乳腺癌细胞凋亡以及有效抑制 4T1 肿瘤异种移植物中的肿瘤生长。因此，DOX-MMS 可以优化为有效的磁响应药物释放和化学热疗法的强大载体系统。

另有研究者基于装载超顺磁性氧化铁（SPIO）纳米颗粒和胞嘧啶-磷酸-鸟嘌呤寡核苷酸（CpG ODN）的磁响应免疫刺激纳米制剂（MNP）设计了一种成像引导下的光热触发免疫治疗范例。制造的具有临床批准成分的 MINP 不仅可作为光声（PA）/磁共振（MR）双峰成像的造影剂，还可作为光热触发免疫疗法的磁靶向治疗剂。在外部磁场下，MINPs 表现出很强的磁靶向能力，导致光吸收剂（SPIO）和免疫佐剂（CpG ODNs）在肿瘤中的高度积累，用于精确的双峰成像引导。更重要的是，MINPs 在近红外（NIR）照射下的出色光热转换效应能够有效地光热破坏原发性肿瘤，释放肿瘤相关抗原并表现出类似“自体癌症疫苗”的功能，从而激活强大的抗肿瘤免疫反应，尤其是在含有 CpG ODN 的免疫刺激纳米剂存在的情况下。这种产生的免疫反应可以进一步攻击小鼠体内剩余的肿瘤和远处转移性肿瘤。这项工作提供了一种基于多功能 MINPs 的成像引导光热触发免疫治疗策略，有高特异性、易操作性和良好的生物相容性同时有效消除原发性肿瘤和抑制转移性肿瘤。该策略可能适用于各种肿瘤的精确个体化诊断和治疗。

5.2 pH 响应磁性纳米颗粒

甲氨蝶呤（MTX）是一种二氢叶酸还原酶的化学抑制剂，众所周知，它能有效治疗某些人类癌症，如头颈癌、乳腺癌、皮肤癌、肺癌和其他恶性肿瘤。不幸的是，MTX 的血浆半衰期很短，外流率很高，因此需要较高的给药剂量，而且通常给生物体注射的 MTX 不会到达肿瘤环境，而是分布在全身，从而对正常骨髓、淋巴细胞、黏膜和组织产生多种毒性作用，这对其临床应用造成了许多限制。因此，我们需要开发有效的 MTX 给药系统，最大限度地发挥现有的治疗活性，并达到高效和细胞特异性的给药，同时降低载体诱导的毒性。研究者合成了一种 pH 敏感磁性纳米复合物（Fe_3O_4@LDH），并将 Fe_3O_4@LDH 作为载甲氨蝶呤（MTX）的靶向抗癌治疗载体系统。其中，Fe_3O_4@LDH 纳米粒子作为磁响应载体，将层状双氢氧化物（LDH）涂层用作 MTX 的储存库。制备的 Fe_3O_4@LDH 纳米复合材料具有合适的尺寸、良好的稳定性和磁响应性（Ms=36.66emu/g），如图 5-3 所示。MTX 通过主-客体交换成功插入 Fe_3O_4@LDH 的 LDH，且包封率为 91.78%（载药量为 18.36%）。体外释放研究表明，该给药系统（Fe_3O_4@LDH @LDH-MTX）具有良好的 pH 敏感性，在 pH 3.5 条件下，84.94%的 MTX 在 48h 内通过乳酸脱氢酶层溶解和离子交换的共同作用释放。WST-1 在癌细胞（MCF-7 和 HepG2）和正常细胞（HUVEC）中的检测表明 Fe_3O_4@LDH-MTX 具有较高的抗癌活性，而对正常细胞的毒性较低。

另有研究者设计了用于控制抗癌药物阿霉素（DOX）体外释放的智能和靶向磁性 Fe_3O_4 纳米载体，并证明它们比游离 DOX 对癌细胞具有更高的细胞毒性。靶向磁性 Fe_3O_4 纳米颗粒直径约 14nm，与 DOX 分子通过酸性敏感的亚胺键结合，赋予纳米载体三个特性：磁可控、特异性靶向和 pH 响应性。细胞毒性实验表明，pH 敏感磁性纳米载体（对 HeLa 细胞 IC_{50} 为 0.13μg/mL）比游离 DOX（对 HeLa 细胞 IC_{50} 为 1.16μg/mL）具有更高的抗癌活性。此外，

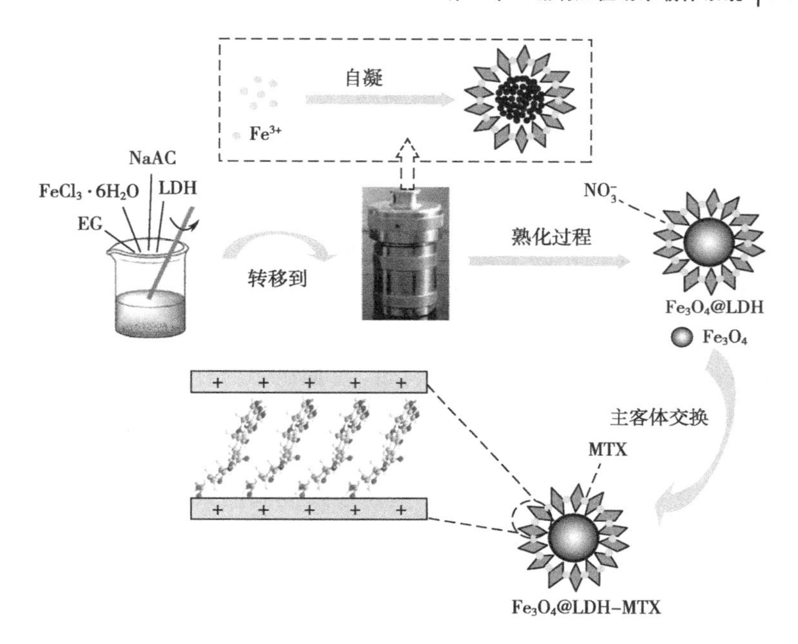

图 5-3　自组装 Fe_3O_4@LDH 的形成和 MTX 插入过程示意图

纳米载体的磁引导递送可进一步提高药物疗效（对 HeLa 细胞的 IC_{50} 提高到 0.087μg/mL）。经精氨酸-甘氨酸-天冬氨酸（RGD）修饰的磁性纳米载体能有效识别特定细胞（对 U-87mg 细胞 IC_{50} 为 0.93μg/mL），并显示在外磁场下对癌细胞的细胞毒性增强。这种智能（磁引导、分子靶向和 pH 响应）药物载体系统具有提高化疗疗效和减少副作用的能力，有很大潜力成为将药物递送至患者所需部位的有利策略。

作为一种基于免疫的方法，利用人体的自然防御，过继性 T 细胞治疗是癌症治疗的潜在替代方法。在一个典型的过程中，首先从患者中分离出自体肿瘤特异性 T 细胞，在体外激活和扩增后，产生这些肿瘤的反应性 T 细胞，如细胞毒性 T 淋巴细胞（CTL）、肿瘤浸润淋巴细胞（TIL）和嵌合抗原受体 T 细胞（CAR-T），然后注入个体体内以消除肿瘤。尽管这种治疗方式在治疗血液系统恶性肿瘤方面取得了巨大成功，但其在实体瘤中的应用仍然是一个挑战。为了攻击实体瘤，过继转移 T 细胞的一个先决条件是它们的肿瘤取向性。不幸的是，复杂的循环过程和严酷的物理屏障阻碍了这些过继性 T 细胞向肿瘤部位的迁移。在这种情况下，转移后的实体瘤中几乎没有检测到 T 细胞。为了解决这个问题，T 细胞通常通过基因改造来表达肿瘤趋化因子，从而将它们定向实体瘤。然而，这种单一的基于基因工程的策略仍然不能令人满意。此外，在浸润后，T 细胞必须进一步在复杂的肿瘤微环境（TME）中导航（TME 由许多免疫抑制细胞和信号组成）。例如，TME 中的肿瘤组织中调节性 T 细胞（Treg）的局部积聚和扩张可对抗浸润的效应 T 细胞的活性。在另一方面，免疫检查点 PD-1（程序性细胞死亡蛋白 1）也可被 TME 中的配体 PD-L1 激活，从而导致浸润的效应 T 细胞无能或衰竭。过继性 T 细胞治疗中消除 TME 障碍的一种流行方法是联合使用细胞因子和/或抗体。然而，由于静脉注射后肿瘤内积聚不良，这些生物分子的性能总是受到影响。因此，在治疗过程中我们需要重复注射药物，这就导致了高副作用和高成本。此外，T 细胞和细胞因子/抗体的明显分布和代谢不能以时空耦合的方式将它们保留在肿瘤部位，这也不利于协同免疫反应。因此，一个理想的方案应该能够协同引导过继 T 细胞和辅助治疗药物到达肿瘤部位。

过继性 T 细胞疗法虽然在血液系统恶性肿瘤的治疗中取得了成功，但其在实体瘤中的应用仍然是一个巨大的挑战。研究者使用 pH 敏感的苯甲亚胺键和逆电子需求 Diels-Alder 环加成，制备了带有 PD-1 抗体（aP）的响应性磁性纳米团簇（NCs），由于 PD-1 的表达，这些纳米团簇可以结合到效应 T 细胞上。磁性响应性纳米团簇（NCs）示意图如图 5-4 所示。在过继转移后，NCs 的磁化和超顺磁性使效应 T 细胞和 aP 磁性在 MRI 引导下同时募集到肿瘤部位。由于肿瘤内的酸性微环境，苯甲酸亚胺键随后水解，导致 aP 的释放。因此，过继 T 细胞和游离 aP 的治疗效果可以时空耦合。因此，该策略在几乎没有副作用的情况下实现了对肿瘤生长的抑制，证明了这种化学方法对于安全高效的过继性 T 细胞治疗实体瘤的巨大前景。同时，无创跟踪其在体内的动态传递过程将非常有助于为临床医生提供有价值的信息，以便为个性化治疗定制最合适的方案。

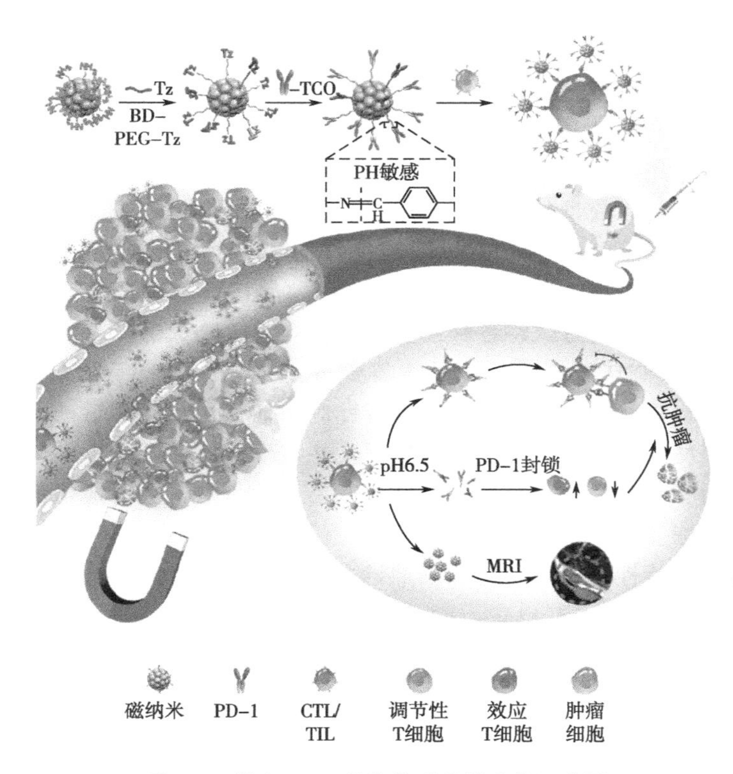

图 5-4　带有 PD-1 抗体的磁性纳米簇示意图

索拉胶 salecan 是一种新型的水溶性细胞外-葡聚糖，非常适合于水凝胶的制备。研究者在 Fe_3O_4@SiO_2纳米粒子的存在下，将巴豆酸（CA）和 N-羟甲基丙烯酰胺（HMAA）接枝到 salecan 上，制备了 pH 敏感的磁性复合水凝胶，用于 DOX 的递送。巴豆酸（CA）是一种含羧基的亲水乙烯基单体，可以与丙烯酰胺、丙烯酸和 2-丙烯酰胺-2-甲基-1-丙磺酸等多种乙烯基单体共聚。N-（羟甲基）丙烯酰胺（HMAA）是一种双官能团、亲水性单体，含有自缩合的甲基和活性双键，使其能均聚或共聚。CA 与 HMAA 的共聚可以诱导水凝胶体系的 pH 响应性，这有利于药物的负载和释放。将 Fe_3O_4@SiO_2 纳米粒嵌入到 salecang-poly（CA-co-HMAA）水凝胶网络中，赋予材料磁性。DOX 不仅能有效地与复合水凝胶结合，还能以可控的、依赖于 pH 的方式释放。外加磁场的作用可显著提高药物的释放速率。更重要的是，释放的 DOX 保留了极佳的生物利用度。总之，这些水凝胶药物载体为磁性靶向药物传递提供了一个很有前景的平台。

多嵌段聚氨酯（MPU）因其良好的生物相容性和高分子可调性而成为一个很有发展前景的载体材料。MPU 可以通过分子工程以智能和协调的方式将各种预期功能整合到单个大分子中。为了使 MPU 更具临床可接受性，显然需要进一步提高 MPU 的通用性和优化聚合物结构。利用纳米技术有针对性地提供治疗和诊断，有望最大限度地减少常规化疗的副作用，并实现疾病的特异性和实时检测。为了实现这一目标，研究者报道了一种可点击、可成像的多嵌段聚氨酯（MPU）系统，该系统具有可切换的肿瘤靶向性和触发药物释放特性，可用于精确肿瘤治疗和特异性 MR 成像。MPU 的软段包含 PEG 和 PCL，硬段包含 L-赖氨酸乙酯二异氰酸酯（LDI）。为了消除构建多功能 MPU 所需的多个扩链剂和复杂的合成程序，引入了一种 L-半胱氨酸衍生的多功能扩链剂（Cys-PA），使聚合物在主链中具有许多可还原裂解的二硫键，并在侧链上加入可点击的炔位点。随后，在形成聚合物胶束后，使用简单的点击化学进行靶向配体的修饰。值得注意的是，含有 pH 敏感苯甲亚胺键（BPEG）的 PEG 片段的切割可作为开关，其能够在细胞外条件下激活细胞靶向，随后触发二硫化物的切割并加速肿瘤细胞内有效载荷的释放。此外，超顺磁性氧化铁纳米颗粒（SPION）和阿霉素（DOX）作为模型对比剂和抗癌药物被有效地共包封在胶束核中，以增强 MPU 的靶向性和治疗能力。

铂类药物包括顺铂、卡铂和奥沙利铂，由于其优异的抗癌效果，已被广泛用作一线抗癌方案。然而，由于这些药物的副作用和耐药性，其临床应用受到很大限制。研究者制备了基于卡铂前药负载 Fe_3O_4 纳米颗粒的抗肿瘤药物载体系统（NPs@carboplatin）并对其抗肿瘤活性进行了研究，该系统的构建示意图如图 5-5 所示。纳米颗粒 NPs@carboplatin 平均直径为 7.88nm，zeta 电位为 8.11mV。纳米粒在酸性条件下表现出快速的药物释放行为。通过 MTT 实验，纳米载药系统对 A2780（顺铂敏感）和 A2780DDP（顺铂耐药）卵巢癌细胞显示出比卡铂更高的细胞毒性作用，并且可以克服铂的耐药性。此外，携带卡铂的纳米粒（NPs）具有良好的体内递送能力，可通过内吞过程被卵巢癌细胞系有效吸收。作为运载工具，NPs@carboplatin 出色的运载能力可促进药物内化，导致细胞内药物积聚增加，增强细胞毒性。此外，体内实验证明 NPs@carboplatinFe_3O_4 纳米载体可广泛分布于主要靶器官，并且在存在外部磁场的情况下，Fe_3O_4 纳米载体有利于可视化肿瘤部位并提升抗肿瘤疗效。

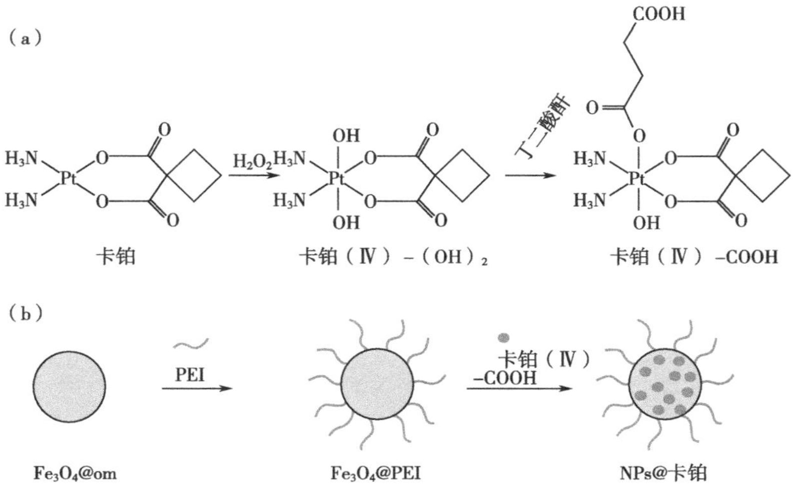

图 5-5　NPs@carboplatin 纳米载药体系的构建示意图

纳米氧化铁（Fe_3O_4）被用作磁响应载体，聚乙二醇（PEG）作为表面修饰剂、聚乙烯亚胺（PEI）作为载药位点，研究者开发了一种 pH 敏感的纳米磁靶向载药系统（DPNTS），用于通过简便的途径将阿霉素（DOX）输送到肿瘤组织。所制备的 DPNTS 粒径在 20nm 范围内，具有良好的分散稳定性和超顺磁性。高达 85%的 DOX 被接枝到 PEG/PEI@Fe_3O_4上。在体外释放研究中，在 pH4 的 72h 内，DPNT 释放了近 81.5%的 DOX，而 pH7 时仅为 28.4%。研究者评估了其稳定性、生物相容性、饱和磁化强度、载药率以及 pH 敏感性。该系统在靶向肿瘤治疗中具有潜在的应用前景。药物包载 pH 敏感纳米磁靶向体系（DPNTS）的制备如图 5-6 所示。

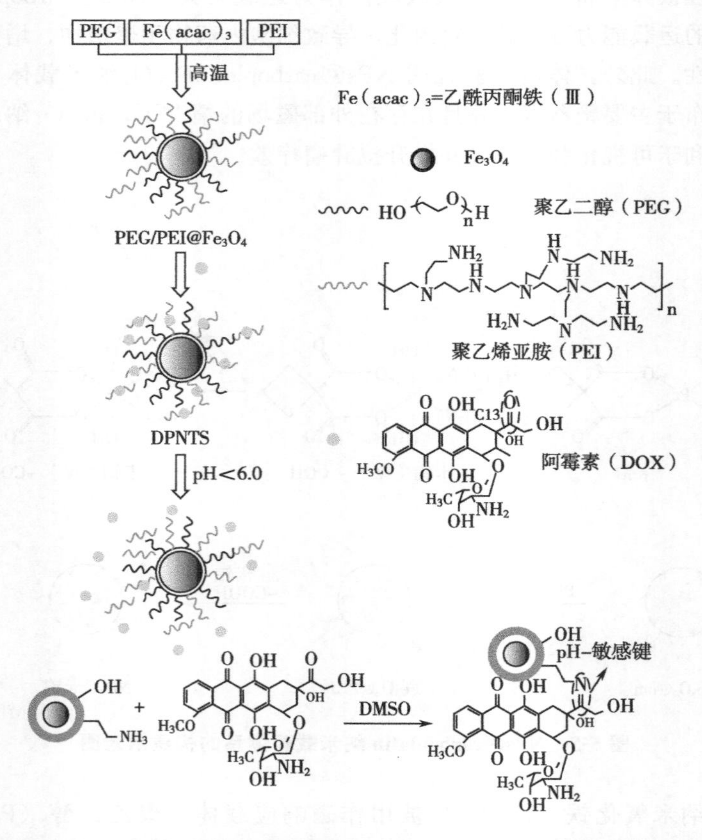

图 5-6　pH 敏感纳米磁靶向体系（DPNTS）的制备和药物包载过程

另有研究者利用磁性纳米 Fe_3O_4 与表面改性剂的结合，构建了一种能有效向肿瘤组织传递阿霉素（DOX）的 pH 敏感药物传递系统。通过三步反应制备了 Fe_3O_4-TIPTS-g-（PEI-co-PEG）新型给药系统。第一步，首次合成了一种含硫醇基的表面改性剂——硫酰肼亚胺丙基三乙氧基硅烷表面改性剂（TIPTS）。第二步，通过 TIPTS 处理纳米 Fe_3O_4，合成了 Fe_3O_4-TIPTS。最后一步，在 Fe_3O_4-TIPTS、聚乙烯亚胺（PEI）和聚乙二醇（PEG）存在下，通过巯基引发自由基聚合合成 Fe_3O_4-TIPTS-g-（PEI-co-PEG）。其中，磁性纳米颗粒（MNPs）被用作磁响应载体，PEG 是表面修饰化合物，PEI 是伯胺与阿霉素（DOX）反应的载药位点。靶向纳米颗粒在各种生理溶液中相当稳定，并且在药物释放中表现出 pH 敏感性。研究结果表明，Fe_3O_4-TIPTS-g-（PEI-co-PEG）是一种很有开发前景的肿瘤靶向治疗纳米载体。该载体的制备流程、载药过程和体外释放示意图如图 5-7 所示。

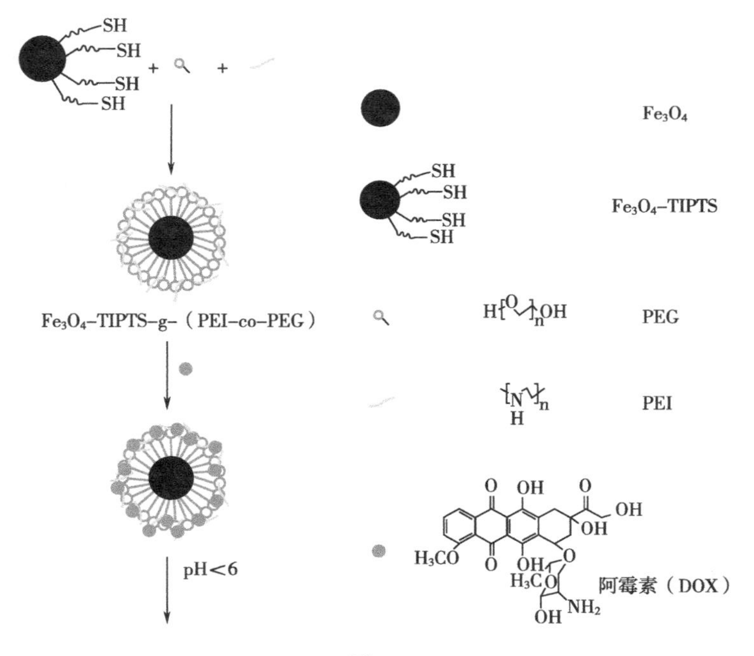

图 5-7

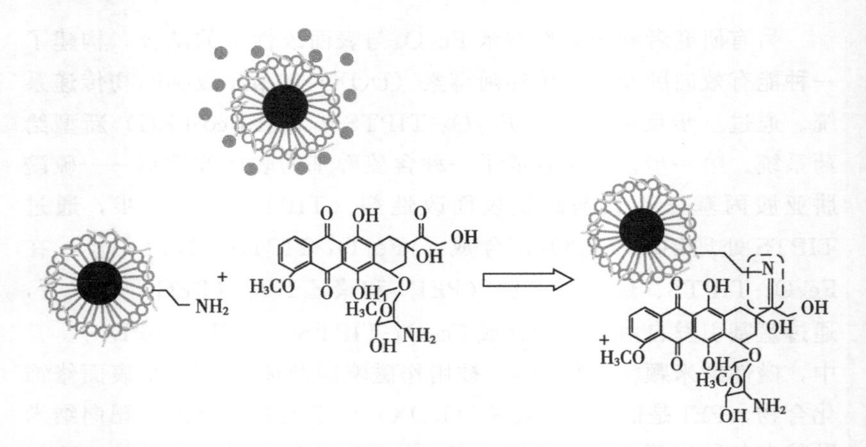

图 5-7 Fe_3O_4-TIPTS-g-（PEI-co-PEG）的制备流程、载药过程和体外释放示意图

最近有研究者们合成和表征了一种可回收的磁性纳米颗粒簇（CMNPs）作为阿霉素双靶向（磁靶向和 pH 敏感）载体用于癌症治疗。以纳米四氧化三铁作为磁响应载体，改性聚乙二醇二羧酸（APS-PEG-TFEE）作为四氧化三铁与药物之间的稳定桥梁。制备的 CMNPs 粒径在 20nm 以内，具有良好的稳定性和超顺磁响应性（Ms=62.02emu/g）。76.19%阿霉素（DOX）可以通过静电相互作用成功加载到 CMNPs 中。体外释放研究表明，载药载体（CMNPs-DOX）具有良好的 pH 敏感性，在 pH4.0 的 72h 内 76.16%的 DOX 释放，二次载药率接近 52%。在模型乳腺癌细胞（MCF-7）中进行的 WST-1 分析表明，CMNPs-DOX 对 MCF-7 细胞具有良好的抗肿瘤活性，而 CMNPs 本身无毒。CMNPs 可以应用在肿瘤治疗靶向给药领域。该载药系统的药物递送基本原理和 CMNPs DOX 的制备方法如图 5-8 所示。

最近有研究者以布洛芬（IBU）为模型药物，以 pH 敏感的磁性介孔二氧化硅纳米颗粒（MMSNs）为药物载体，制备了一种具有磁靶向性和 pH 敏感特性的双刺激响应性给药系统。磁性介孔二氧化硅纳米复合材料的制备：使用 P123 作为表面活性剂合成了介

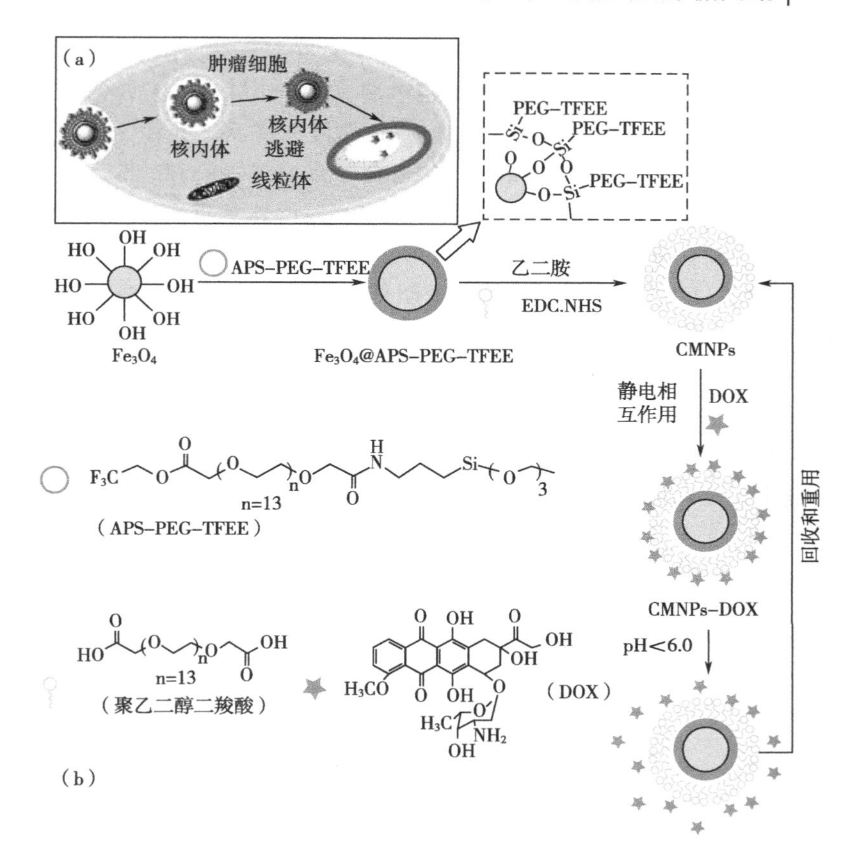

图 5-8 CMNPs DOX 载药系统的药物递送基本原理和制备方法

(a) 药物递送的基本原理和 (b) CMNPs DOX 的制备方法。

孔二氧化硅 SBA-15。简单地说，将 4g 表面活性剂 P123 溶解在 120g 水和 60g 2mol/L HCl 的混合物中，然后加入 8.5g 正硅酸乙酯。将混合物搅拌 5min，然后将其保持在 35℃持续 20h。然后，将混合物转移到高压灭菌器中，并在 100℃下加热持续 24h。最后，通过过滤收集样品，用大量蒸馏水洗涤，干燥，并在 550℃下煅烧持续 6h。采用溶胶-凝胶两步法制备微晶纳米管：首先在含不同量硝酸铁的乙醇溶液中分别加入一定量的 SBA-15。在室温搅拌 2h

后，将混合物暴露在空气中过夜，然后在 80℃干燥 2h，使乙醇挥发完全。样品被乙二醇浸渍至开始湿润（每 0.45g SBA-15 约 1mL 乙二醇）。最后，以 2℃ min^{-1} 的速率加热浸渍样品，并在 350℃ N_2 气体中保持 3h，形成 MMSNs。将 Fe 含量为 10.55wt%和 25.00wt%的样品分别命名为 MMNS-1 和 MMNS-2。该材料具有高度有序的介孔结构、高孔容、规则的纳米颗粒形貌（500nm）和优异的磁性。采用 XRD、TEM、BET、FTIR 和振动样品磁强计技术（VSM）对材料进行了表征。研究了该载药系统在模拟胃液（SGF，pH 1.2）和模拟近端肠液（SIF，pH 7.4）中的释放动力学行为。研究发现，当释放介质由 SGF 改为 SIF 时，药物释放迅速增加。这种具有磁定向靶向和 pH 响应性能的双功能药物载体系统有望在生物医学领域得到应用。该系统的药物制备示意图如图 5-9 所示。

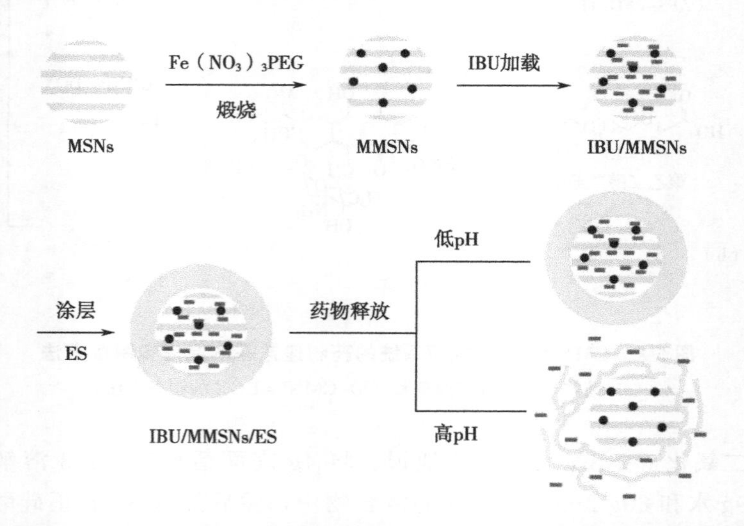

图 5-9 IBU/MMSNs/ES 作为 pH 响应和磁性释药系统的制备示意图

研究者以磁性 Fe_3O_4@SiO_2 球形纳米颗粒为核，由于二氧化硅表面包覆了 Fe_3O_4 纳米颗粒，避免了 Fe_3O_4 氧化的发生，避免了酸腐蚀；然后将生物相容性好的聚乙二醇和聚天冬氨酸接枝到表面嵌段共聚物上；最后，通过静电作用将抗癌药物阿霉素吸附在纳米颗粒上。通过调节 pH 值可以提高阿霉素的释放速率。

研究者采用逐层自组装法将聚烯丙胺盐酸盐/聚苯乙烯磺酸钠多层结构沉积在 Fe_3O_4@SiO_2球形纳米颗粒表面，制备具有核壳结构的磁性纳米颗粒，然后将化疗药物多金属氧酸盐 $K_7Ti_2W_{10}PO_{40}\cdot 6H_2O$（PM-19）负载在纳米颗粒上。研究发现，具有这种结构的聚电解质对 pH 值敏感，调节 pH 值可以在药物释放中起开关作用。

研究者设计并合成了一种端二肼的聚乙二醇衍生物，其中一个肼基团可以与金属离子螯合，另一个肼基团可以与 DOX 通过联脲键连接。在 PBS 7.4 中，DLS 测量得到的纳米颗粒的平均尺寸约为 60nm。载药纳米粒中 DOX 的释放率随 pH 的降低而增加，支持酸敏性。四甲基偶氮唑盐比色法显示，磁场作用 48h 后，DOX-PEG-mions 对 HeLa 细胞的 IC_{50}值为 1.5μg/mL，低于无磁场时的 IC_{50}值（2.8μg/mL）。磁场显著增强了 DOX-PEG-mions 对 HeLa 细胞的杀伤作用。激光共聚焦显微镜观察表明，磁场促进了 HeLa 对 DOX-PEG-mions 的吸收。

另有研究者设计并合成了一种基于聚乙二醇化的 Fe_3O_4超顺磁性纳米颗粒的智能 pH 磁敏给药系统（DDS）。首次合成了柠檬酸包覆的 Fe_3O_4（CIO）纳米粒子，并用生物相容性聚乙二醇双（羧甲基醚）（COOH-PEGCOOH）对其进行了功能化处理，得到了聚乙二醇化的 CIO（GCIO）纳米粒子。以阿霉素（DOX）为模型药物，通过糖苷键将其偶联到纳米粒上。近球形的 GCIO 纳米粒具有较强的磁性，载药量较高（约为 89%），粒径较均匀。药物释放研究表明，GCIO-DOX 具有 pH 响应性药物释放特性。四甲基偶氮唑盐比色试验表明，纳米 GCIO 具有较低的细胞毒性和良好的生理稳定性。此外，细胞存活率结果表明，GCIO-DOX 的有效细胞毒性仅略低于游离 DOX。这些数据表明，pH 响应性和磁性相结合的多功能给药系统在癌症治疗中具有良好的潜在应用前景。

研究者通过将纳米凝胶掺入到多响应水凝胶纳米复合材料中，合成了一种新型的药物载体系统。首先，纳米凝胶通过 N-异丙基丙烯酰胺（NIPAM）和甲基丙烯酸（2-二甲氨基）乙酯（DMA）的共聚制备。然后将其嵌入到pH、热和磁响应性水凝胶纳米复合材料中，包括将聚（2-二甲氨基）甲基丙烯酸乙酯（PDMA）接枝共聚到salep（PDMA-g-salep）和Fe_3O_4纳米颗粒（NPs）上。合成的样品通过傅里叶变换红外光谱（FTIR）、热重分析（TGA）、X射线衍射（XRD）、扫描电子显微镜（SEM）、振动样品磁力计（VSM）和原子力显微照片（AFM）进行表征。使用溶胀实验研究了合成样品对温度、pH和磁场的敏感性。还研究了样品在不同pH值、温度和磁场下的药物释放能力。最后，使用不同的动力学模型讨论了药物从制备样品中释放的机制。结果表明这种水凝胶纳米复合材料在癌症治疗中的高效应用。

另有研究者以乙酰化β-环糊精（Ac-β-CD）为主要材料，采用水包油油包水（W/O/W）双乳液设计制备磁性和pH双响应复合纳米颗粒，Fe_3O_4作为实现磁响应的组分。使用纯Ac-β-CD纳米颗粒作为对照，通过傅里叶变换红外光谱（FTIR）对表面化学特性进行了表征，并表现出Ac-β-CD的典型化学特性。此外，通过X射线衍射（XRD）和热重分析（TG）跟踪结构信息。发现复合纳米粒子同时具有Ac-β-CD和Fe_3O_4的结构特征。复合纳米粒子表现出球形和两相形态，直径约为200～250nm，具体取决于其检测方法和－14～－12mV的zeta电位。更重要的是，该研究证实了复合纳米粒子在中性环境或弱酸性环境中的不可逆pH响应特性和可逆磁响应特性。最后，通过初步体外评估研究了药物装载和释放行为。

研究者基于Fe_3O_4@SiO_2纳米粒子连续包覆聚（L-天冬氨酸苄酯）(PBLA）和聚（乙二醇）(PEG)，制备了具有多层核壳结构的双响应纳米载体，用于肿瘤特异性药物递送应用。在该系统中，PEG链通过对pH敏感的苯甲酸亚胺键连接到表面，并用作可摆脱pH值的亲水电晕。同时，PBLA片段用作疏水中间层，用于通过疏水相互作用装载药物。Fe_3O_4@SiO_2纳米颗粒用作超顺磁核心，用于将载药纳米载体引导至目标病理部位。用FT-IR、^1H NMR、动态光散射、zeta 电位、TEM、TGA 和磁滞回线分析对所得材料进行了表征。选择一种抗癌药物多柔比星（DOX）作为负载到纳米载体中的模型药物，由于其中性亲水壳在生理条件下相对稳定，并且可以通过脱落 PEG 壳快速释放药物以响应增加的酸度。中间体苯甲酸亚胺键断裂。同时，中性壳脱落将显示带正电的纳米颗粒表面，该表面很容易被肿瘤细胞吸收。这些 pH 和磁响应纳米粒子显示出在癌症治疗中用于靶向细胞内递送疏水性化学治疗剂的巨大潜力。

研究者以胺功能化的 Fe_3O_4@SiO_2 为原料，通过苄基-L-天冬氨酸-N 的表面引发开环聚合制备了具有多层核壳结构的磁性和 pH 双重响应纳米载体。然后通过对 pH 值敏感的苯甲酸亚胺键将其包覆在 α-甲氧基聚乙二醇膜上。为了控制聚（苄基-L-天冬氨酸）（PBLA）的层厚度，应用表面钝化剂来调节功能化 Fe_3O_4@SiO_2 引发剂的氨基密度。在该系统中，Fe_3O_4@SiO_2 纳米颗粒充当超顺磁核心，用于将载药纳米载体靶向病理部位。同时，mPEG 和 PBLA 片段作为一个 pH 可脱落的亲水冠和一个疏水中间层，用于通过疏水相互作用装载药物。通过 FT-IR、H-1 NMR、DLS、zeta 电位、TEM、TGA 和磁滞回线分析对所得材料进行了表征。此外，研究了阿霉素在纳米载体上的负载和释放行为，表明负载药物的纳米粒子在生理条件下相对稳定，并且由于 mPEG 壳通过中间体的 pH 裂解而脱落，因此在酸性条件下快速释放。在酸性条件下由于苯甲亚胺键的 pH 响应性断裂导致的 mPEG 壳层脱落从而快速释放药物。这种对 pH 和磁响应的纳米颗粒对于在癌症治疗中靶向细胞内递送疏水性化学治疗剂具有很大的前景。

以芬顿或类芬顿反应为原理的化学动力学治疗（CDT）正在成为一种新的、有效的抗癌策略。然而，低浓度的过渡金属离子、内源性过氧化氢不足以及癌细胞内高水平的抗氧化活性阻碍了该策略的治疗效果。为了解决这些问题，研究者将芬顿试剂（磁性羟基磷灰石，mHAP）与化疗药物［顺铂（CDDP）和甲氨蝶呤（MTX）］和静磁场（SMF）结合，以成为 pH 敏感、氧化还原和磁响应纳米平台。体外和体内实验表明，最终构建的 MTX. CDDP @mHAP 与游离药物相比对结肠癌细胞具有更高的毒性。当 MTX. CDDP@mHAP 处理的肿瘤细胞暴露于 SMF（0.9T）时观察到最有效的抗肿瘤活性，并且在正常细胞和组织中没有观察到明显的损伤。磁场下 MTX 的主动靶向和 mHAP 的磁靶向增加了肿瘤的选择性并增强了 MTX. CDDP@mHAPs 的肿瘤部位积累和细胞摄取。癌细胞内释放的铁离子引发芬顿反应，而化疗药物的释放、细胞内谷胱甘肽的减少和 SMF 的应用加剧了芬顿反应，随后导致活性氧（ROS）的产生和诱导细胞凋亡。因此，由 MTX. CDDP@mHAP 介导的 Fenton 磁基疗法可以被认为是一种具有高治疗效率和生物安全性的结肠癌治疗策略。

5.3 超声响应磁性纳米颗粒

胰腺癌（PC）的死亡率在所有癌症死亡率中排第七，也是美国第三大高致死率癌症。PC 是一种侵袭性癌症，诊断后估计生存期仅为 3～6 个月，5 年总生存率仅为 7%。PC 的高死亡率与其缺乏早期症状、侵袭性肿瘤生物学以及缺乏有效的系统治疗有关。外科手术切除为小而局限性胰腺肿瘤患者的长期生存提供了最好的希望。然而，只有 15%～20%的患者可以符合切除条件，并且大多数肿瘤在诊断时是局部晚期或已转移的。然而，接受这些疗法的患者对正常组织的严重不良反应和毒性反应的发生率很高。此外，对胰腺肿瘤的药物输送是一个独特的挑战，因为瘤周基质增生对药物渗透施加了额外的障碍。此外，化疗耐药性的产生阻碍了许多化疗药物的临床疗效。PC 系统治疗中的这些局限性对创新配方和更有效的药物输送系统提出了迫切的需要。

为了提高肿瘤部位的治疗浓度并减少对正常组织的副作用，已经做出了许多努力来克服目前的药物传递障碍。一种特殊的方法是使用 Fe_3O_4 磁性纳米颗粒（MNs）进行靶向成像和治疗。将小于 10nm 的 MN 进一步封装在聚乙二醇化脂质体中以形成磁性脂质体

(MLs)。先前的研究已经证明，在外部磁场的引导下，MLs 在期望的肿瘤区域（ROI）内会有针对性的累积。MLS 在功能上是多种多样的，并且可以通过使用外部磁场提供主动和被动靶向输送药物的平台。

另一种选择性给药的方法是使用超声波（US）脉冲方法。全氟碳气体（PFC）负载的微泡（MBS）可以在超声成像过程中通过不同的非线性声学回波被识别和破坏，从而导致负载的试剂释放。超声介导的药物输送过程通常涉及 MBs 的稳定和惯性空化，并由复杂的超声渗透机制组成，如声空化、微流、热效应、扩散和对流。将 MBS 暴露在频率范围为 1～10MHz 的 US 脉冲下可以有效地破坏 MBS，用于增强声学对比、用于抗癌治疗和氧合的受控释放以及用于在声动力学治疗中诱导氧自由基。

为此，研究者合成一种阿霉素（DOX）负载磁脂质体（DOX-ml）微泡（DOX-ml-mbs）的复合物，用于磁响应和超声敏感的抗癌治疗药物递送。首先，研究者制备了粒径为（6.8±1.36）nm 的柠檬酸稳定的氧化铁纳米颗粒（MNS），将其负载在（122±9.2）nm 的寡层囊泡核心中，与全氟化碳气体负载的微泡共价偶联，形成了粒径约为 4μm 的 DOX-ML-MBS 颗粒，该颗粒显示出显著的磁性，并能在超声脉冲作用下瞬间释放化疗药物和 DOX-MLs。体外研究表明，DOX-ML-MBS 在超声脉冲作用下可促进细胞凋亡，即使在低剂量时也能有效地杀死 BxPc3 和 Panc02 胰腺癌细胞。在裸鼠胰腺癌移植瘤模型中，静脉注射 DOX-ML-MBS 后，与对照组相比，肿瘤体积明显缩小。在超声刺激下，磁性靶向肿瘤组织中可以清楚地观察到深度渗透的氧化铁纳米颗粒。研究结果证明了 DOX-ML-MBS 用于位点特异性靶向和药物控制释放的潜力。它为胰腺癌和其他组织恶性肿瘤的治疗开辟了一条新的途径。

研究者开发了一种具有磁性响应性和超声敏感性的培美曲塞和帕佐帕尼纳米气泡系统，用于靶向治疗非小细胞肺癌。药物被连接到新设计的多肽上，多肽药物结合物被连接到胺修饰的磁铁矿上。将得到的纳米颗粒包裹到脂质体中，挤出脂质体，制得纳米泡沫体系统。此外，通过体内成像系统监测了纳米气泡的生物分布。结果表明，磁铁矿与多肽-培美曲塞的结合率为 54.02%，磁铁矿与多肽-帕佐帕尼的结合率为 63.53%。经孔径为 800nm 和 400nm 聚碳酸酯薄膜滤膜过滤后得到的纳米泡的流体力学尺寸分别为（491.1±130.2）nm 和（275.8±117.8）nm。载体系统的 80.22%会在肿瘤内蓄积。研究发现，纳米气泡具有磁性响应，可以通过磁场积累，并可以通过聚焦声压被超声波破坏，从而实现靶向给药。这些纳米气泡系统可以在进一步的研究中用于静脉和吸入器给药。

参考文献

[1] Wu J，Deng A，Jiang W，*et al*. Synthesis and in vitro evaluation of pH-sensitive magnetic nanocomposites as methotrexate delivery system for targeted cancer therapy [J]. Materials Science & Engineering C，2017，71（FEB.）：132-140.

[2] Liu T Y，Liu K H，Liu D M，*et al*. Temperature-Sensitive Nanocapsules for Controlled Drug Release Caused by Magnetically Triggered Structural Disruption [J]. Advanced Functional Materials，2010，19（4）：616-623.

[3] Zhao Z H，Huang D T，Yin Z Y，*et al*. Magnetite nanoparticles as smart carriers to manipulate the cytotoxicity of anticancer drugs：magnetic control and pH-responsive release [J]. Journal of Materials Chemistry，2012，22（31）：15717-15725.

[4] Kuo C Y，Liu T Y，Wang K S，*et al*. Magnetic and Thermal-sensitive Poly（N-isopropylacrylamide）-based Microgels for Magnetically Triggered Controlled Release [J]. Journal of Visualized Experiments，2017，125：55648.

[5] Hu X Y，Wang Y M，Zhang L L，*et al*. Design of a pH-sensitive magnetic composite hydrogel based on salecan graft copolymer and Fe_3O_4@SiO_2 nanoparticles as drug carrier [J]. International Journal of Biological Macromolecules：Structure，Function and Interactions，2018，107：1811-1820.

[6] Wei J，Shuai X Y，Wang R，*et al*. Clickable and imageable multiblock polymer micelles with magnetically guided and PEG-switched targeting and release property for precise tumor theranosis [J]. Biomaterials，2017，145：138-153.

[7] Song H Q，Quan F F，Yu Z Q，*et al*. Carboplatin prodrug conjugated Fe_3O_4 nanoparticles for magnetically targeted drug delivery in ovarian cancer cells [J]. Journal of

Materials Chemistry B, 2018, 7 (3): 433-442.

[8] Xu H, Zong H, Ma C, *et al*. Evaluation of nano-magnetic fluid on malignant glioma cells [J] . Oncology Letters, 2017, 13 (2): 677-680.

[9] Wu J, Xu S, Jiang W, *et al*. Facile preparation of a pH-sensitive nano-magnetic targeted system to deliver doxorubicin to tumor tissues [J] . Biotechnology Letters, 2015, 37 (3): 585-591.

[10] Wang Y Z, Wu X Y, Di Y T, *et al*. Preparation of a Novel Thiol Surface Modifier and Fe_3O_4 Drug Loading Agent as well as Releasing under pH-Sensitivity [J] . Journal of Nanomaterials, 2020: 5492953.

[11] Wu J, Wang Y J, Jiang W, *et al*. Synthesis and characterization of recyclable clusters of magnetic nanoparticles as doxorubicin carriers for cancer therapy [J] . Applied Surface Science A Journal Devoted to the Properties of Interfaces in Relation to the Synthesis & Behaviour of Materials, 2014, 321: 43-49.

[12] Nie W, Wei W, Zuo L, *et al*. Magnetic Nanoclusters Armed With Responsive PD-1 Antibody Synergistically Improved Adoptive T-Cell Therapy for Solid Tumors. ACS Nano, 2019, 13 (2): 1469-78.

[13] Upadhyay D, Scalia S, Vogel R, *et al*. Magnetised Thermo Responsive Lipid Vehicles for Targeted and Controlled Lung Drug Delivery [J] . Pharmaceutical Research, 2012, 29 (9): 2456-2467.

[14] Xing R, Lin H, Jiang P, *et al*. Biofunctional mesoporous silica nanoparticles for magnetically oriented target and pH-responsive controlled release of ibuprofen [J]. Colloids and Surfaces A Physicochemical and Engineering Aspects, 2012, 403: 7-14.

[15] Kuo C Y, Liu T Y, Hardiansyah A, *et al*. Magnetically polymeric nanocarriers for targeting delivery of curcumin and hyperthermia treatments toward cancer cells [J]. Journal of Polymer Science Part A Polymer Chemistry, 2016, 54 (17): 2706-2713.

[16] Dwivedi P, Kiran S, Han S, *et al*. Magnetic Targeting and Ultrasound Activation of Liposome-Microbubble Conjugate for Enhanced Delivery of Anticancer Therapies [J] . ACS Applied Materials & Interfaces, 2020, 12 (21): 23737-23751.

[17] Louguet S, Rousseau B, Epherre R, *et al*. Thermoresponsive polymer brush-functionalized magnetic manganite nanoparticles for remotely triggered drug release [J]. Polymer Chemistry, 2012, 3 (6): 1408-1417.

[18] Hayashi K, Ono K, Suzuki H, *et al*. High-frequency, magnetic-field-responsive drug release from magnetic nanoparticle/organic hybrid based on hyperthermic effect. [J] . Acs Applied Materials & Interfaces, 2010, 2 (7): 1903-1911.

[19] Brulé S, Levy M, Wilhelm C, *et al*. Doxorubicin Release Triggered by Alginate Embedded Magnetic Nanoheaters: A Combined Therapy [J] . Advanced Materi-

als, 2011, 23: 787-790.

[20] Yiu H, Mcbain S C, Lethbridge Z, *et al*. Novel magnetite-silica nanocomposite (Fe_3O_4-SBA-15) particles for DNA binding and gene delivery aided by a magnet array [J]. Journal of Nanoscience & Nanotechnology, 2011, 11 (4): 3586-3591.

[21] Ruiz-Hernandez E, Baeza A, Vallet-RegíM, Smart Drug Delivery through DNA/Magnetic Nanoparticle Gates [J], ACS Nano, 2011, 5, 1259-1266.

[22] Wu C L, He H, Gao H J, *et al*. Synthesis of Fe_3O_4@SiO_2@polymer nanoparticles for controlled drug release [J] . Science China-chemistry, 2010, 53 (3): 514-518.

[23] Rui X, Sun G, Li Q, *et al*. A dual-responsive superparamagnetic Fe_3O_4/Silica/PAH/PSS material used for controlled release of chemotherapeutic agent, kegging polyoxotungstate, PM-19 [J] . Solid State Sciences, 2010, 12 (10): 1720-1725.

[24] Liu L, Ping Y, Zhang Y, *et al*. Doxorubicin-conjugated magnetic iron oxide nanoparticles for pH-sensitive and magnetic responsive drug delivery [J] . Journal of Controlled Release, 2015, 213: e67-e67.

[25] Ji F, Zhang K, Li J, *et al*. A Dual pH/Magnetic Responsive Nanocarrier Based on PEGylated FeO Nanoparticles for Doxorubicin Delivery [J] . Journal of Nanoscience and Nanotechnology, 2018, 18 (7): 4464-4470.

[26] Anler E H, Ak G, Ylmaz H, *et al*. Development Of Ultrasound-Triggered And Magnetic Targeted Nanobubble System For Dual-Drug Delivery [J] . Journal of Pharmaceutical Sciences, 2018, 108 (3): 1272-1283.

[27] Ghavami S, Bardajee G R, Mirshokraie A, *et al*. A Novel pH, Thermo, and Magnetic Responsive Hydrogel Nanocomposite Containing Nanogel for Anticancer Drug Delivery [j], Polymer Science Series B, 2019, 61 (3): 376-386.

[28] Jia W, Qi Y, Hu Z, *et al*. Facile fabrication of monodisperse $CoFe_2O_4$ nanocrystals@dopamine@DOX hybrids for magnetic-responsive on-demand cancer theranostic applications [J] . Advanced Composites and Hybrid Materials, 2021, 4 (4): 989-1001.

[29] Wang X, Gao Z, Long Z, *et al*. A Magnetic and pH-Sensitive Composite Nanoparticle for Drug Delivery [J] . Journal of Nanomaterials, 2018: 1-7.

[30] Wang J, Gong C, Wang Y, *et al*. Magnetic nanoparticles with a pH-sheddable layer for antitumor drug delivery [J] . Colloids and surfaces B: Biointerfaces, 2014, 118: 218-225.

[31] Asgari M, Soleymani M, Miri T, *et al*. Design of thermosensitive polymer-coated magnetic mesoporous silica nanocomposites with a core-shell-shell structure as a magnetic/temperature dual-responsive drug delivery vehicle [J] . Polymers for Advanced Technologies, 2021, 32 (10): 4101-4109.

[32] Guisasola E, Asín L, Beola L, *et al*. Beyond Traditional Hyperthermia: In

Vivo Cancer Treatment with Magnetic-Responsive Mesoporous Silica Nanocarriers [J]. Acs Applied Materials & Interfaces, 2018, 10 (15): 12518-12525.

[33] Wang J, Gong C, Wang Y, *et al*. Magnetic and pH sensitive drug delivery system through NCA chemistry for tumor targeting [J] . Rsc Advances, 2014, 4 (31): 15856-15862.

[34] Fang K, Song L N, Gu Z X, *et al*. Magnetic field activated drug release system based on magnetic PLGA microspheres for chemo-thermal therapy [J] . Colloids and Surfaces B-Biointerfaces, 2016, 136: 712-720.

[35] Guo Y, Ran Y J, Wang Z X, *et al*. Magnetic-responsive and targeted cancer nanotheranostics by PA/MR bimodal imaging-guided photothermally triggered immunotherapy [J] . Biomaterials, 2019, 219: 119370.

[36] Khoshtabiat L, Meshkini A, Matin M M, Fenton-magnetic based therapy by dual-chemodrug-loaded magnetic hydroxyapatite against colon cancer [J] . Materials Science and Engineering C-Materials for Biological Applictions, 2021, 127: 112238.

第6章

乏氧响应性纳米载体系统

乏氧是恶性实体瘤的典型特征之一，其产生的主要原因是肿瘤的快速生长和血液供应之间的失衡导致了高增殖活性的肿瘤组织中氧气浓度不足，从而造成了明显乏氧的肿瘤内微环境。研究发现肿瘤细胞通过各种机制诱导乏氧，例如高新陈代谢速率和高氧消耗，从而引起内皮功能障碍或由于对血管的各种作用而破坏氧气的输送，制造慢性乏氧环境，激活乏氧诱导因子 HIF（Hypoxia-inducible factors）信号通路，加速肿瘤的生长，提高肿瘤的侵袭性，促使肿瘤发生转移。更重要的是，乏氧肿瘤细胞对许多传统的治疗手段产生了耐受性，大大降低了治疗效果。例如，放射治疗(RT)、化疗（CT）以及光动力疗法（PDT）等。现今，临床上通常采用高浓度吸氧来改善肿瘤乏氧的微环境，然而，由于肿瘤微血管畸形的结构和高压氧治疗的副作用，该方法的治疗效果未能达到预期。

随着纳米技术在生物医学领域的广泛应用，针对乏氧肿瘤的纳米药物研究已经被大量报道。该领域纳米药物的设计策略主要包括以下两个方面：①纳米药物用作氧气的递送剂、促进剂和反应剂，通过提高肿瘤区域氧气含量以增强传统治疗方法的疗效；②利用肿瘤乏氧的特征，设计合成乏氧响应和靶向的纳米药物，实现药物在乏氧肿瘤部位的精准释放。其中，因乏氧响应性纳米药物递送体系可以在乏氧微环境中特异性释放药物、提高靶点药物浓度、克服乏氧诱导的耐药性、提高药物疗效并降低其不良反应，而备受关注。目前基于乏氧微环境的响应性纳米递送体系主要有两种：一种是靶向递送乏氧响应性前药的纳米递送体系，通过乏氧激活前药选择性杀死肿瘤细胞；另外一种是乏氧微环境响应性定位释药体系，该体系含有乏氧敏感片段，其选择性地在乏氧环境下解聚载体，有效控制药物释放于肿瘤部位，有望实现肿瘤靶向治疗。

6.1 乏氧响应性前药递送体系

基于乏氧的肿瘤微环境开发的激活前药（hypoxia-activated prodrugs，HAPs）也称为生物还原药物，是一类新兴的药物体系。HAPs 的基本作用原理是通过激活肿瘤乏氧区域过度表达的还原酶，使原本无毒或低毒的前药转变成具有较高细胞毒性的物质，选择性杀死乏氧的肿瘤细胞。正常组织中，HAPs 在单电子还原酶作用下，发生单电子可逆还原反应，生成单电子还原产物即氧敏感的中间体。该中间体与周围的 O_2 作用，获得电子，又被氧化生成 HAPs 母体，进行了氧化还原的循环反应，导致 HAPs 没有发挥治疗作用。相较于正常组织，乏氧组织具有高水平还原酶表达，促使上述的单电子还原产物进一步发生不可逆的还原反应，生成具有细胞毒性的产物，发挥抗肿瘤作用。HAPs 在正常组织中和乏氧条件下的激活机制如图 6-1 所示。

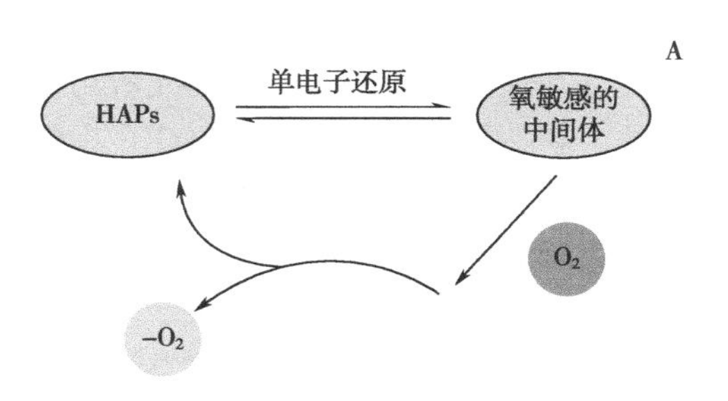

图 6-1

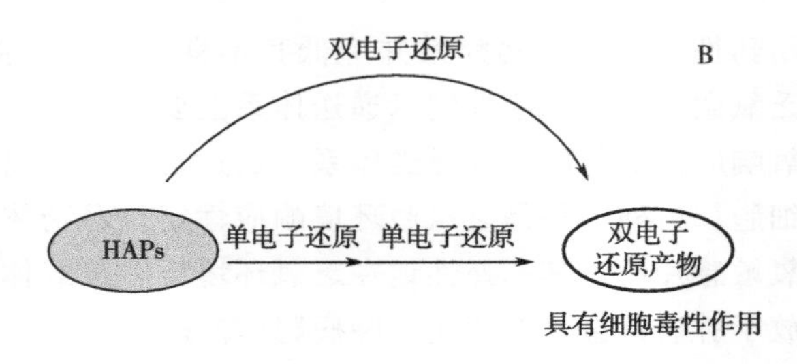

图 6-1 HAPs在正常组织中和乏氧条件下的激活机制

HAPs之所以具有还原转变的能力，是因为其分子骨架上存在着乏氧敏感的硝基、醌类、芳香氮氧化物、脂肪族氮氧化物及过渡金属等化学基团，因此也可以将 HAPs 分为硝基（杂）环化合物、芳香氮氧化物、脂肪族氮氧化物、醌类及金属配合物。在这些乏氧药物中，根据响应乏氧的水平又可以分为可在温和乏氧水平下激活的前药，如苯并三嗪（benzotriazine）、SN30000；需要在极端乏氧环境下才能激活的前药，如 PR-104 和 TH-302 等。目前已有些HAPs药物正在进行临床Ⅱ期、临床Ⅲ期评估，例如阿帕齐醌（Apaziquone，EO9）、TH-302、替拉扎明（Tirapazamine，SR 4233）、巴诺蒽醌（Banoxantrone，AQ4N）。

6.1.1 基于 HAPs 的化疗-光动力学治疗

光动力疗法（PDT）是用光敏药物和激光活化治疗肿瘤、癌前病变、增生性皮肤疾病、血管性疾病的一种新方法。用特定波长照射病灶部位，能使选择性聚集在病灶组织的光敏药物活化，引发光化学反应破坏病灶。新一代光动力疗法（PDT）中的光敏药物会将能量传递给周围的氧，生成活性很强的单态氧。单态氧能与附近的生物大分子发生氧化反应，产生细胞毒性进而杀伤病变细胞。与传统疗法相比，PDT 的优势在于能够精确进行有效的治疗，这种疗法的副作用也很小。在肿瘤治疗领域，光动力学疗法（PDT）可以利用光敏剂，通过光能促使分子氧转变成具有细胞杀伤作用的单线态氧，实施抗癌治疗。在这一过程中，光动力学展现出了显著的耗氧效果，为实现乏氧增强的化疗提供了可能性。一方面 HAPs 可选择性杀死乏氧的肿瘤细胞，另一方面 PDT 治疗过程消耗氧气。结合这两方面研究者们设计出 PDT 与 HAPs 联合应用的治疗方案，即 PDT 治疗过程消耗氧气，导致肿瘤环境乏氧恶化，将进一步促进 HAPs 被激活发挥抗肿瘤作用，实现 HAPs 与 PDT 联合治疗。

有文献报道，肿瘤细胞膜仿生纳米粒具有免疫逃避和源细胞特异性，可靶向作用于肿瘤细胞。研究者先将替拉扎明（TPZ）包埋于卟啉金属有机框架 PCN-224（PCN 代表多孔配位网络），再将其与一种肿瘤细胞膜仿生修饰的纳米粒混合组装成 TPZ@ PCN@ Mem。静脉注射后，具有免疫逃避和源细胞特异性的 TPZ@ PCN @ MEM 能够选择性地蓄积于肿瘤组织中；给予激光照射后，体系中 PCN-224 被激发产生 ROS，发挥 PDT 作用；PDT 过程消耗氧气，诱导肿瘤乏氧环境恶化，将进一步促进 TPZ 激活，有望实现连续性的生物还原药治疗。

研究者开发了一种装载有 DOX 的光响应性纳米载体（DOX-NI-CPNPs），通过交替共聚的方法将光敏剂 dithiophenebenzotriazole 和近红外成像探针分子 dithiophenethienopyrazine 结合形成共聚物，再利用硝基咪唑（2-NI）对共聚物进行接枝，形成两亲性的共聚物 NI-CP，NI-CP 则通过双乳液的手段将 DOX 包载形成响应性纳米药物；在该体系中，进入细胞的纳米药物在激光的照射下通过光动力学产生单线态氧，从而引发肿瘤细胞的凋亡，同时细胞的溶解氧被快速消耗形成乏氧环境，促使 NI 还原成亲水的氨基咪唑，导致纳米颗粒的解离并释放 DOX，最终实现光动力学和化疗的协同治疗。进一步研究中，该团队还合成了带有 NI 和光敏剂 Ce6 的嵌段聚合物，并通过蒸发/萃取的方法制备了以嵌段共聚物为壳、装载乏氧激活前药 TPZ 的类细菌纳米囊泡；在激光照射下，Ce6 发挥光动力学作用，杀伤细胞并消耗氧气，随后囊泡响应解离而释放 TPZ，得到增强的乏氧环境也显著地提高了 TPZ 的化疗效果。研究者也合成了一种双刺激触发的载药纳米胶束：通过亲核取代、酯的水解等一系列反应，NI 与聚乙烯亚胺（PEI）可形成共轭物 NI-PEI；该共轭物随后与接枝了 Ce6 的透明质酸（HA-Ce6）共组装形成可在血清中表现出胶体稳定性的纳米囊泡；亲水的 DOX 则被进一步装载到囊泡的亲水内核中，最终形成球形 DOX-HC-NI-PEI 纳米胶束；该胶束富集到肿瘤组织后，660nm 激光辐照可使光敏剂 Ce6 产生高水平的 ROS 并损伤肿瘤细胞，同时氧气被急剧消耗，肿瘤的乏氧水平显著上升，促使纳米胶束解离并释放 DOX 实现化疗。

肿瘤穿透力弱是纳米体系治疗肿瘤的一个极大挑战。而且肿瘤组织中，多数肿瘤细胞远离血管，导致 HAPs 不能充分接触到肿瘤细胞，易产生耐药，不利于肿瘤治疗。针对上述问题，研究者成功合成了表面修饰有 iRGD 的纳米粒，用于负载光敏剂 ICG 和乏氧激活前药 TPZ。该 iRGD 靶向肽序列中具有整合素靶向功能，能够靶向到整合素高表达的肿瘤部位，且还能通过细胞表面受体介导细胞膜穿透效应，达到主动靶向至肿瘤组织并提高纳米粒的肿瘤组织穿透能力。给予近红外激光照射后，位于肿瘤部位的纳米体系，其 ICG 发挥 PDT 作用，诱导肿瘤乏氧环境恶化，激活 TPZ 的抗肿瘤活性，实现抗肿瘤的协同作用。

相对于合成聚合物，脂质体的生物相容性更好，毒性更小，以其为代表的载药体系在临床转化方面的应用也较为普遍。因此，由脂质体形成的载药胶束非常有利于发展基于乏氧的抗癌治疗。研究者将亲水的乏氧激活前药巴诺蒽醌（AQ4N）和疏水光敏剂 Ce6 分别装载到脂质体的水腔和疏水的磷脂双分子层中制备出载药脂质体，该脂质体进一步与铜的同位素螯合形成可进行正电子发射型计算机断层扫描（PET）成像的诊疗剂 AQ4N-64Cu-hCe6-liposome，表明在激光的作用下，利用光敏剂高效的耗氧作用，可显著增强 AQ4N 的细胞毒性，实现光动力学-化疗协同抗癌治疗。另有文献报道，将 TPZ 与含有钆的 Ce6-PEG 聚合物同脂质体一同进行组装形成复合纳米胶束。在光照下，Ce6 光敏剂消耗氧气实现光动力学治疗，并激活 TPZ，进而在磁共振成像的引导下实现光动力学-化学联合治疗。研究者利用脂质体作为载体，将其同时负载光敏剂 Ce6 和亲水性 AQ4N，再用聚乙二醇（PEG）对该脂质体表面进行修饰，最后利用 Ce6 与 64Cu 同位素螯合，制备成具有成像作用的 AQ4N-64 Cu-hCe6 脂质体。脂质体表面亲水性 PEG 避免纳米体系体内被蛋白水解，提高体系血液稳定性，进而促进体系蓄积于肿瘤组织。给予激光照射，体系中 Ce6 与周围氧气反应，产生 ROS，诱导肿瘤细胞凋亡，这一过程导致肿瘤乏氧环境恶化，促进体系中乏氧激活前药 AQ4N 被激活，还原成具有细胞毒性产物，能够有效杀伤肿瘤细胞，并与 Ce6 产生协同抗肿瘤作用，从而显著提高肿瘤治疗效果。

金属有机框架（metal organic frameworks，MOFs）是近年来受到广泛关注的新型材料。MOFs 以金属离子或金属簇为中心，可与有机配体形成具有多孔特性的框架结构，在提高药物装载能力方面具有显著优势。近年来，越来越多的研究开始探索基于 MOFs 体系的多药装载及其针对肿瘤的联合治疗应用。如研究者合成了多功能化的铪卟啉纳米 MOFs 递药平台：该研究发现这一 MOFs 材料对卟啉和 TPZ 表现出高装载量的特点，其配位阵列还有助于减弱卟啉的自淬灭作用，从而提高卟啉的光动力学效果。光动力学在体内的治疗效率不仅与光敏剂的浓度有关，还会被光的组织穿透能力影响；采用组织穿透能力强的光源能够显著提高肿瘤区域的乏氧程度，有利于增强 HAPs 毒性。基于此，研究者设计了一种核壳结构的上转换纳米颗粒-MOFs 复合体系-UCSs：该研究在上转换纳米颗粒上进行晶种介导的锆基卟啉 MOF 生长，最终形成可装载 TPZ 的复合 MOFs 载体；在上转换纳米颗粒的作用下，这一复合载药体系可以响应近红外光源实现 PDT，并以此增强 TPZ 的化疗作用，而进一步结合程序性死亡配体免疫检查点抑制剂（α-PD-L1）可达到有效抑制转移瘤生长的作用。

研究者合成了一种纳米尺度的金属-有机框架-FeTBP，作为一种新型纳米光敏剂，以克服肿瘤乏氧和敏化有效的 PDT，激发非炎症肿瘤的癌症免疫治疗。Fe-TBP 由铁氧簇合物和卟啉配体构建，并在常氧和乏氧条件下敏化 PDT。在结直肠癌小鼠模型中，FeTBP 介导的 PDT 显著提高了抗程序性死亡配体 1（α-PD-L1）治疗的疗效，并引起了离体效应，使肿瘤超过90%消退。机制研究表明，Fe-TBP介导的PDT诱导了明显的细胞毒性T细胞浸润。另有研究者合成了一种半导体聚合物纳米前药（SPNpd），它不仅能在近红外（NIR）光照射下有效地产生单线态氧（$^1O_2$），而且能在乏氧肿瘤微环境中特异性地激活其化疗作用。SPNpd是由一种两亲性聚合物刷自组装而成，该聚合物刷包括一个光响应的光动力骨架，接枝聚乙二醇（PEG），并通过乏氧裂解连接剂与化学药物分子共轭。这种清晰而紧凑的SPNpd纳米结构（30nm）能够在活小鼠的肿瘤中更好地积累。利用这些分子优势，SPNpd具有光动力和化疗的协同作用，并能有效抑制异种移植瘤小鼠模型的肿瘤生长，这是其无药前对应物不可能做到的。因此，这项研究代表了第一种乏氧可激活的光治疗聚合物前药系统，在癌症治疗方面具有很高的潜力。

6.1.2 基于HAPs的化疗-声动力学治疗

与光动力学效力受到组织穿透深度限制不同，声动力学治疗（sonodynamic therapy，SDT）中运用的超声手段对生物组织具有更深层次的穿透能力。同时，SDT在声敏剂的作用下，同样可以将分子氧转换成具有细胞毒性的ROS。研究者将TPZ装载进表面修饰有亚硝基硫醇（SNO）的空心介孔二氧化钛（HMTNPs）中：通过EPR效应，纳米颗粒首先在肿瘤区域富集，在超声的作用下，氧气转变成ROS对细胞进行杀伤，并通过消耗氧气构建的乏氧环境来增加TPZ的细胞毒性；同时，ROS还能活化SNO基团释放一氧化氮，当一氧化氮的浓度达到每升几微摩尔的水平时，一氧化氮的抗癌治疗窗口开启，产生抗肿瘤作用。另有研究者设计了一种钬掺杂的空心二氧化硅纳米球，利用声敏剂Ce6和具有肿瘤靶向能力的单抗进行表面修饰，从而形成复合纳米材料HHSN-C/P-mAb；该材料可以作为TPZ的载体，通过靶向肿瘤细胞膜上过度表达的抗原PSCA将TPZ有效递送到肿瘤区域；这一复合纳米材料同时还具有超声和磁共振成像能力，其空心结构可响应肿瘤酸性微环境进行降解，在超声的作用下，HHSN-C/P-mAb 消耗氧气产生 ROS 损伤肿瘤细胞，提高瘤内乏氧水平并激活 TPZ 的毒性，实现了成像辅助的联合治疗。

研究者通过将烷基自由基发生器（AIPH）加载到锆金属-有机骨架结构（Zr-MOF）上，开发了一种双声敏化剂纳米平台。Zr-MOF@AIPH 纳米粒子（NPs）可以产生单态氧，在常氧条件下杀死肿瘤细胞，以及烷基自由基，在常氧和乏氧条件下都可以杀死肿瘤细胞。这些自由基的结合进一步提高了 SDT 的效率。同时，AIPH 分解产生的氮可以降低空化阈值，增强声空化效应，从而促进 NP 在肿瘤部位的穿透。此外，Zr-MOF@AIPH NPs 由于其基于卟啉的结构和生成的氮，具有良好的光声、荧光和超声成像能力，可以远程控制 NP 的传递和确定最佳治疗时间窗口，确保 SDT 效率最大化。详细的体外和体内实验证明 Zr-MOF@AIPH 具有优良的抗肿瘤功效、良好的生物相容性和良好的成像能力。我们的研究通过互补的声敏剂组合来改善 SDT 在乏氧环境中的疗效。

研究者报道了一种用于化学动力治疗和声动力治疗（CDT/SDT）的新型乏氧响应铜金属-有机框架纳米粒子（Cu-MOF NPs）。大尺寸 Cu-MOF NPs 在正常氧分压下表现出良好的稳定性，增强了肿瘤的积聚，暴露于乏氧肿瘤微环境（TME）下，快速降解释放 Cu^{2+} 和 Ce6，显著增强了瘤内穿透。内化的 Cu^{2+} 与局部 GSH 发生反应，GSH 被耗尽，Cu^{2+} 还原为 Cu^{+}，随后与内源性 H_2O_2 发生 CDT 类 Fenton 反应，产生细胞毒性的羟基自由基（·OH）。在 US 照射下，释放的 Ce6 进一步介导 SDT。由于 GSH 缺失，SDT/CDT 协同作用显著增强，实现了 MCF-7 选择性有效杀伤，微创性好。本研究提出了一种具有 CDT 特性的新型乏氧反应 MOF 纳米系统，主要是该系统可以灵活地与其他治疗方法集成。这为设计乏氧响应性 MOF 纳米治疗平台提供了一个总体策略。

6.1.3 基于 HAPs 的化疗-饥饿疗法

作为重要的营养物质，葡萄糖在肿瘤生长过程中发挥了重要作用。根据 Warburg 效应，肿瘤细胞的增殖主要依赖于有氧糖酵解过程，因此，肿瘤细胞对自身微环境中葡萄糖浓度变化非常敏感。葡萄糖氧化酶（GOx）是一类可以与胞内葡萄糖进行反应的生物酶。在 GOx 的作用下，葡萄糖可以迅速转化为过氧化氢和葡萄糖酸，从而切断肿瘤中能量和营养物质的供给并抑制肿瘤细胞的生长。因此，基于 GOx 可以发展饥饿疗法用以治疗癌症。此外，GOx 在催化葡萄糖产生葡萄糖酸和过氧化氢的同时也会消耗氧气，这为实现基于乏氧的化疗-饥饿治疗的联合疗法提供了可能。研究者较早地开发了一种饥饿-乏氧化疗的联合疗法：该研究制备了含有四硫键的蛋黄-壳层结构有机二氧化硅纳米颗粒作为药物载体，其中“蛋黄”部分具有尺寸较小的多孔特征，可以装载小分子 AQ4N，“壳层”部分则具有大孔特征，可用于装载相对分子质量较大的 GOx；在肿瘤微环境中，高表达的谷胱甘肽与四硫键进行反应，诱发壳层逐步降解并释放 GOx，随后 GOx 催化消耗葡萄糖和氧气，在实现饥饿治疗的同时也增强了肿瘤的乏氧状态，从而激活 AQ4N，实现了乏氧化疗。另有研究者开发了一种基于嵌段共聚物的响应性 HAP 载体，利用对过氧化氢敏感的过氧草酸酯（PO）作为链接片段合成了含有聚乙二醇（PEG）和聚己内酯（PCL）的三嵌段共聚物 PEG-PO-PCL-PO-PEG，并以此形成可以同时装载 AQ4N 和 GOx 的聚合物纳米囊泡（PAG）；该研究发现，PAG 能够提高用于葡萄糖运输的细胞膜渗透性，该聚合物在富含过氧化氢的肿瘤微环境中能够响应解离并释放 GOx，从而提高过氧化氢的水平，增强的过氧化氢水平则反过来加速了 PAG 的降解，释放更多的 GOx 和 AQ4N，实现了可程序化的饥饿疗法-乏氧化疗的联合治疗模式。文献报道，有研究者合成了一种新型的二氧化硅基纳米载药平台，可用于装载 TPZ 并实现增强型的乏氧化疗：首先合成了胆红素-硅烷共轭物，并基于此共轭物制备了可同时装载 GOx 和 TPZ 的中空介孔二氧化硅纳米颗粒（HMBRN）；研究发现，具有高效消除过氧化氢能力的胆红素能够加剧 GOx 介导的葡萄糖-氧气的消耗作用，实现增强型饥饿治疗；另一方面，消耗的氧气则提高了肿瘤的乏氧水平，从而更有利于 TPZ 发挥杀伤作用。

6.1.4 其他或多功能协同

为了提升化疗、光/声动力学治疗等氧气依赖型疗法的抗肿瘤效力，目前发展出了纳米酶产氧、非氧气依赖型光敏剂、携氧药剂等多种策略，目的在于通过削弱肿瘤的乏氧状态来增强光/声动力学以及化疗的治疗效果。其中，血红蛋白（Hb）以及全氟化碳（PFC）等可以在氧气含量高的环境中吸附并携带氧气，在乏氧条件下释放氧气，是一类应用广泛的乏氧响应性携氧材料。研究者开发了一种可以显著提高 PDT 疗效的 PFC 基纳米药物：通过全氟三丁胺（PFTBA）与人血清白蛋白（HSA）的协同组装可以形成具有核壳纳米结构的光敏剂-药物共装载体系（Nano-PDT）。装载进这一体系的光敏剂可以通过 3 个方面来实现增强型的 PDT：首先，光敏剂被均匀分散在外壳上，有效避免了因 π-π 堆积作用而造成的自身淬灭；其次，HSA 作为纳米载体基质可以延长光敏剂的三重态寿命；最后，作为内核的 PFTBA 可以在乏氧区域响应释放氧气，保证了单线态氧持续不断地生成。在报道的一项研究中，Hb 和化疗药物 DOX 分别通过水合作用和物理搅拌被共装载进脂质体（lipo）的水相中，形成了载药脂质体纳米材料 DHL（DOX-Hb-lipo）：当 DHL 进入肿瘤组织时，具有乏氧响应性释氧能力的 Hb 有效缓解了肿瘤的乏氧状态，抑制了乏氧诱导的细胞耐药性，增强了 DOX 的化疗效果。

将 HAPs 作为模型药物装载到纳米药物载体中，不仅有利于增强 HAPs 在体内的生物相容性，还能通过功能化载体来增强 HAPs 的组织渗透能力，从而促进 HAPs 在乏氧区域的有效富集。研究者设计了一种基于介孔二氧化硅的 HAPs 载体，在这一纳米载体中，HAPs 与血管破坏剂共装载，再利用血小板细胞膜对载体进行包覆以提高载体的生物相容性；这一仿生载体进入肿瘤组织时，首先会破坏局部的肿瘤血管，利用血小板在出血部位的集聚效应可以吸引更多仿生纳米颗粒进入肿瘤组织；同时血管破坏也导致了肿瘤区域供氧不足，增强了肿瘤的乏氧水平。因此，这种仿生制备的二氧化硅载体不仅可以增强 HAPs 在肿瘤组织的富集能力，还能增强 HAPs 的毒性。另有研究者设计了基于介孔二氧化硅的 HAPs 载体，实现了放/化疗与光热为一体的多模式肝癌治疗；在该研究中，双面结构的金-二氧化硅纳米颗粒经过叶酸修饰，可以将替拉扎明（TPZ）高效靶向递送到肝癌区域，既对肿瘤施加了放射敏化作用，又能实现乏氧前药的化疗。

最近，有研究者将四价铂前药配体和乙酰胆碱类似物（MPC）共聚形成聚前药纳米凝胶，通过 MPC 与非小细胞肺癌细胞上过度表达的胆碱转运体特异性结合，纳米水凝胶可以将药物高效输运到肿瘤组织；装载了乏氧激活前药 TPZ 的纳米凝胶在乏氧肿瘤微环境中发生氧化还原反应，四价铂被还原生成二价铂，而二价铂能够上调还原型烟酰胺腺嘌呤二核苷酸磷酸（NADPH）氧化酶的表达，进一步促进组织内氧气的清除以及活性氧（ROS）的产生；不仅如此，组织内氧气含量的急剧下降能够激活 TPZ 的细胞毒性，从而实现二价铂-TPZ 的协同化疗作用。

双歧杆菌属于厌氧菌，可靶向肿瘤乏氧区，其作为靶向载体已广泛应用于基因和纳米粒治疗相关研究。与传统化疗药物不同，乏氧激活前药本身无毒性，在乏氧条件下发生还原反应生成具有抗肿瘤活性的药物。基于肿瘤存在乏氧区而正常组织很少存在乏氧区的现象，有研究者将靶向肿瘤乏氧区的双歧杆菌与乏氧激活前药相结合进行靶向治疗。研究者首先制备了阳离子脂质纳米粒 LPT，纳米粒大小均一，呈正电位，因此可利用静电吸附法连接表面呈负电位的双歧杆菌。共聚焦和流式检测结果表明双歧杆菌与 LPT 纳米粒具有较高连接率，可有效连接。双歧杆菌为严格厌氧菌，乏氧区的存在有利于厌氧菌生存是双歧杆菌靶向肿瘤的基础，因此组织匀浆结果显示仅肿瘤组织匀浆培养后可长出大量双歧杆菌菌落，验证了双歧杆菌的靶向性。此外，双歧杆菌定植肿瘤后还可在肿瘤组织增殖，较单纯被动靶向更有优势。通过活体荧光成像观察到纳米粒聚集在肿瘤组织，且在 48h 后仍有滞留，说明经双歧杆菌引导纳米粒可靶向肿瘤，提高了纳米粒在肿瘤部位的局部浓度和滞留时间。制备的LPT纳米粒包载了全氟己烷（perfluorohexanes，PFH）和替拉扎明（tirapazamine，TPZ)，其中相变材料PFH经强度聚焦超声（HIFU）辐照后发生液气相变生成微泡，可进行超声成像，为肿瘤早期诊断以及介导体内治疗奠定基础。HIFU辐照的同时还促进纳米粒释放TPZ，TPZ是典型的乏氧激活前药，在乏氧条件下可发生还原反应生成自由基，杀伤肿瘤细胞。MTT实验、流式细胞术检测结果表明纳米粒在乏氧条件下对肿瘤细胞产生了显著杀伤作用，因此可利用肿瘤组织与正常组织含氧量的差别，结合纳米粒的靶向性以及超声成像，使纳米粒发挥抗肿瘤效果的同时减少对正常组织的副作用。体内治疗结果表明，单纯HIFU辐照组在治疗后初期具有抑瘤效果但后期肿瘤仍持续生长，可能是辐照后残留肿瘤组织复发导致，而LPT＋双歧杆菌＋HIFU组结合菌靶以及抗癌药物，可进一步实现抑瘤作用，肿瘤体积无增长，实现了更好的治疗效果。

研究者将胆红素-壳聚糖偶联物（BR-壳聚糖）与乏氧激活前药TH-302组装形成了一种新型的自激活纳米囊泡。利用肿瘤组织过表达的H_2O_2，BR-壳聚糖可以很容易地转化为胆绿素-壳聚糖(BV-壳聚糖)，从而导致纳米囊泡的解体，释放并激活前药。重要的是，BR-壳聚糖转化为BV-壳聚糖的过程会消耗肿瘤组织内的氧气，从而增强了肿瘤内的乏氧水平，这进一步提高了TH-302的化疗疗效。实际上，除了利用材料固有的耗氧性能，一些治疗方法也可以加重肿瘤内乏氧微环境，从而增强乏氧激活前药的活化。有报道显示，研究者通过在Ag_2S纳米颗粒表面包覆介孔二氧化硅(MSN)，并在MSN表面负载TPZ和葡萄糖氧化酶（GOx)，构建了多功能纳米药物。在1064nm激光照射下，Ag_2S纳米颗粒产热用于PTT。GOx消耗肿瘤内的葡萄糖用于饥饿治疗。重要的是，饥饿治疗的过程还能够耗尽肿瘤内的氧气，从而增强TPZ的激活。因此，该纳米药物通过PTT、CT、饥饿治疗的联合应用有效地抑制肿瘤生长。

班诺蒽醌（AQ4N）是一种新型的乏氧激活前药，对有氧细胞的毒性最小，但其代谢产物AQ4通过生物还原AQ4N在乏氧细胞中具有很强的抗肿瘤活性。通过细胞色素P450家族的CYP3A成员介导的双电子过程还原成AQ4，而AQ4是一种有效的DNA交联剂/拓扑异构酶抑制剂。研究证实，肿瘤区域乏氧程度的加重可以显著促进AQ4N向毒性AQ4的转化，从而改善化疗效果。有研究者将GOx和乏氧前药AQ4N有效地负载到金属有机骨架ZIF-8纳米载体中，制备了AQ4N/GOx@ZIF-8纳米反应器。该纳米反应器通过高渗透长滞留效应（EPR）有效地聚集在肿瘤部位，肿瘤酸性微环境可触发ZIF-8的分解，从而释放GOx和AQ4N。GOx通过消耗肿瘤内的氧气达到饥饿治疗效果，同时，进一步加重了AQ4N对细胞的毒性作用。

肿瘤干细胞是肿瘤组织中存在的一类特殊的细胞亚群，具有自我更新能力并能产生异质性肿瘤细胞，促进肿瘤形成和增殖。近年来的许多研究表明，肿瘤干细胞（CSCs）具有更为恶劣的乏氧特性，并且乏氧程度的恶劣有利于CSCs的滋生。而CSCs又是造成肿瘤发生、转移和耐药的关键因素。基于此，研究者设计了基于介孔二氧化硅的多级靶向纳米药物（CD133/TAT/TPZ-Fe_3O_4@$mSiO_2$）。CD133/TAT/TPZ-Fe_3O_4@$mSiO_2$通过抗CD133的靶向作用进入肿瘤组织，在交变磁场（AMF）的物理刺激下，热敏键发生断裂，TAT肽暴露，从而将抗癌药物TPZ递送至细胞核。在CSCs恶劣的乏氧条件下，进入细胞核的TPZ被还原酶还原为瞬时氧化自由基，并且通过损伤细胞核内的DNA，进一步诱导CSCs凋亡。此外，研究结果还证实，该纳米体系可以有效抑制乏氧诱导因子的表达，从而下调相关代谢基因的表达，进一步抑制CSCs的增殖。该结果对发展针对CSCs治疗的纳米药物具有重要意义。基于介孔二氧化硅的多级靶向纳米药物（CD133/TAT/TPZ-Fe_3O_4@$mSiO_2$）的设计思路和递送过程示意图如图6-2所示。

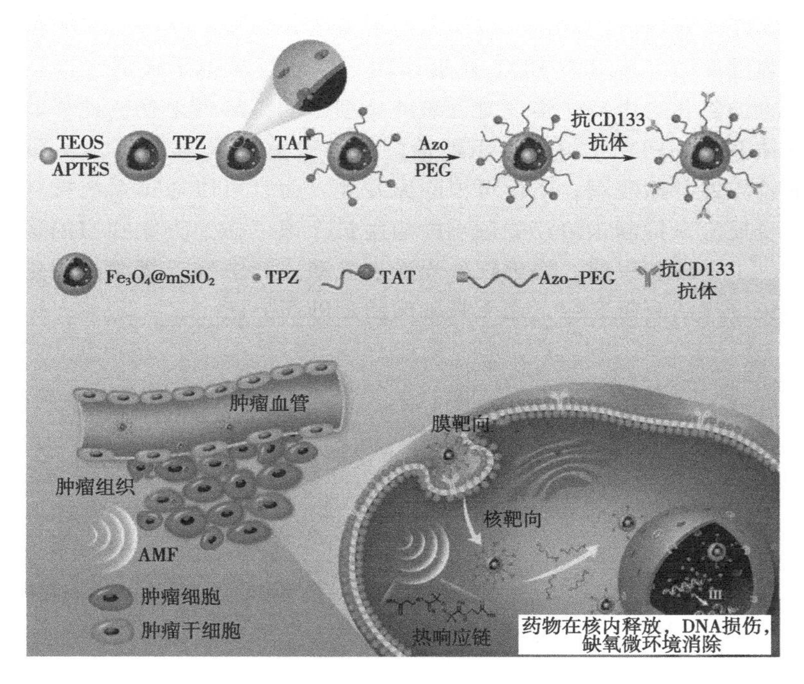

图 6-2 基于介孔二氧化硅的多级靶向纳米药物
（CD133/TAT/TPZ-Fe_3O_4@$mSiO_2$）的制备过程和肿瘤干细胞靶向治疗

有研究者设计并合成了上转换金属有机框架异质结构（UCSs），实现了针对乏氧肿瘤的近红外光触发的光动力治疗、乏氧激活型化疗和免疫治疗相结合的联合治疗。而且，通过上转换发光及寿命成像技术可对该体系的靶向运输及能量传递进行可视化的实时监测，监控 PDT 疗效并指导精准用药。首先通过 UCNPs 的表面工程化和随后的种子介导生长策略，高产量地合成了具有核-壳结构的 UCSs。与将 PSs 附着到 UCNPs 表面的传统方法相比，该步法更简单且 PSs 负载效率和含量更高。因此，在近红外光激发下，UCNP 捕获低能量光子后通过共振能量转移将能量传递给临近的大量 PSs，实现高效光动力治疗。进一步将乏氧激活的前药替拉帕扎明（TPZ）装载在异质结构纳米孔道中，制备出最终体系 TPZ/UCSs，以实现有效的协同治疗。该体系的示意图如图 6-3 所示。TPZ 可在乏氧肿瘤微环境以及 PDT 耗氧作用下，通过单电子还原反应产生有毒的氧化自由基，实现对乏氧肿瘤细胞的特异性杀伤。此外，将该体系与 α-PD-L1 检查点阻断治疗的结合有效提高了毒性 T 细胞的特异性肿瘤浸润，不仅可根除原发灶，而且可以通过系统抗肿瘤免疫反应来抑制未治疗的远端肿瘤生长。该工作为乏氧肿瘤的诊疗提供了一种新思路，将近红外光触发光动力疗法和乏氧激活的化疗与免疫疗法有机联合，是乏氧肿瘤治疗的新方向。

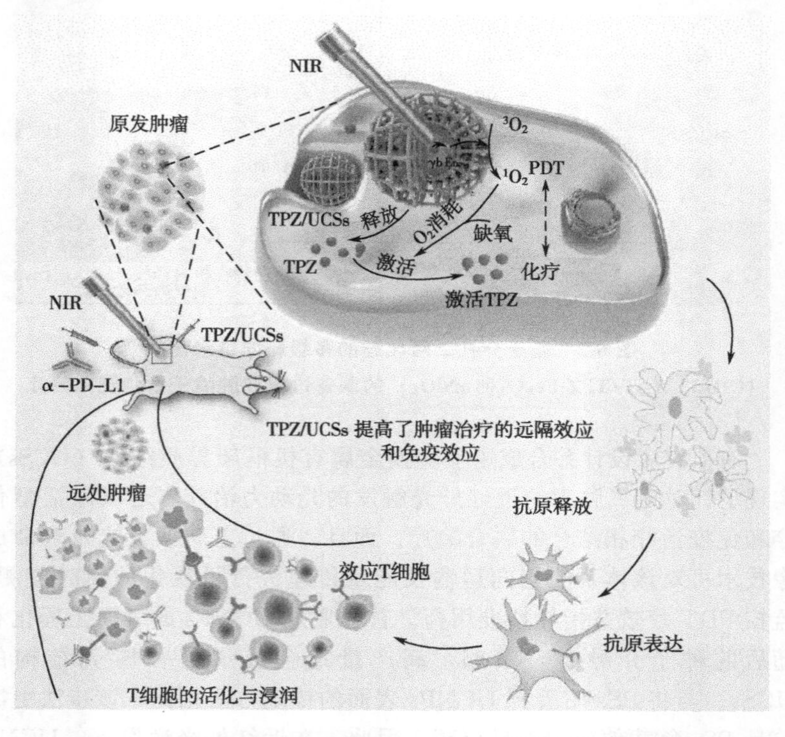

图 6-3　乏氧肿瘤的诊疗体系 TPZ/UCSs 的协同治疗示意图

研究者报道了一种基于超分子苝二亚胺自由基阴离子光热剂的乏氧诱导特异性光热疗法（PTT）。各种肿瘤的乏氧区表现出较强的还原能力，在这种环境下，苝二亚胺衍生物和胍类的超分子复合物可被还原成苝二亚胺自由基超分子阴离子。由于原位生成的超分子苝二亚胺自由基阴离子具有较强的近红外吸收和良好的光热转化性能，乏氧诱导 PTT 策略表现出良好的光热治疗效率，以及良好的特异性和生物安全性。此外，PTT 治疗后肿瘤乏氧诱导因子表达降低至正常水平。这种乏氧诱导的特异性 PTT 策略有望为乏氧肿瘤的光热治疗开辟新的领域，提高其特异性和安全性。

6.2　乏氧响应性纳米递送体系

相较于肿瘤组织，正常组织中很少存在乏氧现象，利用肿瘤组织与正常组织中含氧量的显著差别，设计乏氧微环境响应性定位释药体系，从而提高肿瘤部位游离药物的浓度，提高其抗肿瘤活性并降低其不良反应。乏氧微环境响应性纳米载体其修饰有乏氧敏感基团，在乏氧环境中该敏感部分被激活，功能结构改变，导致纳米体系结构稳定性被破坏，从而导致体系解体，释放出药物。

前面介绍的生物还原性前药 HAPs 是一类在实体肿瘤的乏氧环境下选择性激活，并且靶向杀死肿瘤细胞的药物。虽然已有几种乏氧激活前药已经进入临床试验但直接使用小分子药物仍存在一些问题，如药物溶解度差、血半衰期短等问题，利用纳米载体进行药物递送可以在一定程度上克服上述问题。在乏氧区域，细胞处在还原性环境之中，因此可以设计基于乏氧敏感基团的氧化还原响应性载药体系用于药物的释放控制。通常情况下，还原电势在－200～－400mV的乏氧敏感基团可以赋予载体乏氧响应性能，例如含有硝基咪唑、偶氮苯片段或者金属配合物的载体就是目前常见的 3 种乏氧响应性药物控释体系。

6.2.1　基于硝基咪唑基团的乏氧响应性纳米递送体系

硝基咪唑是最先被用于合成响应性聚合物载体的乏氧功能基团。疏水性的 2-硝基咪唑在乏氧环境中发生一系列的还原反应，转变成亲水性2-氨基咪唑。因此，可利用2-硝基咪唑在乏氧环境中还原断裂导致疏水-亲水转变的特点，设计针对乏氧响应的纳米药物载体来实现药物有效控制药物释放、肿瘤靶向治疗进而提高抗肿瘤作用。研究者将疏水性的2-硝基咪唑与亲水性的羧甲基葡聚糖共价结合，形成乏氧敏感的纳米粒，并用于负载抗肿瘤药阿霉素（DOX）。在肿瘤乏氧环境中，载体中疏水性的2-硝基咪唑被还原成亲水性产物，导致载体结构被破坏，促进DOX释放，进而发挥抗肿瘤作用。体外研究显示，在生理条件下该纳米体系中DOX释放缓慢，但在乏氧条件下，DOX释放显著增加，因此说明了2-硝基咪唑基团修饰的纳米体系具有乏氧响应快速释药能力。另有文献报道了一种装载了TPZ的两性聚合物诊疗脂质体：该研究将疏水的2-硝基咪唑与PEG共轭结合形成两亲性聚合物，并通过自组装过程形成乏氧响应的纳米载药平台；在乏氧的肿瘤组织中，2-硝基咪唑片段被还原成亲水的氨基产物，破坏了PEG聚合物的结构稳定性，从而响应解离并释放TPZ实现化疗。

此外，有研究者利用2-硝基咪唑在乏氧环境中还原成亲水性的2-氨基咪唑原理，设计一种肿瘤乏氧敏感的纳米体系。该体系以相对分子质量为1800的支链聚乙烯亚胺（$bPEI_{1.8k}$）为核心，与烷基化的2-硝基咪唑［NI-（CH_2）$_5$-$COOCH_3$，C_6-NI］共价结合，形成两亲性的$bPEI_{1.8k}$-C6-NI聚阳离子；再通过静电吸附作用，有效地压缩凋亡抑制基因siRNA，最终制备成$bPEI_{1.8k}$-C_6-NI/siRNA复合物。该纳米体系进入肿瘤细胞后，肿瘤乏氧环境诱导疏水性硝基还原成亲水性氨基，引起纳米体系结构改变，形成相对疏松的结构，导致体系中siRNA解离，最终提高基因沉默的效率。

另有研究者利用酰胺反应，将6-（2-硝基咪唑）己基胺（NID）结合到甲氧基聚（乙二醇）-b-聚（谷氨酸）上，成功制备成乏氧敏感的纳米粒，用于负载化疗药物。该体系亲水性外壳聚乙二醇避免纳米体系体内被蛋白水解。NID作为体系的疏水部分，促进材料胶束化，从而提高材料的载药能力，而且NID在乏氧条件下结构改变，导致整个纳米体系结构被破坏，从而促进药物释放，提高靶点药物浓度，增强其抗肿瘤作用。

研究者设计了一种新型的乏氧激活光触发体系，可以特异性地高效释放抗癌药物，其中硝基咪唑作为电子受体与香豆素光触发化合物结合形成共轭物，再通过酰胺反应修饰到壳聚糖上形成可响应乏氧的光触发型壳聚糖纳米颗粒。在常氧细胞中，通过光诱导电子转移至硝基咪唑片段，香豆素染料淬灭不会发生光触发解离；而在乏氧条件下，硝基咪唑还原成氨基咪唑，无法接受来自香豆素染料的电子转移，导致碳氧键断裂，抗癌药物得以释放。

研究者报道了一种非典型氨基酸2-硝基咪唑-1-基丙氨酸，并探讨其在创建硝酸还原酶（NTR）响应性肽基超分子探针高效乏氧成像中的功能。基于硝基咪唑单元的还原电位，2-硝基咪唑与丝氨酸衍生物的光信反应合成了氨基酸。阐明了氨基酸的NTR反应性与一系列多肽的结构特征之间的关系。这最终促进了通过合理优化序列进行NTR响应自组装的芳香族肽的发展。由于2-硝基咪唑在荧光猝灭中的内在作用，创造了一种基于NTR还原的可变换形态的超分子探针，用于乏氧肿瘤细胞成像。由此产生的超分子探针可以穿透实体肿瘤，从而可以对乏氧区域的肿瘤细胞进行高效的荧光成像。该研究成果展示了一种易于合成和多用途氨基酸的发展方向，这种氨基酸在创建荧光肽纳米结构方面具有典型的特性，对生物微环境有响应，因此为合成生物学和新型生物材料的开发提供了一个强大的工具箱。

6.2.2　基于偶氮苯基团的乏氧响应性纳米递送体系

通常，偶氮衍生物可以通过各种还原酶逐步还原成苯胺衍生物。这种减少过程高度依赖于乏氧的程度。因此，除了硝基芳香族和醌部分，偶氮衍生物可以是另一种潜在的乏氧敏感部分。

在过去几年中，研究者报道了大量对乏氧微环境敏感的含氮探针。例如，偶氮基团的两端可与近红外菁染料和黑洞猝灭剂（BHQ）连接以形成探针。偶氮基团在常氧条件下保持不变。因此，由于BHQ的猝灭作用，菁染料处于关闭状态。然而，在乏氧条件下，偶氮基团很容易减少。因此，BHQ 的猝灭效应将不再存在，导致荧光显著增强。这些探针可以在体内快速反应，用于区分乏氧和常氧。由于偶氮基团对乏氧微环境表现出高度的敏感性，他们通过将罗丹明直接与偶氮基团结合来进一步改进探针。在光激发下，由于 N ═N 双键存在于偶氮基团中。一旦 N ═N 双键被乏氧还原断裂，由于释放的荧光罗丹明染料，探针将发出强烈的荧光。该探针具有更高的灵敏度，而在乏氧条件下荧光强度显著增加 630 倍。

偶氮苯（AZO）基团为另一种得到广泛应用的乏氧响应片段，与硝基咪唑类似，其可非常容易地获得一个电子并在乏氧环境下发生还原反应生成苯胺衍生物。有研究者使用 AZO 作为乏氧响应性生物还原连接臂，用以连接光敏剂二氢卟酚（Ce6）-白蛋白共轭物（HC）和抗癌药物奥沙利铂-白蛋白共轭物（HO），形成粒径在 100～150nm 的白蛋白基纳米系统（HCHOA）：在常氧条件下，HCHOA 结构稳定，而当处于乏氧条件下，偶氮键响应转变为亲水氨基，导致纳米系统快速解离并形成粒径小于 10nm 的超小 HC 和 HO 颗粒，纳米系统解离之后，淬灭的 Ce6 恢复了荧光性能，可用于生物成像，同时得到增强的 Ce6 光活性，也提高了光动力学活性氧的产率，从而实现了乏氧敏感性肿瘤诊疗应用。研究者设计了一种基于 AZO 键合的新型响应性聚合物-多肽载药体系，其中，PEG 和 PLGA 通过 AZO 键合形成两亲性的共聚物分子（PEGAZO-PLGA），这一共聚物与细胞穿膜肽 TAT 修饰的 PEG-PLGA 共聚物以及 TPZ-聚乳酸（PLA）组装形成纳米胶束，胶束表面的 TAT 多肽是一种穿膜肽，因此纳米胶束能够穿透肿瘤组织进入远端肿瘤细胞；在乏氧环境的驱动下，AZO 断裂促使纳米胶束解体释放 TPZ 产生化疗作用。此外，研究者通过带有偶氮苯的环糊精（Si-Azo-CD-PEG）修饰介孔二氧化硅载体表面，在乏氧肿瘤细胞中，由于醌类氧化还原酶（NQO1）过度表达，使其能够解离偶氮苯片段，并触发二氧化硅表面环糊精的断裂，从而可以释放载体内装载的药物。

以偶氮键（AZO）为连接臂，研究者设计了一种乏氧敏感的前药胶束，将已硫醇化的 PEG（PEG-C6）与化疗药物康普瑞汀

（combretastatin A4，CA4）共价结合，形成两亲性分子 PEG-C6-AZO-CA4。该两亲性分子在水中自组装成胶束，可用于负载化疗药物 DOX。胶束通过 EPR 效应，在肿瘤组织中蓄积，并在肿瘤乏氧环境作用下，体系中乏氧敏感的偶氮苯结构还原断裂，导致载体结构被破坏，引起胶束解体，促进药物 DOX 释放，实现 DOX 与 CA4 的协同抗肿瘤作用。另有研究者也是利用 AZO 作为连接臂，将 PEG2000 与 PEI_{1800}-DOPE 结合，获得 PAPD 胶束纳米粒，再将其与 siRNA 缩合，制备成 PAPD/siRNA 复合物。该体系中 PEG2000 作为亲水嵌段，提高体系的循环稳定性；PEI-DOPE 聚阳离子通过静电吸附作用缩合 siRNA，达到递送基因药物的目的。该体系中乏氧敏感连接臂 AZO 在肿瘤乏氧环境中断裂，导致 PEG 部分脱离纳米体系，暴露了 PEI 的正电性，促进残留体系 PEI-DOPE/siRNA 复合物内化进入肿瘤细胞，提高胞内基因药物浓度，从而提高其抗肿瘤作用。另有文献报道，以偶氮苯结构作为连接臂，将聚乳酸和 PEG 共价结合，合成乏氧敏感的二嵌段共聚物；该聚合物在水溶液中自组装形成囊泡，可用于包载抗肿瘤药吉西他滨和厄洛替尼，用于胰腺癌治疗研究。体外研究表明，在乏氧条件下 AZO 还原断裂，导致聚合物囊泡结构稳定性被破坏，从而快速释放吉西他滨和厄洛替尼，实现协同抗肿瘤作用。

共价有机骨架（COFs）在生物医学领域中的应用受到了研究者的广泛关注。研究者合成了一种乏氧响应性含偶氮键纳米 COF，并将光敏剂 Ce6 和乏氧激活药物噻拉嗪（TPZ）负载于 COFs 中。当这种 COF 进入肿瘤乏氧微环境时，其结构会破裂使得负载药物从 COF 中被释放。同时，在近红外（NIR）光照射下，Ce6 会消耗氧气以产生细胞毒性活性氧，导致乏氧水平进一步升高。这种两步乏氧刺激会依次诱导 COF 的分解、药物释放和 TPZ 的激活，并促使 TPZ 产生大量的生物毒性氧自由基。体内外评价结果表明，这种两步乏氧激活的 COF 给药系统能有效杀死癌细胞，抑制肿瘤的生长。乏氧响应性含偶氮键纳米 COF 的体内递送过程如图 6-4 所示。

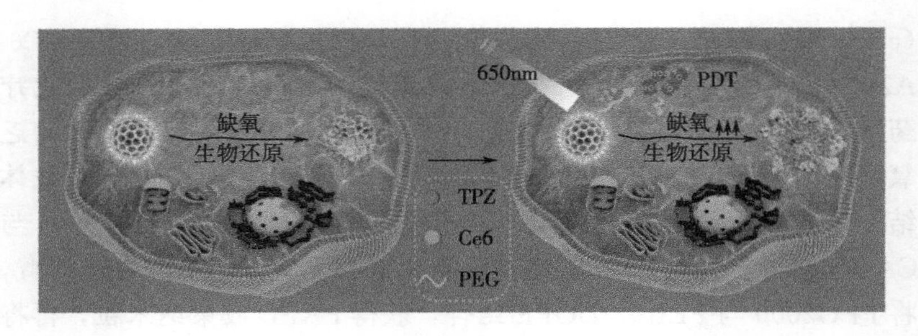

图 6-4 乏氧响应性含偶氮键纳米 COF 用于光敏剂 Ce6 和乏氧激活药物噻拉嗪（TPZ）的递送

最近，研究者开发了一种基因纳米载体，由 1，2-二碘-sn-甘油-3-磷酸乙醇胺（DOPE）单元、偶氮、PEG2000 和 PEI 组成，用于乏氧触发的 siRNA 摄取。AZO 的两端分别用 PEI-DOPE 共轭物和 PEG2000 锚定。胶束纳米粒子的形成可以通过 PEI-DOPE 共轭物与 siRNA 的络合来实现。PEG2000 作为亲水性阻断剂，不仅可以增强 siRNA 的稳定性，而且可以保护 siRNA 免受核酸酶的攻击。在乏氧肿瘤环境中，由于偶氮的降解，PEG 基团将从胶束纳米颗粒中分离。因此，由于 PEI 的正电荷暴露，残留的 PEI-DOPE/siRNA 复合物将被细胞有效吸收，从而实现其沉默活性。

研究者设计了一种基于杯芳烃的乏氧反应分子容器，称为 CAC4A，这在实际的乏氧靶向递送方面取得了重大进展。CAC4A 可使多种临床药物定量装载，以改善其溶解度和稳定性，并可减少给药剂量。此外，由于其偶氮官能基团对乏氧环境下的还原很敏感，因此有可能实现肿瘤靶向药物释放而减少副作用。除多种优点外，CAC4A 满足药物传递系统的所有基本要求，包括易于制备、明确的分子量和结构，以及普遍适用性。这些特性共同使超分子前药的配方简单、可重复，具有从临床到临床转化的潜力。此外，CAC4A 也适用于其他治疗方式，可以很容易地修饰功能基团，并与纳米材料杂交，为其在未来的药物传递系统中发挥作用提供了充分的可能性。

研究者合成了乏氧活化自烧紫杉醇前药（PTX_2-Azo），并与光动力疗法（PDT）结合，将PTX_2-Azo包封到光敏剂氯（Ce6）修饰的肽共聚物中，制备了光激发的PTX纳米粒子（Ce6/PTX_2-Azo NP）。在该纳米颗粒中，PTX_2-Azo防止了药物的意外过早泄漏，实现了在乏氧肿瘤微环境下的特异性释放，光敏剂Ce6不仅在光照射下有效地产生单线态氧，而且作为正放大器促进PTX的释放。此外，化疗还可弥补PDT的不足。这种PDT与化疗的结合具有良好的抗肿瘤效果。该研究展示了乏氧活化化疗前药系统及其在协同肿瘤治疗中的巨大潜力。

6.2.3　基于乏氧敏感部分醌类作为基团的乏氧响应性纳米递送体系

选择醌基团作为乏氧敏感部分是因为它可以在乏氧微环境下转化为氢醌形式。醌作为有利的电子受体，可以有效地抑制各种荧光团的发射。相反，氢醌被称为有效供体。因此，连接的荧光团不会被氢醌猝灭。

研究者合成了一种乏氧特异性荧光探针，其中含有乏氧感应部分吲哚醌和荧光香豆素染料。在乏氧条件下，探针将通过还原反应有效分解。因此，由于香豆素-3羧酸的释放，探针将产生强烈的荧光发射。然而，它们在水中的溶解度低，激发和发射波长相对较短，限制了它们在细胞成像中的进一步应用。或者，为了使探针适用于细胞成像，他们通过将罗丹酚与吲哚醌共轭来构建亲水性探针，因为罗丹酚高度溶于水。在乏氧敏感的吲哚醌的调节下，探针的荧光发射在常氧/乏氧条件下表现出良好的开关特性。

另有研究者设计了一种铱（Ⅲ）蒽醌复合物（Ir4）作为线粒体局部碳自由基引发剂。Ir4的释放在乏氧条件下被还原酶还原后开启。此外，Ir4（λ_{ex}＝730nm）的双光子激发特性对于成像是非常理想的。辐照后，Ir4的还原形式（Ir4-red）产生碳自由基，导致线粒体膜电位丧失和细胞死亡（$IC_{50}{}^{光}$＝2.1μmol/L，$IC_{50}{}^{暗}$＝58.2μmol/L，pI＝27.7）。在体内乏氧条件下，Ir4作为PDT药物的有效性也得到了证实。Ir4是第一个可以产生碳自由基的金属配合物基治疗剂，用于非氧依赖双光子光动力治疗。

6.2.4 基于金属配合物的乏氧响应性纳米递送体系

处于低自旋态的金属配合物具有一定的还原电势，在常氧状态下十分稳定，在乏氧状态下则会被细胞还原酶还原并发生电子转移形成不稳定的高自旋配合物，最终快速释放螯合配体。因此，含有药物配体的过渡金属配合物也被认为是一种乏氧响应释药体系。这些配体处于位点特异性配位状态时毒性相对较低，一旦释放则会发挥药物毒性并杀伤细胞。研究显示，表皮生长因子受体（EGFR）抑制剂可以作为配体与钴合成以三价钴为中心金属离子的金属配合物，在乏氧环境中，配合物中的三价钴经过还原过程形成二价钴，其电子轨道被部分填充，减弱了其配位作用，从而选择性地释放EGFR抑制剂并发挥抗癌作用。

磷光过渡金属配合物具有斯托克斯位移大、发光寿命长和光稳定性强的优势，对环境灵敏度高，通过结构调控可以实现丰富的激发态性质和良好的生物相容性，在生物成像、检测与治疗领域得到广泛应用。研究者设计合成了一种具有乏氧检测和光动力治疗效果的铱（Ⅲ）配合物Ir1。随氧气浓度的降低，该配合物的发射强度和发光寿命不断增加，说明Ir1具有明显的氧气响应性。在细胞实验中，Ir1暗毒性较低，光且毒性较高，可用于光动力治疗。共聚焦荧光成像证明其具有一定的线粒体靶向性。不仅如此，Ir1在乏氧环境下的发光寿命较常氧环境下有显著的增加，具有乏氧检测的作用。不管是常氧还是乏氧环境下，在光照后Ir1都能产生大量单线态氧，对细胞活性造成明显的破坏，具有良好的光动力治疗效果。

具有磷光发射的金属配合物也用来作为乏氧光学探针用于肿瘤乏氧微环境的光学成像，这类乏氧光学探针具有高灵敏度、高特异性的特点。有研究者基于铱配合物和生物相容性高分子材料，合成了一种铱配合物-聚乙烯吡咯烷酮大分子乏氧光学探针，该探针具有近红外发射特性和高度氧敏感性，还具有良好的水溶性和生物相容性，在体内具有长循环的性质，还能体现出肿瘤的高通透、滞留（EPR）效应和乏氧响应能力。将探针在体内小鼠皮下肿瘤模型、皮下癌细胞模型以及小鼠淋巴转移模型中进行了乏氧成像的测试。该探针分子在体外和体内条件下具有良好的生物相容性。

6.3 基于乏氧微环境的肿瘤成像功能化探针

为了对抗乏氧，迫切需要有效的方法来可靠地检测甚至成像肿瘤中的乏氧。准确的乏氧成像不仅可以让临床医生找到那些乏氧肿瘤患者并定位乏氧，还可以制定合适的治疗策略，从而有助于改善治疗效果。因此，通过开发信号强度随乏氧水平波动而变化的乏氧敏感探针是很有必要的。光学成像具有亚细胞分辨率和高检测灵敏度，已成为可视化细胞/组织形态细节的有力工具。为了获得满意的乏氧光学成像，有两种特性分析方法可用：氧化还原度和 O_2浓度。

乏氧微环境下乏氧浓度可引发黄素腺嘌呤二核苷酸（$FADH_2$）和烟酰胺腺嘌呤二核苷酸（NADH）等多种还原性物种的积累。这些物质会导致剩余氧气的减少从而产生过多的活性氧。此外，“正常”的肿瘤细胞由于需氧糖酵解，经常从葡萄糖中产生乳酸，而乏氧肿瘤的乏氧则会诱导细胞进行无氧糖酵解以保存能量，这一过程将导致乳酸的产生增加和酸中毒，导致酸性的细胞外微环境（pH6.5～6.9）。因此，乏氧微环境中氧化还原、活性氧和酸中毒水平升高。一般来说，乏氧程度与硝酸还原酶（NTR）和偶氮还原酶等还原性物质的浓度密切相关。因此，利用硝基芳香族、醌类或偶氮苯（azo）类衍生物在乏氧条件下的分子裂解特性，开发出了许多以它们为乏氧敏感基团的光学探针。这些乏氧敏感探针通常是基于荧光共振能量转移（FRET）构建的，其中荧光共振能量转移的供体和受体通过乏氧可切割基团连接在一起。因此，可以采用乏氧和正常状态下的 FRET 开关状态来反映乏氧的程度。

6.3.1 硝基作为乏氧敏感部分

早在 1991 年，研究者就研制出了几种杂芳硝基化合物，由于硝基的猝灭作用，其荧光极其微弱。当在乏氧微环境中培养时，由于硝基的生物还原，荧光可以恢复。因此，乏氧敏感硝基芳香族化合物成为一种很有前途的乏氧成像荧光探针。然而，这种探针通常对乏氧的敏感性较低，因为它们只能对严重的乏氧作出反应。考虑到这一点，研究者设计了一种灵敏的荧光探针，该探针分别采用5-硝基呋喃和间苯二酚作为乏氧敏感基团和荧光染料。用硝酸还原酶处理所述探针后，5-硝基呋喃将被还原，引发随后的1，6重排-消除反应中间苯二酚的释放。该探针对硝酸还原酶的检出限低至0.27ng/mL。通过测定内源性的硝酸还原酶水平，可以区分乏氧和常氧的癌细胞。然而，这些探针的吸收波长和激发波长都在紫外或可见区域内，这些激发光容易对组织造成损伤，且衰减极快，不利于进行体内试验。因此，开发吸收峰和激发峰在近红外（NIR）650～900nm范围内的乏氧探针具有很大的吸引力。

最近，有研究者开发了一种改进的基于Cy7的近红外荧光探针，具有更长的激发和发射波长（$\lambda_{ex}=769nm$和$\lambda_{em}=788nm$），极大地有利于肿瘤的体内成像。所开发的探针对NTR敏感，荧光强度增强高达110倍。探针荧光强度与NTR浓度在0.15～0.45μg/mL之间呈线性相关。此外，对于NTR，探针的检出限计算为1.14ng/mL。此外，该探针还有在监测乏氧细胞甚至肿瘤中过表达的NTR的能力。通过植入不同大小的肿瘤，构建了不同程度的乏氧。因为肿瘤大小的增加会导致乏氧程度的提高。结果显示，肿瘤大小为7mm和12mm的小鼠在肿瘤乏氧区域的荧光信号强度分别增强了约3倍和8倍。

6.3.2 醌基作为乏氧敏感部分

醌基团被选择为乏氧敏感部分，因为它可以在乏氧微环境下转化为对苯二酚形式。醌作为有利的电子受体，可以有效地猝灭各种荧光团的发射。相反，对苯二酚被认为是有效的供体。因此，连接的荧光团不会被对苯二酚猝灭。

研究者合成了一种乏氧特异的荧光探针——含有乏氧传感部分

（吲哚醌）和乏氧特异性荧光染料（香豆素）。因此，由于香豆素-3羧酸的释放，探针会产生强烈的荧光发射。然而，它们在水中的低溶解度和相对较短的激发和发射波长限制了它们在细胞成像中的进一步应用。另外，为了使探针适用于细胞成像，他们通过将红杜鹃花与吲哚醌偶联构建了一种亲水探针，因为红杜鹃花极易溶于水，在乏氧敏感吲哚醌的调控下，探针在常氧/乏氧条件下的荧光发射具有良好的开/关特性。

6.3.3 偶氮基团作为乏氧敏感部分

偶氮衍生物一般可以通过各种还原酶逐步还原成苯胺衍生物。这样的还原过程高度依赖于乏氧的程度。因此，除了硝基芳香基团和醌基团外，偶氮衍生物可能是另一种潜在的乏氧敏感基团。

在过去的几年里，研究者报道了一些对乏氧微环境敏感的含偶氮探针。例如偶氮基团的两端可以用近红外菁染料和黑洞淬灭剂（BHQ）连接形成探针。偶氮基团在常氧条件下保持不变。结果表明，由于BHQ的猝灭作用，花菁染料处于关闭状态。然而，在乏氧条件下，偶氮基很容易被还原。因此，BHQ的猝灭效应不再存在，荧光显著增强。这些探针可在体内快速反应，用于区分乏氧和常氧。由于偶氮基团对乏氧微环境具有很高的敏感性，他们进一步改进了探针，将罗丹明直接与偶氮基团共轭。在光激发下，由于偶氮基团中存在的N═N双键的构象变化，不能发出荧光。当N═N双键被乏氧还原裂解后，由于释放出荧光罗丹明染料，探针会发出较强的荧光。该探针具有更高的灵敏度，在乏氧条件下荧光强度显著增加630倍。此外，由于荧光强度的显著变化，在不同的乏氧程度条件下，探针具有检测活细胞乏氧的能力。利用这一策略，研究者还提出了一系列含有偶氮基团的单核Ir^{3+}配合物，作为生物可还原部分，用于3D多细胞球体模型中成功的乏氧检测。

6.3.4 常氧和乏氧的可逆感应

上述探针均测量了乏氧的下游后果，通常一旦肿瘤区域恢复到常氧状态，它们就无法相应地恢复到原来的状态。然而，有人认为肿瘤乏氧的特点是氧化还原状态和氧化之间的组织动态平衡，因为乏氧可能被复氧。这种重复的乏氧复氧循环，作为实体肿瘤的一个公认的标志，可以诱导 HIF-1α 在肿瘤细胞中积累。因此，肿瘤细胞表型将表现出增强的促生存途径，从而获得治疗的耐药性与增加的恶性潜能。因此，研制可逆荧光探针可实时可视化循环乏氧动力学。

研究者发现深色猝灭剂 QSY-21 在其正常和还原形态之间显示出不同的吸收峰。简单地说，在正常条件下，QSY-21 分子在 660nm 处表现出较强的吸光度，而在乏氧条件下，由于分子的单电子生物还原为自由基形式，这种吸光度将大大减弱。更重要的是，还原形态一旦恢复到常氧状态，就很容易再氧化为 QSY-21。在此基础上，他们用 Cy5 和 QSY-21 分别作为 FRET 的供体和受体，构建了一个可逆的乏氧探针。在常氧条件下，设计的探针显示出极弱的荧光，但在乏氧条件下，荧光强度增加了 7～8 倍，因为从 Cy5 到 QSY-21 的 FRET 不再起作用。在再次暴露于空气后，信号强度迅速下降到原来的水平，随后保持不变。该探针可用于监测活细胞中反复的常氧-乏氧循环。

6.3.5 直接检测 O_2 浓度的光学探针

通过开发含有氧化还原敏感基团的乏氧探针，理论上可以监测乏氧程度。然而，当涉及具体应用时，这些策略可能会受到其他氧化还原物质（如广泛存在于癌细胞中的谷胱甘肽和半胱氨酸）的影响，因为它们不直接测量细胞 pO_2。因此，开发乏氧敏感探针更加重要，它可以直接成像临床相关区域（0～15mmHg）的 P_{O_2} 值，甚至在可能的情况下准确地绘制体外和体内的 O_2 分布。

人们对能够被 O_2 分子猝灭的发光探针已经探索了很长时间。光致发光的 O_2 敏感分子通常是基于那些具有较长衰变发射和寿命的染料，如 Ru^{2+} 配合物、Ir^{2+} 配合物和最近开发的卟啉基荧光屏。利用这些 O_2 指示器，已经开发出了许多光学探针，用于根据单一磷光发射强度的变化对 O_2进行“开-关”检测。虽然很吸引人，但在实际应用中，这种基于单个 O_2敏感染料使用的单强度报告信号很容易受到探针浓度、光散射和外部环境变化（如温度或 pH 值）的干扰。由于 O_2浓度与荧光强度之间的实际关系往往不是线性相关的，如果没有复杂的数据处理，很难准确、定量地确定 O_2浓度。

在过去的十年里，研究人员已经开发出至少三种策略来克服上述缺点。一种有效的策略是开发由 O_2不敏感染料和 O_2敏感指示剂组成的复合探针。这种探针可以通过同时记录两种波长下的荧光强度来实现 O_2的比率测量，从而通过将强度比与 O_2浓度相关联，为环境效应提供了校正机会。基于荧光共振能量转移的双发射纳米探针是实现比率检测的一种更有效的方法。通常，这些纳米探针由荧光染料/纳米颗粒组成，荧光染料/纳米颗粒既是荧光共振能量转移的供体，又是荧光参比，而对 O_2敏感的有机染料则是发出传感信号的受体。供体的波长相对较短的发射预计将激活受体发射更长的波长，因此这两种发射之间的比率可以通过 O_2浓度来调节。第三种是磷光寿命成像。磷光寿命是荧光团的固有特性，只能通过 O_2浓度来改变。因此，这种生命周期信号不会受到发光分子在细胞、器官甚至身体内的不均匀分布的影响。

6.3.6　将氧敏染料与氧敏指示剂相结合的复合探针

原则上，比率传感探针应在两个单独的发射波长下显示出对 O_2敏感的磷光发射和与 O_2无关的荧光发射，因此磷光和荧光之间的强度比可用于量化 O_2浓度。理想情况下，比率式 O_2探针应具备以下两个先决条件。首先，荧光光谱和磷光光谱被清楚地分开。第二，只有磷光可以被 O_2猝灭，而磷光和荧光发射都不受其他生物物质和环境物理条件（如 pH 值）的影响。

MOF 是一类由过渡金属离子和有机连接体组成的新型多孔材料，作为化学探针已被广泛探索。纳米级 MOF（NMOF）表现出更有趣的特性，使其成为生物传感器应用所需的纳米材料。首先，具有合理结晶度和结构可调性的 NMOF 具有高度多孔性，这使它们能够适应高载量的显像剂、小分子（如分析物）在其孔隙网络中的快速扩散，以及防止染料自猝灭。其次，由于 NMOF 的金属相对不稳定，因此从长期来看，NMOF 本质上是可生物降解的配体。因此，NMOF 也被用于小分子传感。研究者首先通过选择 Pt-5,15-二（对苯甲酸）卟啉（DBP-Pt）作为 O_2 敏感桥联配体和罗丹明-B 异硫氰酸酯（RITC）-共轭四苯基二甲酸酯作为 O_2 独立发光配体设计了基于 NMOF 的 O_2 传感器。在无氧环境中，探针分别表现出来自 RITC 的微弱 570nm 发射和来自 DBPPt 的强烈 630nm 发射。当探针暴露在充气环境中时，DBP-Pt 的磷光强度显著降低，而 RITC 的荧光强度保持不变。此外，RITC 荧光强度和 DBP-Pt 磷光强度之间的比率可以通过在 MOF 合成和合成后修饰期间分别改变两种染料的比例来调节。除 MOF 外，聚合物还因其优异的水溶性而被广泛用作基质。此外，他们的氧气渗透和疏水核心可以有效地嵌入疏水氧气敏感染料。

6.3.7 氧气和 pH 值共响应探针

乏氧的物理和化学行为通常不是由一个环境因素决定的，而是由两个或两个以上因素（如 O_2 浓度和 pH）共同影响的。尽管乏氧与乏氧浓度和酸中毒密切相关，但细胞外 pH 和氧浓度之间缺乏明确的空间相关性。因此，为了更准确地阐明乏氧微环境，有必要探索能够同时检测多种环境参数的多功能荧光探针。

为了准确测量 O_2 浓度和 pH，将 O_2 和 pH 指标结合在一个系统中，开发出具有可分离发射波长的高通量发光探针是很有吸引力的。从应用的角度来看，探针中的两个荧光部分必须能被单一光源激发。因此，它们的吸收光谱必须在一定程度上相互重叠，而探针的两个发射可以在空间上相互分离，但不会发生 FRET。而亲水性材料则需要检测 pH。因此，设计和构建这种用于细胞内应用的纳米探针具有很高的挑战性。

解决这个问题的第一个办法是将两个具有不同渗透选择性的微珠结合起来，同时检测酸度和氧气水平。在该体系中，pH 指示剂羧基荧光素被包埋在可渗透氢离子的聚（甲基丙烯酸羟乙酯）制成的颗粒中，而 O_2指示剂钌（Ⅱ）复合物被物理吸附在溶胶-凝胶基珠中。然后，将这两种微粒子分散到溶液中，使其能够同时光学测量 pH 和 O_2。

作为另一种解决方案，研究者开发了一种聚合物基纳米探针。将高生物相容性聚合物 Pluronic F-127 芯与聚乙二醇（PEG）连接形成纳米探针。作为亲脂性 O_2敏感探针的还原铂（Ⅱ）-四苯基四苯卟啉（PtTPTBP）和参考染料蓝色（五氟苯基）卟啉（TFPP）同时被封装到疏水核中。此外，将一种 pH 敏感探针-绿色荧光素异硫氰酸酯（FITC），共价连接到位于壳上的 PEG 基团。Pt-TPFPP 的红色荧光强度随着 P_{O_2}的增加而降低，而 FITC 的绿色荧光随着 pH 的增加而增强。进一步将这种聚合物微粒整合成一种生物相容性聚合物薄膜，这种聚合物薄膜可用于对人体皮肤受伤区域的氧气和 pH 值进行成像，三个通道的光信号将很容易读出。然后，将红色和绿色通道中每个像素的信号强度除以对应的蓝色像素的强度作为参考通道。因此，每个像素的 R/B 和 G/B 值分别代表对 O_2水平和 pH 的参考响应。

6.3.8 乏氧敏感的硝基咪唑类似物 PET 探针

虽然光学成像方式具有单细胞灵敏度的优势，但其空间分辨率随着成像深度的增加而迅速下降。在临床上可用的成像方法中，MRI、CT、PET 和单光子发射断层成像（SPECT）因其独立于组织深度的特点而备受关注。其中，PET 在乏氧研究方面有许多优势，它可以在放射性示踪剂辅助下提供肿瘤乏氧程度的无创 3D 评估。一般来说，乏氧标记物应该能够很容易地、非特异性地进入癌细胞，只停留在乏氧细胞中，而不在常氧细胞中。通常，PET 放射示踪剂由放射性同位素和乏氧反应分子组成，这种乏氧反应分子对乏氧微环境（例如，新陈代谢导致的葡萄糖减少）具有特异性。Cu、F、C 和 O 由于半衰期短，常被选为流行的放射性同位素探针。

2-硝基咪唑类化合物被认为是第一代 PET 乏氧成像分子探针。硝基咪唑可被动扩散到肿瘤细胞内，随后发生还原反应形成中间产物。在常氧条件下，这些物质能迅速被再氧化成它们的母体化合物，从而向细胞外扩散。在乏氧条件下，氮离子自由基会继续进行生物还原过程，导致亚硝基杂环的持续生成。这些产生的产物最终将被困在细胞中。在过去二十年中已经探索了几种基于氟化硝基咪唑的标记物用于 PET 成像。在这些标记物中，18F-氟咪唑（18F-FMISO）是一种典型的 2-硝基咪唑原型示踪剂，由于其乏氧选择性，是 PET 乏氧成像中使用最广泛的生物标记物。通常，通过比较示踪剂在许多肿瘤亚区的捕获率来进行动力学建模的方法通常用于检测肿瘤乏氧。通过使用这种动力学分析方法，来自乏氧特异性放射性示踪剂结合的 PET 信号可以很容易地与自由扩散示踪剂的信号分离。18F-FMISO 发展后，另一种放射增敏剂-依他硝唑（18F-EF5）相继出现。这两种标记物的亲脂性保证了它们有效地渗透到组织和细胞膜。然而，正是它们的高亲脂性同时限制了未结合示踪剂的清除。

与其他显像方式相比，PET 因其独特的优势，在肿瘤乏氧的临床显像中发挥着越来越重要的作用。首先，它具有高靶背景对比度和高分辨率层析成像的特点，能够对肿瘤乏氧进行精确定位，PET 与 CT 影像的融合将进一步增强这一特点。PET 的另一个重要优点是，它可以提供有关感兴趣区域乏氧分布的定量信息。此外，注入 PET 示踪剂的总剂量低至纳摩尔至皮摩尔浓度，从而对生物组织造成最小的副作用。因此，PET 成像能够在不干扰生物系统的情况下定量测量乏氧程度。

此外，作为 PET 乏氧成像的一个重要应用，PET 成像结果将有助于计划适当的剂量增加或减少，因为通过 PET 成像可以将严重乏氧区与常氧区分开。例如，一旦确定了乏氧区域，临床医生就可以均匀地增加对整个肿瘤区域的放疗剂量。但是，这样均匀增加剂量会大大增加副作用的风险，因为周围的正常组织也接受了增加的辐射剂量。与传统的三维适形放疗方法不同，最近发展起来的调强放疗可以通过仅对乏氧病灶提供强化剂量来精细地调节剂量分布。因此，可以对病人进行非常精确的剂量和定位控制。在这种情况下，临床医生可以在保持总辐射剂量不变的情况下，仅在乏氧区增加剂量，在无乏氧区相应减少剂量。

参考文献

[1] Cui D, Huang J, Zhen X, *et al*. A Semiconducting Polymer Nano-prodrug for Hypoxia-Activated Photodynamic Cancer Therapy [J]. Angew Chem Int Ed Engl, 2019, 58 (18): 5920-4.

[2] Zhou S, Hu X, Xia R, *et al*. A Paclitaxel Prodrug Activatable by Irradiation in a Hypoxic Microenvironment [J]. Angew Chem Int Ed Engl, 2020, 59 (51): 23198-205.

[3] Hu B, Song N, Cao Y, *et al*. Noncanonical Amino Acids for Hypoxia-Responsive Peptide Self-Assembly and Fluorescence [J]. J Am Chem Soc, 2021, 143 (34): 13854-64.

[4] Lan G, Ni K, Xu Z, *et al*. Nanoscale Metal-Organic Framework Overcomes Hypoxia for Photodynamic Therapy Primed Cancer Immunotherapy [J]. J Am Chem Soc, 2018, 140 (17): 5670-3.

[5] Kuang S, Sun L, Zhang X, *et al*. A Mitochondrion-Localized Two-Photon Photosensitizer Generating Carbon Radicals Against Hypoxic Tumors [J]. Angew Chem Int Ed Engl, 2020, 59 (46): 20697-703.

[6] Zhang C, Xin L, Li J, *et al*. Metal-Organic Framework (MOF) -Based Ultrasound-Responsive Dual-Sonosensitizer Nanoplatform for Hypoxic Cancer Therapy [J]. Adv Healthc Mater, 2022, 11 (2): e2101946.

[7] Wang H, Xue K F, Yang Y, *et al*. In Situ Hypoxia-Induced Supramolecular Perylene Diimide Radical Anions in Tumors for Photothermal Therapy with Improved Specificity [J]. J Am Chem Soc, 2022, 144 (5): 2360-7.

[8] Zhang T X, Zhang Z Z, Yue Y X, *et al*. A General Hypoxia-Responsive Molecular Container for Tumor-Targeted Therapy [J]. Adv Mater, 2020, 32 (28): e1908435.

[9] Zhang K, Meng X, Yang Z, *et al*. Enhanced cancer therapy by hypoxia-responsive copper metal-organic frameworks nanosystem [J]. Biomaterials, 2020, 258120278.

[10] Liu J N, Bu W, Shi J. Chemical Design and Synthesis of Functionalized Probes for Imaging and Treating Tumor Hypoxia [J]. Chem Rev, 2017, 117 (9): 6160-224.

[11] Li H J，Yan W X，Su X M，*et al*. Nucleus-targeted nanodelivery system eradicates cancer stem cells by combined thermotherapy and hypoxia-activated chemotherapy. Biomaterials，2019，200，1-14.

[12] 刘洁如，吕青志，王永军．乏氧激活抗肿瘤前药的研究进展［J］．沈阳药科大学学报，2017，34（09）：796-804＋847.

[13] 陈世雄，陈航榕．乏氧响应型纳米药物的设计、合成及其抗肿瘤作用研究［J］．药学进展，2021，45（04）：254-262.

[14] 梁金来，徐巍，殷婷婕，等．改善肿瘤乏氧环境及乏氧应激释药型抗肿瘤药纳米递送系统研究进展［J］．中国药科大学学报，2018，49（03）：255-262.

[15] 赵琪，刘庄．基于纳米生物材料的肿瘤乏氧调控与放疗增效研究进展［J］．肿瘤防治研究，2021，48（02）：109-114.

[16] 樊淼，韩丹丹，葛昆，等．针对乏氧肿瘤的纳米药物研究进展［J］．中国科学：化学，2021，51（09）：1115-1123.

[17] 陈洁，曹晔，李双双，等．针对肿瘤的新型纳米药物递送系统研究进展［J］．中国药学杂志，2020，55（21）：1749-1756.

[18] Shao Y L，Liu B，Di Z H，*et al*. Engineering of Upconverted Metal-Organic Frameworks for Near-Infrared Light-Triggered Combinational Photodynamic/Chemo-/Immunotherapy against Hypoxic Tumors. Journal of the American Chemical Society，2020，142，8，3939-3946.

第7章

氧化还原响应性纳米载体系统

在刺激响应性纳米递送体系的各种触发因素中，肿瘤细胞内高氧化还原微环境被认为是刺激响应性递送体系设计的理想触发条件。肿瘤细胞的还原环境受到严格控制，主要由 $NADPH/NADP^+$ 和谷胱甘肽（GSH，GSH/GSSG）的氧化还原状态决定，两者具有不同的还原电位和还原能力。在还原环境中，谷胱甘肽的浓度高于 NADPH，在这种情况下，谷胱甘肽在微环境的调控中起主要作用。在分子水平上，谷胱甘肽主要通过二硫键的形成和断裂以及与过量 ROS 的反应来控制细胞的还原环境。这就是为什么谷胱甘肽的浓度通常被认为是细胞还原环境的代表。GSH 细胞内浓度可达 10mmol/L，而胞外浓度范围为 2～20μmol/L。据报道，肿瘤组织中谷胱甘肽的浓度至少是正常组织的 4 倍，在一些多药耐药肿瘤中尤其高。这些正常细胞和肿瘤细胞之间的环境还原性差异，为利用氧化还原反应设计刺激响应性递送体系进行肿瘤靶向治疗提供了一种潜在可行的策略。肿瘤的还原环境作为一种独特的内部信号，使氧化还原反应纳米载体在肿瘤细胞中降解并释放负载的药物。氧化还原响应纳米载体主要有三个优点。首先，它们在正常组织中往往是稳定的，这可以明显减少载体和药物的生物毒性和副作用。其次，它们对肿瘤细胞中谷胱甘肽的高浓度反应迅速，能够快速释放药物（通常是几分钟到几小时）。第三，与其他可能的药物释放位点相比，谷胱甘肽响应的细胞质释放通常被认为具有更好的药物治疗效果。

7.1 具有二硫键的氧化还原性载体系统

具有二硫键的氧化还原响应载体系统在许多文献报道中提到得到了很充分的研究。通过谷胱甘肽将二硫键还原为巯基，载体系统结构降解，药物被释放。具有二硫键的氧化还原响应载体系统中二硫键的存在形式一般有 6 种，主干中存在二硫键、侧链上有二硫键、二硫键附着在纳米颗粒表面、二硫键连接两个基团、壳二硫键交联胶束和核二硫键交联胶束，具体存在形式如图 7-1 所示。在 GSH 高浓度的还原环境中，具有主链二硫键的载体比其他类型的氧化还原响应载体解聚速度更快。在主链上含有二硫键的载体系统可进一步分为两类：含二硫键的单体和含巯基的单体。但是这种二硫键递送载体的结构稳定性较差。因此，与其他二硫键存在形式相比，对主链二硫键含量高的载体的研究相对较少。

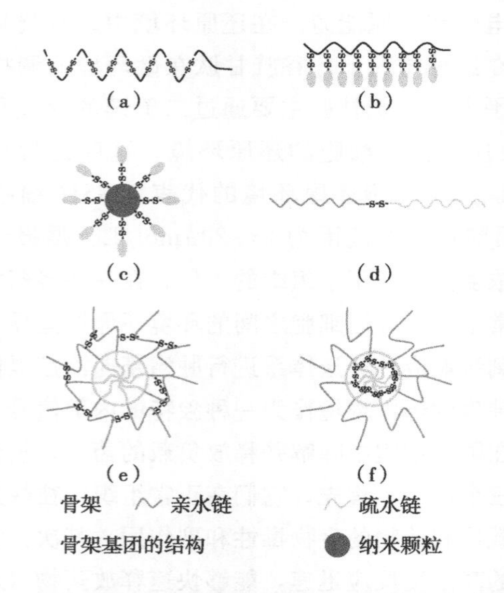

图 7-1 氧化还原响应载体系统中的二硫键存在形式示意图

(a) 主干中存在二硫键；(b) 侧链上有二硫键；(c) 二硫键附着在纳米颗粒表面；(d) 二硫键连接两个基团；(e) 壳交联胶束；(f) 核交联胶束

由含二硫化物单体合成的聚合物载体由许多重复单元组成，这意味着二硫化物键在整个聚合物体系中占有较高的比例。因此，当遇到还原性环境时，聚合物反应迅速，药物降解，药物将被完全释放。通常用于聚合物的含二硫键的结构片段包括胱胺(cystamine)、胱氨酸（cystine)、3-（2-吡啶二巯基）丙酸-*N*-羟基琥珀酰亚胺酯（SPDP)、二硫基二甲基丙烯酸酯（DSDMA）和其他结构。这些结构片段如图 7-2 所示。

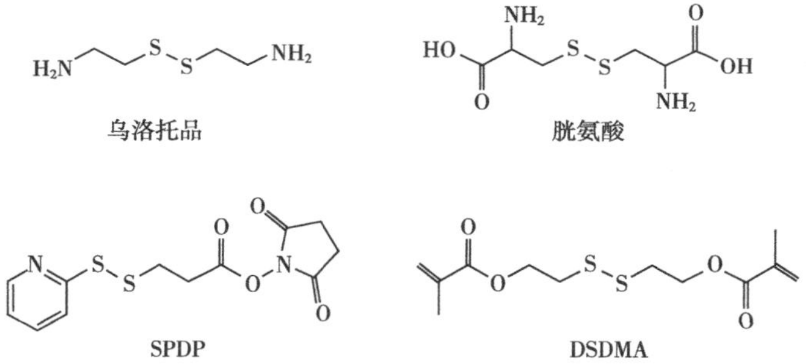

乌洛托品　胱氨酸

SPDP　DSDMA

图 7-2　通常用于还原敏感性聚合物设计的含二硫键结构片段示意图

侧链上有二硫键的氧化还原反应给药系统比主链上有二硫键的载体系统具备更多功能，更易于化学修饰。侧链上的二硫键通常用于修饰主链。在主链上附加靶向基团可以增加载体的靶器官选择性。连接亲水结构的疏水主链或连接疏水结构的亲水主链都能促进胶束的形成。此外，还可以将侧链与药物连接，提高药物传递效率。研究者利用聚琥珀酰亚胺（PSI）的渐进式开环反应制备了氧化还原和 pH 双刺激响应的聚天冬氨酸衍生物来控制药物的释放。聚天冬酰胺主链通过氧化还原响应二硫键接枝聚乙二醇（PEG）链，在还原环境中形成可脱落的胶束外壳。结果表明，该胶束对酸性环境和还原环境的双重响应均能增强药物的释放，且具有较低的细胞毒性。最近有报道称，通过二硫键将脱氧胆酸（DOCA）的疏水结构与亲水透明质酸（HA）主链连接，可以合成紫杉醇（PTX）

靶向胞内传递的氧化还原反应载体 HA-ss-DOCA。结果表明，含 PTX 的 HA-ss-DOCA 胶束可在细胞内快速释放药物，HA 受体介导的内吞作用可增强药物在肿瘤部位的积累。另一项研究通过疏水结构与亲水主链之间的二硫键连接，引入了一种壳聚糖基类糖脂纳米载体（CSO-ss-SA），实现 siRNA 与药物的共传递。在本研究中，模型药物尼罗红（Nile Red）比 siRNA 晚释放 8～11h，实现了基因与药物的协同治疗。通过二硫键将顺铂与 PLG 链连接，可合成由聚乙二醇-聚-（l-谷氨酸）（PEG-PLG）组成的新型氧化还原响应胶束。该胶束具有良好的顺铂负载率、良好的氧化还原响应药物释放动力学、较强的抗肿瘤活性和较低的生物毒性。

目前纳米粒子的制备技术越来越成熟，利用二硫键将修饰结构连接到纳米粒子表面，可以丰富纳米粒子的功能，如增强纳米粒子的氧化还原反应和靶向能力。研究者对不同二硫键修饰的纳米颗粒进行了广泛的研究，包括磁性纳米颗粒（Fe_3O_4）、金纳米颗粒、银纳米颗粒、硅纳米颗粒、金/介孔二氧化硅杂化纳米颗粒（GoMe）和介孔硅酸锰涂层二氧化硅纳米颗粒（MMSSN）。其中，介孔二氧化硅纳米颗粒（MSN）得到了广泛的研究。此外，二硫键还可以与基因或药物相连，实现基因或药物在还原环境下的快速释放。研究者通过氧化还原响应二硫键将转铁蛋白（Tf）作为覆盖剂和靶向基团连接在单分散二氧化硅表面构建载体系统，该系统可有效封装阿霉素（DOX）。当系统暴露于谷胱甘肽时，DOX 快速释放。该系统具有良好的生物相容性，且在肿瘤细胞内的积累和靶向性显著增强。在另一项研究中，利用二硫键将 siRNA 附着在单分散二氧化硅表面，实现 DOX 和 siRNA 的共递送。结果表明，MSNs-SSsiRNA@Dox 在体内外均能显著增强其抗肿瘤活性，取得理想的抑瘤治疗效果。

二硫键也可以将两个具有不同功能的基团连接在一起，这是一个很好的载体系统设计策略，可以使载体的结构和功能更加丰富。通过二硫键分别连接两个亲水性和疏水性聚合物，可以形成两亲性共聚物，两亲性共聚物自组装成胶束，可以传递疏水性药物，提高疏水性药物的溶解性和生物利用度。研究者在两亲性聚乙二醇-聚己内酯共聚物嵌段中引入三个二硫键，合成了还原敏感可裂解的聚合物纳米载体 mPEG-SS-PCL-SS-PCL-SS-mPEG（trip-PESC）。实验证明这是一种很好的策略来提高还原响应的灵敏度，可以实现在低 GSH 浓度下的药物释放。trip-PESC 纳米粒子由于二硫键稳定，在血液循环中保持完整，而负载的药物在遇到高 GSH 浓度的肿瘤细胞时释放。另一项研究使用二硫键将 pH 响应的 p（His)$_n$ 嵌段与生物相容的磷脂类似物聚（2-甲基丙烯酰氧乙基磷酰胆碱）[p（MPC)] 嵌段连接，形成 pH/氧化还原双刺激响应嵌段共聚物。嵌段共聚物自组装成均匀的胶束，有效包裹 DOX，增强了药物释放和抗肿瘤活性。

目前，针对由两亲性二嵌段或三嵌段共聚物组装成的胶束研究非常广泛。但由于体内环境的复杂性，胶束在递送过程中往往稳定性差，容易导致药物过早释放和丢失，这种情况下可能会产生意想不到的系统副作用。为了解决这一问题，通常使用交联胶束来增强载体的稳定性，从而有效地防止药物在到达细胞或其他靶点之前的损失。但同时，我们需要注意的是交联结构也可能成为药物释放的障碍，减缓药物释放速度。二硫键可以作为交联剂，以胶束的核或壳的形式存在，如壳交联胶束和核交联胶束。这种壳交联胶束和核交联胶束随着二硫键对还原环境的快速响应，可促进药物的释放。研究者设计了一种基于氧化还原响应的壳交联胶束。选用两种低毒材料聚乙二醇（PEG）和聚氨基酸自组装三嵌段共聚物聚乙二醇-b-聚赖氨酸-b-聚苯丙氨酸（PEG-b-plys-b-ppha）。在中间壳层中使用二硫化物交联增强了胶束的稳定性。结果表明，壳交联能显著提高胶束的物理稳定性。随着交联程度的增加，该复合物能更有效地减缓甲氨蝶呤（MTX）的释放。通过 Diels-Alder 点击反应可以合成氧化还原敏感的核交联胶束 poly（ethylene oxide）-b-poly (furfuryl methacrylate)（PEO-b-PFMA），将 DOX 包裹在疏水核中。PEO-b-PFMA 胶束载药和 DTT 存在胶束结构核心解聚的示意图如图 7-3 所示。结果表明，核交联胶束能增强胶束在生理条件下的稳定性。而在DTT环境下，二硫键迅速断裂，胶束解离，释放DOX。

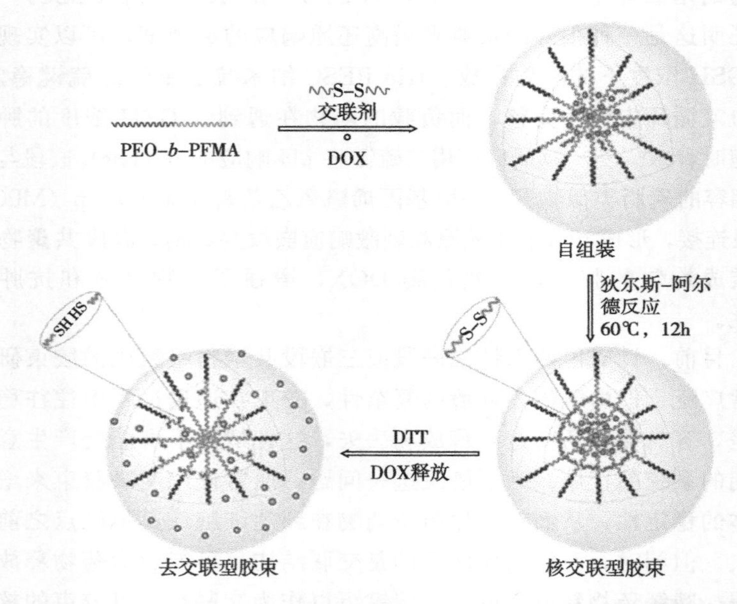

图 7-3 PEO-b-PFMA胶束载药和DTT存在时胶束结构核心解聚的示意图

肿瘤细胞中浓度较高的谷胱甘肽可以触发靶部位药物的释放。含有简单二硫键或硫酯的前药物化合物可以被细胞内硫醇或还原酶有效地裂解，而它们对许多其他化学官能团和反应都是惰性的，使得含有二硫键的前药物的合成和化学修饰变得容易。研究者采用喜树碱-二硫键-PEG2000-4-羧基苯基硼酸（CPT-SS-PEG2000-CPBA）与CPT-SS-GEM（吉西他滨）共组装，制备了共组装纳米胶束。可特异性识别唾液酸的CPBA作为活性靶向配体附着在PEG链上，如图7-4所示。体外药物释放研究证实了氧化还原引发的CPT和GEM在共组装纳米胶束中的同步快速释放。此外，CPBA修饰的共组装纳米胶束明显增强了细胞内化，而对游离CPBA预处理细胞的细胞摄取显著降低。结果表明，唾液酸介导的共聚纳米胶束具有靶向活性。值得注意的是，与 CPT 和 GEM 混合剂相比，共组装纳米胶束不仅大大降低了药物回流，而且对 MCF-7/ADR 和 4T1 细胞表现出了比较好的协同抗增殖作用。特别是对于 MCF-7/ADR 细胞，共组装纳米胶束的 IC_{50} 值明显低于其他剂型。此外，体内生物分布分析表明，共组装纳米胶束优先聚集在肿瘤部位，可降低药物副作用，提高药物疗效。

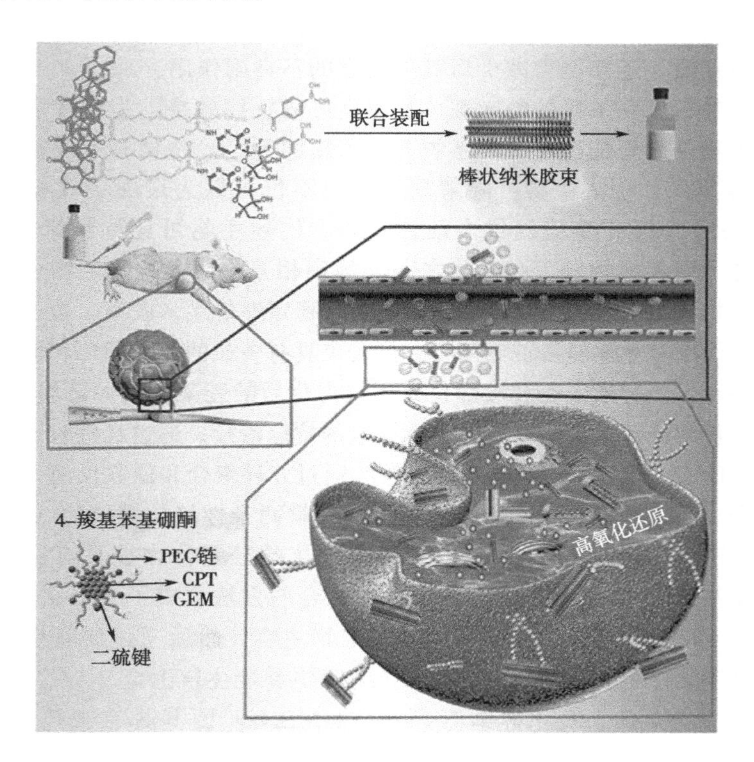

图 7-4　通过 CPT-SS-GEM 和 CPT-SS-PEG2000-CPBA 的简单共组装，CPBA 修饰棒状纳米胶束实现喜树碱和吉西他滨的活性靶向和氧化还原控制协同共传递

研究者采用胞内还原敏感聚乙二醇和咪唑接枝聚苹果酸（PMA）基生物可降解聚酯，构建了生物可还原纳米载体（PLM-g-ss-EGA）。

动态光散射（DLS）和耗散粒子动力学（DPD）模拟表明，PLM-g-ss-EGA 纳米载体具有均匀的球形和高稳定性。与传统的聚酯纳米载体（5%～7%）相比，这种新型纳米载体增强了单体之间的相互作用，双载药物效率较高。此外，刺激响应评估和体外药物释放研究表明，这些生物可还原纳米载体，可以平衡血液循环中的细胞外稳定性，实现细胞内药物的“按需”释放。体外和体内实验表明，与游离 DOX・HCl 相比，生物可还原纳米载体不仅能显著提高抗肿瘤疗效，还能显著减少对其他器官的不良副作用。

基于聚苹果酸的纳米载体具有良好的抗癌效果，为设计多功能可生物降解聚酯药物载体系统开辟了新的途径。将含有大羧基的聚(β-苹果酸）引入生物可降解聚酯中，不仅可以为聚酯中接枝还原性 PEG 片段和咪唑提供多活性位点，构建生物可还原纳米载体，还能加强聚合物胶束与药物之间的物理相互作用。这些生物可还原共聚物，可以自组装成具有优异热力学稳定性的纳米胶束，通过多重相互作用有效地封装抗癌药物。该胶束具有较长的血液循环和纳米级的特性，能有效地在肿瘤部位聚集。内化后的胶束对还原环境敏感，可使负载的药物快速释放，实现有效的抗癌治疗。通过耗散粒子动力学（DPD）模拟研究了自组装过程。通过开环聚合和偶联反应，研究者合成了还原敏感和不敏感的可生物降解两亲性接枝共聚物（PLM-g-ss-EGA，PLM-g-EGA）。将 mPEG 的末端羟基修饰成具有还原性的氨基（mPEG-ss-NH_2），采用开环聚合的方法合成了聚 L-乳酸-co-β-丙二酸苄酯（PLLA-co-PMA）共聚物主链，然后通过偶联反应分别将还原敏感和不敏感的 mPEG 接枝到共聚物主链上。

中空介孔二氧化硅纳米颗粒（HMSNs）因其具有载药量高、比表面积大、生物相容性好、易于功能化等显著优势，成为最具潜力的药物纳米载体之一，用于药物的智能递送。利用乳酸菌酸(CytC-LA）结合细胞色素 C（CytC-LA）作为阻断剂，以氧化还原可裂解二硫键和 pH 解离硼酸酯键作为中间连接剂，研究者开发了一种一种基于中空介孔二氧化硅纳米颗粒（HMSNs）的靶向肿瘤治疗的多功能纳米载体，将阿霉素（DOX）包载到 HMSNs 中。该体系在体外表现出 pH 和氧化还原双响应的药物释放行为。当 DOX 负载系统靶向到达肿瘤部位时，肿瘤微环境中过表达的谷胱甘肽（GSH）和酸性 pH 会破坏中间连接物，导致抗肿瘤药物快速释放。HMSNs 通过与 Cys・HCl 的酰胺化反应合成，羧基功能化并偶联二硫键。然后，4-羧基苯基硼酸通过酰胺化反应与体系再次共轭。最后，通过硼酸酯键将 CytC-LA 接枝到 HMSNs 体系上。该体系的制备过程如图 7-5 所示。

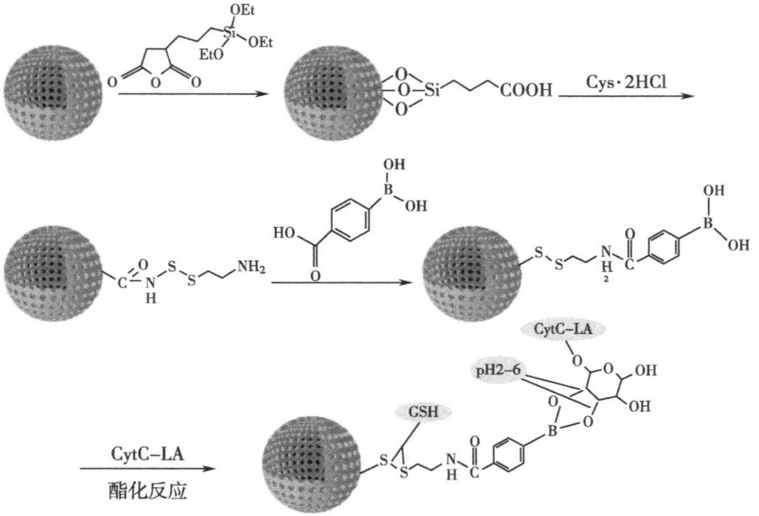

图 7-5　HMSNs-S-S-CPA-CytC-LA 纳米载体制备过程

纳米材料的表面修饰和功能化已被广泛用于设计智能药物载体系统。研究者在介孔二氧化硅纳米颗粒（MSN）上制备多刺激响应表面，用于环境敏感的位点特异性药物递送，降低过早泄漏药物的风险。通过二硫键交联的壳聚糖在载药 MSN 上形成薄膜，实现了对刺激敏感的调节门膜；然后进一步与叶酸结合，实现针对癌细胞的位点特异性靶向。壳聚糖薄膜在中性条件下非常稳定，可以有效防止药物泄漏，但对 pH 和 GSH 刺激都很敏感，可以实现快速药物释放。

目前，Abraxane，一种商业化的白蛋白结合紫杉醇纳米制剂被认为是治疗乳腺癌的金标准。但外源性白蛋白载体不良的药代动力学和免疫原性，限制了其临床应用。为了克服这些缺陷，研究者采用了白蛋白结合肿瘤氧化还原响应性紫杉醇前药纳米递送的策略。研究者利用不同的化学键（硫醚键或二硫键）来设计前药，紫杉醇（PTX）通过马来酰亚胺（MAL）功能基团与白蛋白结合。这种PTX前药可以在水溶液中自组装形成均匀的球形纳米粒子（NPs），而不需要任何赋形剂。NPs在静脉给药后立即与血液循环白蛋白结合，在体内迅速分解为小的前药/白蛋白纳米团聚体，通过白蛋白受体介导的活性靶向，促进PTX前药在肿瘤区域的积累。前药的肿瘤氧化还原双响应性药物释放特性提高了正常细胞和癌细胞之间的细胞毒性选择性。此外，含二硫键的前药/白蛋白纳米聚集体在体内循环时间长，具有较好的抗肿瘤效果。这种简单易行的策略融合了白蛋白的仿生特性、肿瘤氧化还原响应性随需释放药物的特性，为高效抗肿瘤纳米药物的开发提供了新的思路。鉴于马来酰亚胺基团与白蛋白原位半胱氨酸-34残基的选择性偶联，研究者建立了一系列白蛋白结合的紫杉醇-马来酰亚胺前体药物纳米颗粒（NPs），并添加了聚合物DSPE-PEG 2000。研究发现，引入长链PEG保持了NPs的胶体稳定性，但损害了细胞摄取，加速了血液清除（ABC）现象。为了进一步开发抗肿瘤的无辅料递送体系，研究者报道了白蛋白诱导的转化纳米药物紫杉醇（PTX）前药NPs通过与血浆白蛋白结合来改善肿瘤靶向药物递送。研究者以硫醚键（PSMAL）、二硫键（PSSMAL）为连接键，不含任何赋形剂，构建了具有氧化还原响应的紫杉醇-马来酰亚胺前药NPs。紫杉醇-马来酰亚胺（PMAL）和琥珀酰亚胺-紫杉醇（PSUC）前药NPs作为阴性对照，静脉注射后，血浆白蛋白可促进体内大的紫杉醇-马来酰亚胺前药NPs转化为小的前药/白蛋白纳米聚集体。此外，肿瘤微环境响应性PTX前药可选择性释放活性PTX分子，增强其抗肿瘤活性。另有研究者提出了一种新的高效抗肿瘤纳米药物设计策略，即将白蛋白介导的肿瘤靶向与氧化还原敏感的前药DDSs相结合。氧化还原敏感的 PTX-马来酰亚胺前药（PSMAL 和 PSSMAL）是通过硫醚键（—S—）和二硫键（—S—S—）将马来酰亚胺与 PTX 结合制备的。

研究者开发了一种具有“零过早释放”特性的药物共轭纳米载体，用于主动靶向药物递送。以透明质酸（HA）修饰介孔二氧化硅纳米颗粒（MSNs）制备了 pH 和氧化还原双响应纳米载体。阿霉素（DOX）通过腙键与单分散二氧化硅偶联，在肿瘤组织中（酸性条件下）腙键可被裂解。为了提高纳米载体的特异性细胞摄取和稳定性，HA 通过二硫化物交联剂在纳米颗粒表面形成一个外壳。研究者研究了 DOX 在不同 pH 和 GSH 条件下的刺激释放，结果表明，包埋的 DOX 可通过单分散二氧化硅通道控制释放。双触发药物释放系统提供了一种高效的靶向给药系统，能够使药物进入癌细胞的胞质。流式细胞术和共聚焦激光扫描显微镜（CLSM）结果表明，纳米颗粒表面的 HA 可导致细胞特异性摄取，纳米载体可靶向递送到 HeLa 细胞。HA 官能化 DOX 偶联纳米颗粒对肿瘤细胞具有更好的跨细胞能力和更高的细胞毒性。这种药物载体系统在肿瘤触发药物释放治疗癌症方面具有很大的应用潜力。PTX 和 DOX 具有不同的抗癌机制。两种抗癌药物联合使用可协同增强其抗癌作用，但同时伴有严重的副作用。研究者构建了基于氧化还原敏感的 mPEG-SS-PTX 和 mPEG-SS-DOX 偶联物的混合胶束体系。该载体系统的载药量固定且较高，为 24.2%（PTX 约 14.8%，DOX 约 9.4%），并具有精确的 PTX 与 DOX 的比例，可以实现同步控释。mPEG 无毒、无免疫原性、易水解代谢，已被美国食品和药物管理局（FDA）批准，并广泛应用于药物给药系统。通过氧化还原敏感键将 PTX 或 DOX 直接与 mPEG 偶联，得到 mPEG-PTX 和 mPEG-ss-DOX 偶联物。将 mPEG 偶联到疏水药物上不仅能增加 DOX 和 PTX 在体的溶解度，还能延长其在体内的循环时间。除此之外，偶联物在水溶液中能自发形成明确的球形胶束。氧化还原敏感的二硫键作为连接 mPEG 和 PTX/DOX 的连接键，实现了混合胶束在肿瘤细胞中积累时的还原触发药物释放。有报道称，在癌细胞中，过表达的内源性硫醇［如谷胱甘肽（GSH）］反应可使二硫键断裂。在高氧的细胞外环境（GSH，约 2μmol/L）中，二硫键是稳定的，而在含有 2～3 个数量级的 GSH（约 10mmol/L）的细胞质中，二硫键会迅速断裂。此外，在还原乏氧环境下，癌细胞中谷胱甘肽的浓度是正常细胞的数倍。细胞外环境和肿瘤细胞内环境中谷胱甘肽浓度的巨大差异导致了药物在肿瘤细胞中的可控释放。基于此，研究者以合成的 mPEG-SS-PTX 和 mPEG-SS-DOX 缀合物为基础构建了氧化还原敏感的混合胶束。偶联物是两亲性的，可以在水溶液中以精确的比例自组装成混合胶束。设计的混合胶束可以实现药物在肿瘤部位的还原触发和同时定量释放。mPEG-SS-PTX 和 mPEG-SS-DOX 混合胶束的形成与抗癌机制如图 7-6 所示。

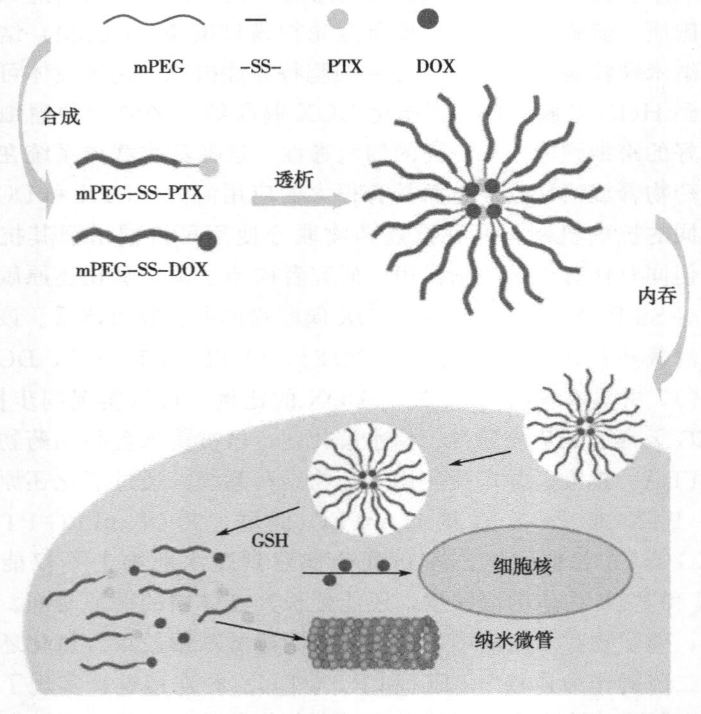

图 7-6 mPEG-SS-PTX 和 mPEG-SS-DOX 混合胶束的制备与抗癌机制

在各种细胞内外刺激因素中，氧化还原电位得到了高度的关注，因为谷胱甘肽（GSH）浓度在轻度氧化的细胞外环境（血浆中约2～10μmol/L）和肿瘤细胞内微环境（细胞质中约2～10mmol/L）之间存在显著差异。氧化还原敏感的聚合物通常在分子中含有二硫键。使用二硫键的纳米颗粒在正常生理条件下是稳定的，倾向于在肿瘤细胞内有效地释放药物。肿瘤特异性药物释放使氧化还原敏感的纳米颗粒显示出较强的抗肿瘤疗效和较低的毒性。*n*-乙酰-l-半胱氨酸（NAC）作为半胱氨酸的衍生物，分子中含有游离硫醇基团（—SH），并且在两个NAC分子之间会形成稳定的二硫键。因此，NAC的引入使聚合物具有氧化还原敏感性。此外，聚合物胶束系统应避免网状内皮系统（RES）的摄取，并具有较长的循环时间，以增加肿瘤组织中的被动积累，是一种理想的载体。聚乙二醇化是克服这些问题的一个很好的选择。甲氧基聚乙二醇（mPEG）是一种最常见的亲水改性剂，广泛用于制备生物相容性纳米粒子。值得注意的是，经mPEG改性的聚合物胶束具有更高的稳定性，延长半衰期，并减少RES的吸收。近年来，许多壳聚糖衍生物被开发用于抗癌药物的传递。例如研究者利用胆固醇和PEG偶联的壳聚糖制备了核壳型纳米颗粒，纳米颗粒内的药物被持续释放。另有研究者合成了一系列PEG修饰的*N*-辛基-*O*-硫酸盐壳聚糖来组装胶束，胶束的循环时间增加。有文献报道研究者首次合成了mPEG、CHO和NAC改性的壳聚糖［mPEG-CS（SH）-CHO］，并用于PTX的传递。两亲性聚合物在水环境中可以自发形成胶束，PTX可以被包埋在疏水核中进行静脉注射。由于mPEG的冠状结构，这些胶束能够逃脱RES的快速清除，并增强其在肿瘤中的积聚。NAC的硫代反应可以产生对氧化还原反应敏感的药物载体。该胶束体系能在肿瘤还原环境中快速释放药物，同时在血液循环中保持稳定。这将提高药物的抗肿瘤作用，减少对身体的毒性。研究者通过一系列的偶联反应合成了mPEG-CS（SH）-CHO的化学偶联物。首先，在吡啶存在下，将CHO与SA偶联制备了胆甾醇琥珀酸单酯，并将其作为溶剂和催化剂。然后，在微酸性环境下合成mPEG-CS，CS

的一阶氨基被质子化，与甲醛反应生成含碳氮双键（C=N）的中间体。然后，通过中间产物与 mPEG 的羟基之间的醚键形成 mPEG-cs。接着，通过形成酰胺键将单胆甾醇琥珀酸酯与 mPEG-CS 连接，制备 mPEG-CS-cho。将 NAC 引入 mPEG-CS-CHO 也是基于酰胺键的形成，最终形成了 mPEG-CS（SH）-CHO。

小干扰 RNA（siRNA）载体系统的开发对扩大其临床应用起着至关重要的作用。作为 siRNA 的主要传递系统，阳离子聚合物或脂基载体存在着固有的问题。肿瘤细胞中大量还原性物质的存在，如高浓度的谷胱甘肽（GSH)，为设计响应肿瘤细胞中 siRNA 药物释放的 siRNA 载体提供了有利条件。研究者设计并合成了一种新型含二硫键的阳离子两亲性 Janus 树状分子（ssJD)。这种 Janus 树形大分子的阳离子亲水头部有三个氨基，而疏水尾部则由两个带有二硫键的脂肪链组成。由此产生的 ssJD 自组装成氧化还原敏感的树状蛋白小体称为 rsd。rsd 能通过静电相互作用与 siRNA 有效结合。形成的 rsd/siRNA 能有效地使 siRNA 进入癌细胞，并促进了氧化还原敏感的 siRNA 在肿瘤细胞内的释放，之后 siRNA 特异性下调基因表达，其递送过程如图 7-7 所示。此外，rsd/siRNA 具有良好的生物相容性。此研究说明这种氧化还原敏感的 Janus 树突分子纳米颗粒作为 siRNA 传递载体治疗癌症的潜力巨大。

在肿瘤药物递送载体中，星形聚合物纳米束具有较好的稳定性、较小的尺寸分布和较高的药物容量等特点。星状结构的两亲性聚合物生成星状胶束是避免药物过早释放的一种可行策略。与传统的线形共聚物相比，多臂星形嵌段共聚物可以在不影响负载和输送效率的前提下降低临界胶束浓度（CMC)。此外，与传统的聚合物胶束相比，星形聚合物胶束具有更好的稳定性、更窄的尺寸分布、更高的药物容量以及更多用于接枝修饰的端基等优点。细胞内药物的释放可以通过外部刺激来实现，这种外部刺激以一种特殊控制的方式使胶束失去稳定性。细胞内主要信号包括谷胱甘肽、pH 和特异性酶。在这些刺激中，利用含有二硫化物的氧化还原电位尤其重要，因为在细胞内空间和细胞外空间的轻度氧化之间，谷胱甘肽

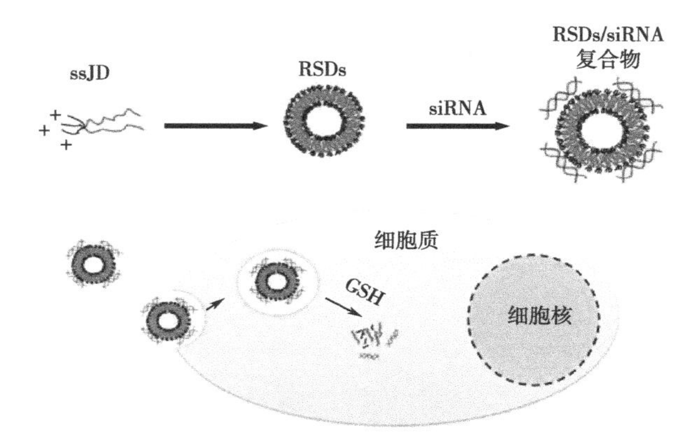

图7-7 阳离子氧化还原敏感的 Janus 树突分子（ssJD）自组装成氧化还原敏感的树突分子体（rsd）与 siRNA 复合物的示意图［形成的 rsd/siRNA 容易内化到肿瘤细胞中，然后在高水平谷胱甘肽（GSH）的存在下快速释放 siRNA 下调靶基因］

（GSH）的浓度存在很大的差异。胶束系统的二硫键在高水平谷胱甘肽作用下会被裂解，导致胶束解体，随后抗癌药物立即释放到细胞间隔中。基于此，研究者开发了一种多功能的星形胶束系统，结合主动靶向能力和氧化还原反应行为，实现了对实体肿瘤的高治疗效率和对正常组织的低毒性。星形胶束由四臂聚己内酯（PCL）-聚乙二醇（PEG）共聚物自组装而成。PEG 作为亲水性片段，避免了网状内皮系统的聚集和清除。PCL 由于其良好的生物降解性和无细胞毒性而被用作疏水段。通过将亲疏水段与二硫键连接，可以实现氧化还原响应行为。亲水段的端基被 FA 配体修饰以赋予活性靶向。抗癌药物阿霉素（DOX）可以在星形 PCL-PEG 共聚物的自组装过程中被包裹在胶束中。这些胶束通过 FR 介导的内吞作用被内化到肿瘤细胞中，二硫键在 GSH 水平高时立即被裂解，DOX 释放。星形 PCL-PEG 共聚物的药物包载和细胞递送过程如图 7-8 所示。

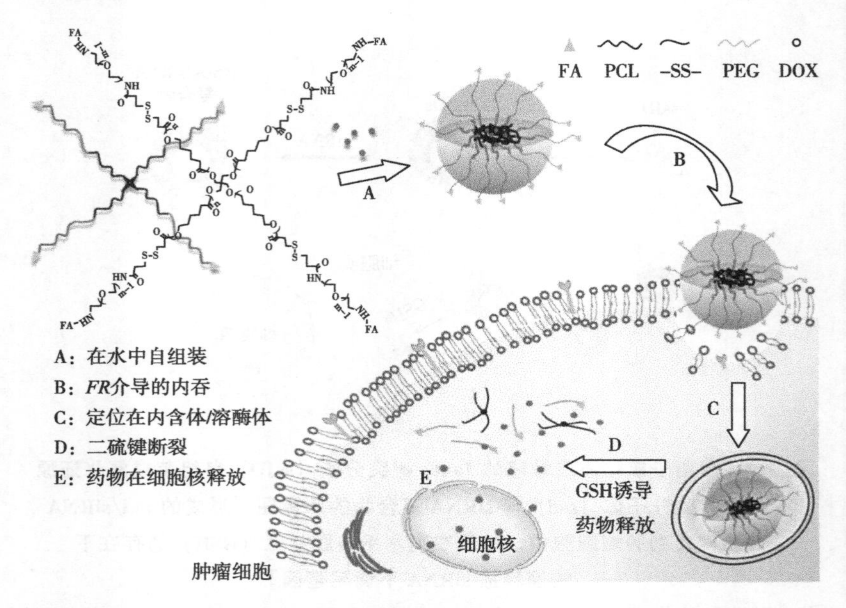

图 7-8　氧化还原响应性星型共聚物的 DOX 负载及细胞内吞和药物释放过程

近年来，光动力治疗领域药物载体设计的不断发展，刺激了许多复杂药物载体的开发。有研究者开发了一种新型的生物可降解和生物相容性的纳米凝胶作为 PDT 载体。研究者利用反相微乳液 ATRP 技术合成了纳米凝胶。在反相微乳液 ATRP 条件下，可以形成分子量和分子量分布可控的均匀交联纳米凝胶，在 GSH 等还原气氛下，骨架中含有二硫基的纳米凝胶被降解。因此，合成的纳米凝胶在体内遇到谷胱甘肽，降解成相应分子量的线性聚合物，可在肾脏中过滤。在谷胱甘肽存在下测定了纳米凝胶的生物降解性。

在已开发的各种纳米载体中，介孔二氧化硅纳米颗粒具有比表面积大、孔体积大、孔结构不规则、孔径大小可调、生物相容性好、表面功能化容易等独特优势，可作为刺激响应性 DDSs 设计的理想药物载体。壳聚糖（CS）是天然阳离子聚合物。由于具有良好的可生物降解、无毒和抗菌性能，它已被用于不同的生物医学和药物传递系统。CS 含有大量的氨基，在一定的 pH 范围内被质子化。

因此，壳聚糖对外界 pH 环境具有一定的响应能力。透明质酸（HA）是一种天然阴离子聚合物，可作为纳米药物载体进行靶向药物传递和改善亲水性。近年来，荧光碳点（CDs）因其光稳定性、激发相关发射可调性、表面功能化灵活性、制备简单、细胞毒性极低以及良好的生物相容性等优点而受到广泛关注。基于以上研究背景，研究者制备了氧化还原和 pH 双刺激响应纳米平台（MSN-CS-CDs@HA）。该体系实现双刺激响应药物释放的过程如下：首先，CDs-HA 通过与谷胱甘肽（GSH）的二硫键（—S—S—）氧化还原反应降解；随后，带正电的 CS 聚合物打开了单分散二氧化硅的介孔，使得 DOX 从单分散二氧化硅的介孔孔道中扩散开来。同样利用介孔二氧化硅纳米颗粒（MSNs），另有研究者制备了一种氧化还原响应的药物载体系统用于癌症治疗。在装载 5-氟尿嘧啶（5-FU）之前，用羧酸基团修饰二氧化硅表面。随后，含二硫键的半胱胺修饰的羧甲基纤维素（CMC）与单分散二氧化硅微球表面发生碳二亚胺化学反应，封闭微球微孔。由于这些键是裂解的位点，细胞过表达还原剂应该能够裂解半胱胺修饰的 CMC 并释放包封药物。存在的胺基可用 EDC/NHS 与 COOH-单分散二氧化硅上的羧基结合。以半胱胺作为含二硫基的有机前体，通过羧甲基纤维素中的羧酸基团与半胱胺中的胺基团形成酰胺键的过程，合成了含二硫基的羧甲基纤维素。COOH-单分散二氧化硅与半胱胺修饰的 CMC 的结合如图 7-9 所示。使用 EDC/NHS，可以在药物包封前对表面进行涂层，并防止药物泄漏，直到达到所需的氧化还原条件。半胱胺修饰的 CMC 被羧基修饰的 MCM-41（COOHMSNs）功能化，COOH-单分散二氧化硅中的羧基与半胱胺修饰的 CMC 中的胺基之间形成酰胺键，生成氧化还原反应的单分散二氧化硅。细胞内谷胱甘肽的存在可以加速二硫键的裂解以及细胞内 5-FU 的释放。

同样基于多孔二氧化硅，研究者合成了氧化还原/酶响应性荧光多孔二氧化硅（$pSiO_2$）纳米颗粒（NPs）用于药物传递。合成的 $pSiO_2$ NPs 具有大孔核和尺寸为 75nm 的介孔壳，具有较高的比表面积（$605m^2/g$）。通过酰胺键将氧化型谷胱甘肽（GSSG）偶联

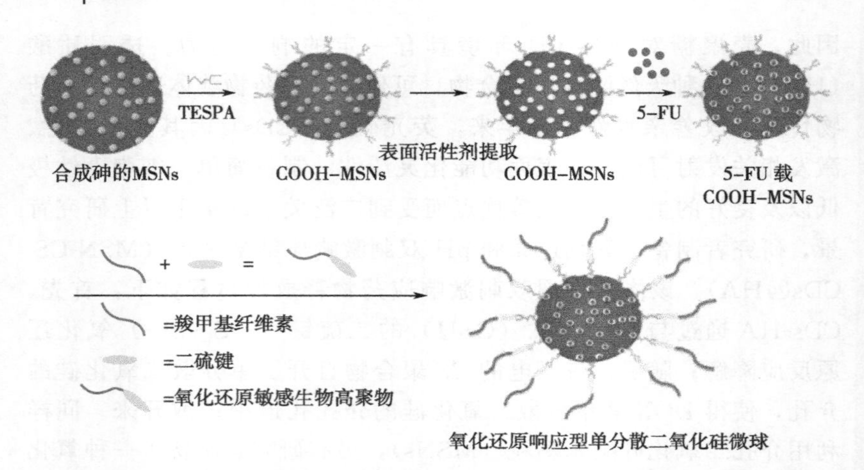

图 7-9　氧化还原响应性羧甲基纤维素功能化单分散二氧化硅的构建过程

到氨基功能化多孔二氧化硅（$pSiO_2-NH_2$）NPs 表面，实现药物的氧化还原响应释放。以 DOX 为模型药物，评价载体的释放性能。负载 DOX 分子后，在载体（$pSiO_2$-SS-CDs/HA）表面加入荧光基团（CDs）作为荧光标记，透明质酸（HA）作为门控分子，使载体系统兼具荧光监测和酶响应特性。$pSiO_2$-SSCDs/HA 载体表现出氧化还原/酶响应和缓释行为。$pSiO_2$载体由大孔核和介孔壳组成，结合了介孔和大孔的优点。GSSG 是一种含有二硫键、羧基和氨基的生物多肽，用作 CDs 和 HA 的偶联剂。透明质酸是一种天然的，具有非免疫原性、生物相容性和可生物降解特性的多糖，用于覆盖载药孔。此外，HA 通过选择性结合过表达的 CD44 受体，具有靶向肿瘤细胞的活性。GSSG 连接剂中的二硫键可被氧化还原裂解，从而导致 HA 的分离和氧化还原反应释放。透明质酸可被透明质酸酶（Hyal-1）降解，导致纳米阀门打开，暴露的二硫键在氧化还原的刺激下释放药物。由于肿瘤组织中 Hyal-1 和 GSH 浓度较高，$pSiO_2$载体的药物释放可能是由 GSH 和 Hyal-1 触发的。此外，CDs 还可通过荧光信号监测药物的释放。

多重刺激响应载体系统在近年来越来越受到关注，基于多刺激响应纳米材料的药物载体系统有望提高癌症治疗的效果。研究者通过使用双醛糊精（DAD）端封介孔二氧化硅纳米颗粒（MSN），研究了一种智能 pH/GSH 双响应药物载体系统。具体来说，DAD 被用作“把关聚合物”试剂，通过 pH 敏感的希夫键密封 MSN 介孔内的药物负载，而形成的 DAD 聚合物外壳通过 GSH 敏感的二硫键进一步交联。结果表明，DAD“把关聚合物”能在生理条件下紧密地封闭 MSN 的中孔以控制药物的过早释放，而在酸性和 GSH 条件作出反应以释放捕获的药物。另有研究者制备了一种新型的含 *N*，*N*-双（丙烯酰）半胱胺交联的聚丙烯酸-螺吡喃甲基丙烯酸酯的纳米凝胶，同时具有光、pH 和氧化还原三重响应。在紫外光照射或低 pH 条件下，疏水螺吡喃（SP）异构化为亲水的茂菁（MC），纳米凝胶膨胀。在加入还原剂后，由于二硫化交联剂的氧化断裂，纳米凝胶被破坏。通过与 NGs 上的丙烯酸的静电相互作用，将抗癌药物阿霉素（Dox）加载到纳米凝胶中，在光照、pH 和 DTT 的刺激下，纳米凝胶会被释放出来。体外细胞毒性研究表明，负载抗癌药物的纳米凝胶能有效杀伤癌细胞，且在紫外光照射下杀伤效果增强。有趣的是，在纳米凝胶中异构化的 MC 即使被内吞到癌细胞核内也能发出强烈的绿光，这在荧光细胞成像方面具有很大的潜力。与其他基于螺吡喃的聚合物纳米颗粒相比，交联的多响应纳米凝胶具有满足复杂生物环境要求的多个参数和防止药物过早释放的高稳定性等优点。三响应性纳米凝胶由对光和磷敏感的螺吡喃和对氧化还原敏感的二硫联基 *N*，*N*-双（丙烯酰）半胺组成。在紫外光照射或低 pH 条件下，纳米凝胶中的疏水 SP 异构化为亲水 MC，然后纳米凝胶膨胀。在加入还原剂后，由于二硫化物交联剂的氧化断裂，纳米凝胶被破坏。基于与 NGs 上的丙烯酸的静电相互作用，抗癌药物 Dox 可以被加载到 NGs 中，这些丙烯酸在光、pH 和 DTT 的刺激下会从 NGs 中释放出来。紫外光、弱酸和还原剂对 sp 基 NGs 药物有效释放的协同作用可以避免长时间紫外光照射、极端 pH 或高浓度 DTT 刺激等恶劣条件。此外，Dox 负载的 NGs 对人乳腺癌（MCF-7）细胞的细胞毒性表明，负载的药物可以有效地传递到细胞内，纳米凝胶在紫外光照射下可以在 MCF-7 癌细胞中发出强烈的荧光。该多功能三响应性智能纳米凝胶将为高效、安全纳米平台的治疗传递和生物荧光细胞成像开辟新的道路。图 7-10 展示了在联合刺激下负载抗癌药物 DOX 的紫外光、pH 和氧化还原三重响应的 sp 基 NGs 进行抗癌药物递送的过程示意图。

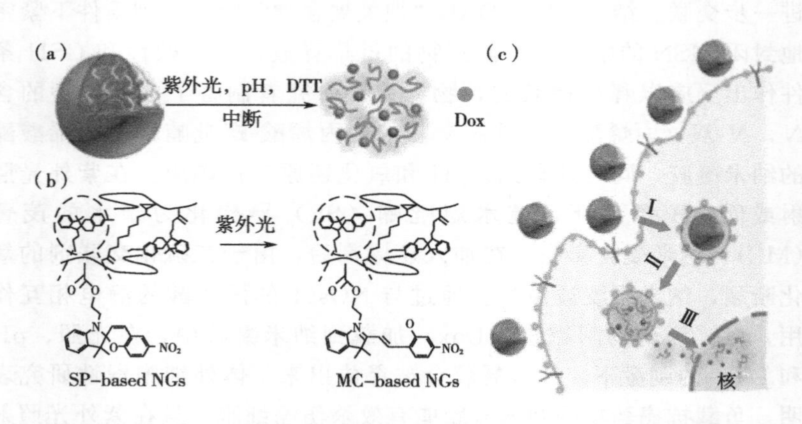

图 7-10 (a) 紫外光、pH 和 DTT 刺激 sp 基 NGs 的原理图以及负载 Dox 的控释过程；(b) 光诱导异构化从 sp 基 NGs 到 mc 基 NGs；(c) Dox 负载的 NGs 将 Dox 高效递送到细胞核用于癌症治疗的示意图（Ⅰ—核内体内化；Ⅱ—pH 值和还原引起 NGs 的中断以释放 Dox；Ⅲ—胞核中 Dox 的积累）

基于空心纳米颗粒（HNPs）的多功能药物传递载体的设计和开发引起了人们的广泛关注。目前基于 SHNPs 的多功能载体在药物/基因共传递和癌症治疗方面具有广阔的应用前景。尖齿 HNPs 比球形 HNPs 具有更高的内吞效率。研究者提出将不同大小的新型星状空心二氧化硅纳米颗粒（SHNPs）作为药物递送平台，构建氧化还原触发的多功能载体系统，来协同抗癌基因治疗和辅助化疗。大量二硫键被巧妙地引入到 SHNPs 表面，由 β-CD 核和乙醇胺功能化聚（甲基丙烯酸甘油酯）（BUCT-PGEA）臂组成的 CD-PGEA 基因载体产生的超分子组装（SHNP-PGEAs）能够负载药物，且对氧化还原敏感。同时，它们在基因传递方面也表现出了出色的性能。研究者详细研究了不同形态中空硅基载体的基因转染效率、药物控释行为和协同抗肿瘤作用。与普通球形 HNPs 载体相比，具有 6 个尖角的 SHNP-PGEA 载体被证明具有更好的细胞摄取和抗肿瘤作用。主客体体系如 β-环糊精（βCD）和金刚烷（Ad）已经被证明是超分子纳米阀门。此外，利用癌细胞内谷胱甘肽（GSH）浓度明显高于正常组织的特点，二硫键可以作为氧化还原反应的关键来触发药物释放。可以看出，二硫键和 CD-PGEA 在 HNPs 表面的结合为生物还原控制药物/基因共传递提供了可能性。CD-PGEA 可以灵活地引入到具有大量二硫键连接的 SHNPs 表面。由此产生的超分子组装（SHNP-PGEA）具有 GSH 诱导的细胞内药物释放的智能把关者。因此，在到达靶点癌细胞之前，最小的药物逃逸可以通过氧化还原反应的主客体系统实现。将模型药物（10-羟基喜树碱，CPT）装入 SHNP 腔内。同时，由于其独特的尖锐阳离子表面特征，SHNP-PGEA 也可能产生良好的基因传递性能。该体系的制备和表面功能化及共传递示意图如图 7-11 所示。

在这里，我们课题组通过二硫键将 6-MP 和萘乙酸封端短肽（Nap-FFYE）连接起来，形成一种新型的纳米纤维前药 Nap-FFYE-CO-NH-（CH_2）$_2$-SS-6MP（NF-SS-MP）。体外释药实验表明，NF-SS-MP 具有 GSH 敏感性和控释特性。从细胞摄取实验的结果来看，我们发现与游离 6-MP 相比，NF-6-MP 更容易被 EC109 细胞吸收，培养 4h 后显示出更高的细胞内药物浓度。4h 和 24h 的细胞毒性试验表明，将 6-MP 包裹在纳米纤维中可以提高对肿瘤细胞的杀伤能力，但可以显著降低 6-MP 对正常细胞的毒性。因此，研制的 NF-SS-MP 可作为 6-MP 的理想输送系统。如图 7-12 所示，NF-SS-MP 可以在中性水溶液中自组装成直径约为 50nm 的纳米纤维。在肿瘤微环境中，在高 GSH 浓度（＞40mmol/L）下，NF-SS-MP 通过二硫键断裂释放 6-MP，表现出对 GSH 敏感的释放特性。我们的数据表明，NF-SS-MP 有望改善 6-MP 在肿瘤部位的生物相容性和药物浓度，在临床癌症治疗中具有潜在的应用前景。

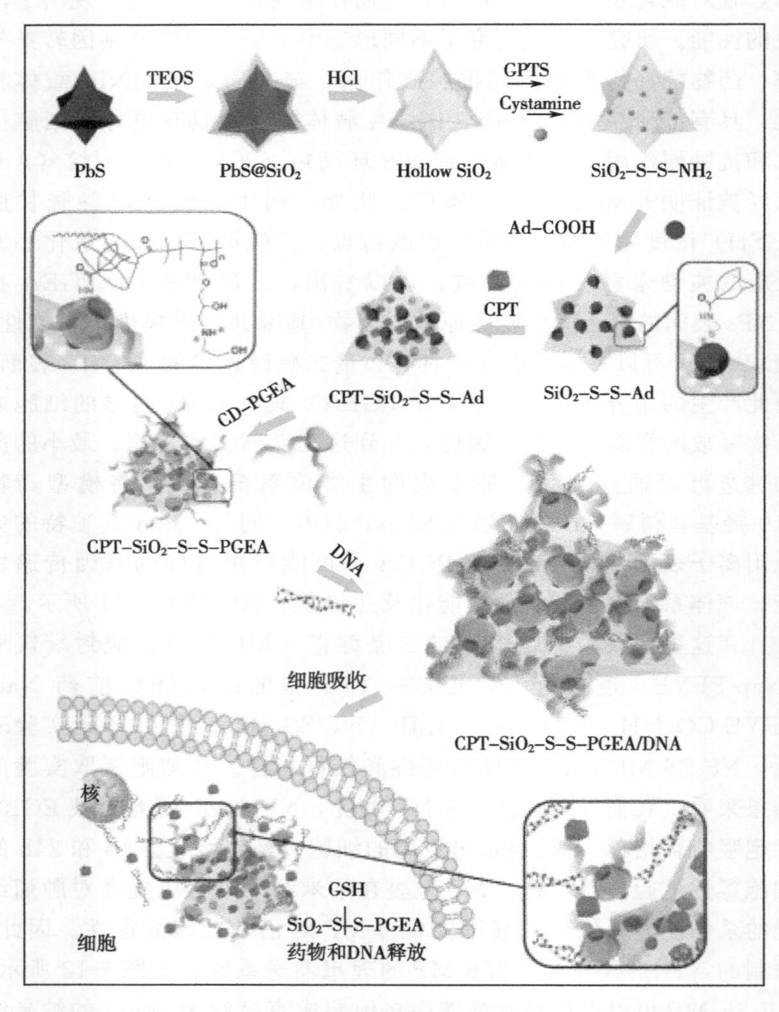

图 7-11 星状中空二氧化硅纳米颗粒的制备和表面功能化过程以及由此产生的氧化还原响应药物/基因共传递示意图

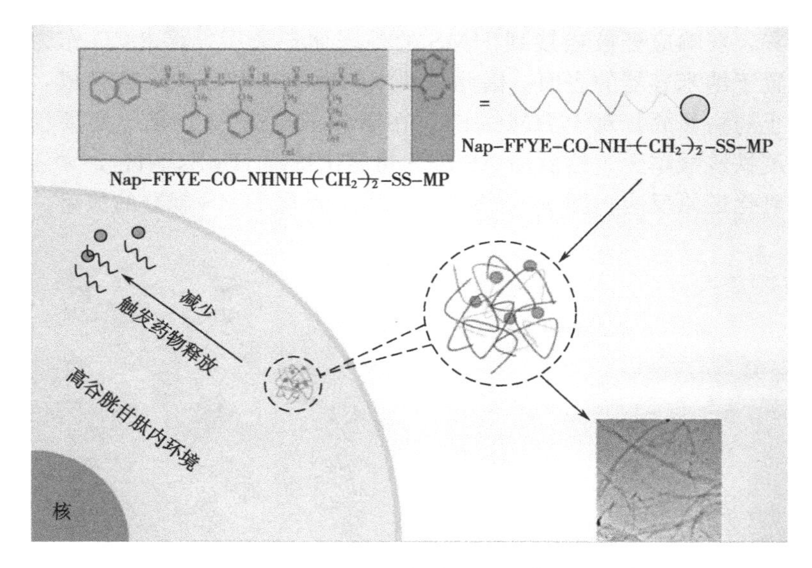

图 7-12　NF-SS-MP 纳米纤维及其释药机制示意图

7.2　具有缩醛/酮基团的氧化还原性载体系统

除了二硫键可以作为氧化还原响应性敏感键之外，具有缩醛基团的氧化还原响应载体系统也有部分报道。有研究者通过在中空介孔二氧化硅纳米颗粒（HMSs-S1）表面引入 pH 和氧化还原双响应的长柄纳米阀，实现药物尺寸选择性输送。通过构建茎/β-环糊精（CDs）超分子配合物设计了响应纳米阀，该配合物基于不耐酸的缩醛基团和 β-环糊精与二茂铁基团（Fc）之间的主客体相互作用。在不同 pH 和 H_2O_2 的刺激下，罗丹明 6G 表现出良好的响应性。工程化 HMSs-S1 过程包括三个步骤：首先，为了实现 pH 响应性，需要在 HMS 表面对不耐酸的缩醛基团进行修饰。因此，在制备 HMSs-缩醛之前，需要先用 APTES 和琥珀酸酐功能化得到 HMSs-NH_2和 HMSs-COOH；其次，将 HMSs-缩醛与二茂铁羧酸单元官能团化后，得到了具有氧化还原反应性的 HMSs-S1，通过这两个步骤，双响应杆被连接到 HMS 的外表面；最后，将 β-CD 作为盖子置于纳米容器的表面。因此，纳米阀由纳米帽和响应杆组成，以防止药物释放。对于 HMSs-S2，在制备 HMSs-S2 之前，需要引入二茂铁羧酸单元，然后用 APTES 功能化得到 $HMSs-NH_2$，才能实现氧化还原反应。图 7-13 简要说明了工程化 HMS 制造的策略。

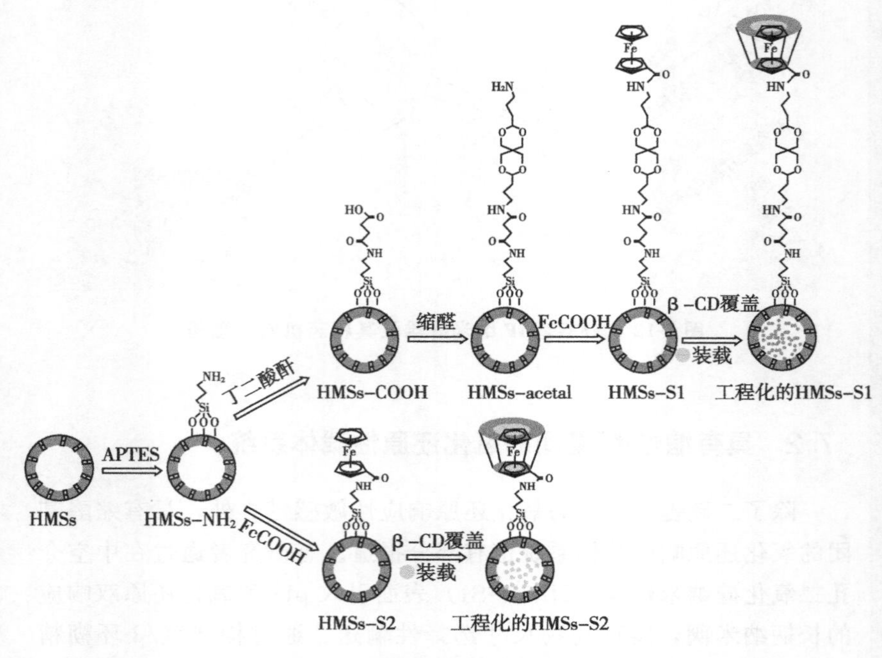

图 7-13　工程化 HMS 的制备过程

研究者报道了可生物降解的聚（1,4-苯丙酮-二甲基硫缩酮）(PPADT) 纳米颗粒作为细胞内载体用于抗癌治疗。他们将 2,2-二甲氧基丙烷和 1,4-苯二甲硫醇通过缩聚反应合成了 PPADT。合成的 PPADT 用于制备用尼罗红或紫杉醇包裹的聚合物纳米颗粒。活性氧物种（ROS）的存在通过硫缩酮键的断裂促进聚合物降解，导致纳米颗粒结构的破坏和胶囊分子的释放。

当巯基缩酮部分并入聚合物主链时，活性氧的存在可直接诱导聚合物降解，从而导致聚合物纳米材料的解离。研究者采用这种策略制备了两种含硫缩酮的共聚物mPEG-聚（硫缩酮酯）、mPEG-聚（硫缩酮酯硫醚）以及另一种共聚物mPEG-聚（酯硫醚）。然后，作者分别比较了由这些两亲性共聚物制备的三种不同NP的活性氧响应行为。DOX负载的mPEG-聚（酯硫醚）NP表现出最快的药物释放和最高的体外抗癌活性。另一方面，硫代缩酮连接体已被用于侧基，以将药物接枝到聚合物骨架上，用于制备多聚药物制剂。为了实现更有效的硫缩酮裂解和随后的药物释放，基于硫缩酮的多聚药物的纳米制剂与活性氧发生器耦合。共同传递的活性氧发生器还可以对癌细胞施加氧化应激，从而发挥额外的抗癌作用。研究者从含有硫代缩酮连接的DOX的聚磷酸酯制备了Ce6封装的NP。在红光照射下，光敏剂Ce6产生的ROS可诱导DOX释放和NP分解。

7.3 具有二硒键基团的氧化还原性载体系统

随着对二硫键氧化还原反应性的研究越来越多，二硒键也越来越受到人们的关注。二硒烯键与二硫键具有相似的还原敏感性和氧化还原反应能力。由于Se—Se键和C—Se键的键能较S—S键低（Se—Se为172kJ/mol；C—Se为244kJ/mol；S—S为268kJ/mol），在肿瘤治疗中使用二硒烯键可以设计一个更敏感的氧化还原响应载体系统。研究者在支链乙亚胺800Da（OEI800）上加入含二硒烯醚键的活性酯，合成聚阳离子载体OEI800-Se-Sex。结果表明，OEI800-Sex和OEI800-SSx具有相似的氧化还原响应降解性能，细胞毒性显著低于PEI_{25k}。此外，OEI800-Sex和OEI800-SSx的转染效率均显著高于OEI800。但含硒体系由于其溶解性和稳定性较差，该方面的研究仍处于起步阶段，这是现有合成方法亟待解决的问题。为了实现对B16肿瘤的协同治疗效果，研究者合成了一种含二硒烯键的氧化还原前药，并将CPT和CUR两种抗肿瘤药物共载。共递送载体系统对谷胱甘肽响应迅速。在类似于肿瘤细胞内环境的谷胱甘肽存在下，前体药物可被降解，两种负载药物均可被释放。另有研究者合成了一种含二硒烯的两亲性前药，其中喜树碱（CPT）分子通过硒化半胺与聚乙二醇结合。CPT是一种应用广泛的化疗药物，也常用于前药构建。前体药物设计不仅有利于细胞内化和药物传递，而且还装载了另一种疏水药物，形成双重药物传递系统。然后将两亲性前药物在水溶液中形成胶束，再装入姜黄素（CUR）药物，形成双药共递送体系。在PEG-SeSe-CPT合成过程中，研究者首先合成了含有二硒化键的PEG，CPT被羧基化然后，将含有二硒烯键的PEG与羧酸CPT进行氨基化反应，生成PEG-SeSe-CPT前体药物。

富含活性氧和氧化还原剂是肿瘤介质的两个特点，可用于肿瘤的响应性载体系统的设计。研究者将ROS响应组分或氧化还原响应组分连接到单分散二氧化硅微球上。以单分散二氧化硅、二硒烯/二硫键和透明质酸为基础合成了两种颗粒（SeSe-HA或MSNs-SS-HA）。该载体由4部分组成：单分散二氧化硅微球、响应剂（对ROS响应的硒半胱氨酸和对氧化还原响应的二硫代二丙酸）、透明质酸作为包衣和靶向剂，第四部分为中心药物。该系统对过氧化氢（一种ROS成分）有响应，对二硫苏糖醇（一种氧化还原剂）有响应。将盐酸阿霉素（DOX·HCl）装入这些颗粒中，实现癌症治疗的药物高效递送。

有机硒化合物具有独特的氧化还原特性，因此，可以作为刺激响应材料的优秀候选者。二硒键已被用作药物载体系统中的功能基团，可对氧化和还原响应。单线态氧（$^1O_2$）可以由光敏剂产生，如卟啉衍生物和吲哚菁绿。此外，由于其低全身毒性，$^1O_2$已被广泛用于构建光响应材料。在一些研究者的工作中，他们发现含有二硒化物的聚合物和化合物对$^1O_2$很敏感，当用可见光照射时，卟啉衍生物可以产生$^1O_2$。为了减少光照后$^1O_2$的猝灭并增强二硒键的氧化，他们采用分步聚合法合成了含硒/卟啉的超支化聚合物（PSe-Por），以构建光响应自断裂系统。具体来说就是以卟啉衍生物 Meso-四（对羟基苯基）卟啉和含二硒键的 11,11′-二苯二酰二（十一碳-1-醇）为单体，在四氢呋喃（THF）溶液中，它们与少量过量的甲苯-2,4-二异氰酸酯（TDI）聚合，并添加聚乙二醇（PEG）单甲醚（$M_w=5000$）作为端基末端，合成含硒/卟啉的超支化聚合物，它可以通过乳化自组装成纳米颗粒。在可见光照射下，这些聚集体持续产生$^1O_2$，并在聚合物链中断裂二硒键，二硒键可被氧化为亚硒酸。出乎意料的是，产生的亚硒酸具有抗癌活性。这项工作提出了一种光诱导细胞毒性系统，它是癌症治疗的潜在平台。他们的研究表明，含二硒键的聚合物具有良好的氧化反应性。它们可以被用作药物载体系统，并与化疗、放疗或 PDT 相结合。另有研究者合成了一种二硒基聚合物 $(PEGSeSe)_n$，通过将 PEG 单元和二硒键连接，制备的 $(PEGSeSe)_n$ NGs 显示出 DOX 对 GSH、H_2O_2的控制释放。

结合刺激响应性，研究者通过回流沉淀聚合，将 2-甲基丙烯酰氧乙基磷酰胆碱（MPC）与含二硒键的交联剂共聚，制备了一种新型两性离子纳米凝胶，具有双重氧化还原不稳定性。基于聚（2-甲基丙烯酰氧乙基磷酰胆碱）（PMPC）的纳米凝胶在高盐浓度下表现出高的蛋白质吸附阻力和胶体稳定性，通过在聚合物网络中加入二硒键，纳米凝胶具有独特的双重氧化还原不稳定性，从而在还原环境（GSH）或氧化环境（H_2O_2）中高效降解为短聚合物。

对于刺激响应性含硒两亲性的共聚物，目前已经报道了不同的含硒两亲性共聚物结构的合成，如侧链含硒聚合物、主链含单硒化物聚合物、主链含二硒化物聚合物、超支化聚二硒化物聚合物、超支化聚硒化物聚合物和树状大分子。尽管有几项关于合成含有刺激性二硒键的纳米载体聚集体的工作，但其中许多都是由亲水性/疏水性聚合物组合而成。在一项研究中，仅在水溶液中由 Br-PEG-Br（分子质量 6000Da）和二硒化二钠（Na_2Se_2）合成了含有二硒键的 γ 射线和氧化还原响应的纳米载体聚集体。然后，还原剂（GSH）、氧化剂（H_2O_2）和低剂量的 γ 射线（5Gy）通过破坏溶液中含有二硒键的聚乙二醇形成的载药聚集体，封装的药物（DOX）就根据敏感的二硒键释放了。

由于在二硒化物裂解后，GSH 或 ROS 水平降低，导致细胞活力降低或增加，并分别与抗癌药物协同或拮抗导致癌细胞死亡，所以 GSH 和 ROS 触发两种相互冲突的功能（即抗氧化活性与促氧化活性）。基于此，研究者设计了一种以二硒键为基础的药物载体，以确定哪种触发因素是二硒键降解的主要原因，GSH 和 ROS 水平之间的平衡中断如何影响细胞活力和药物疗效，以及二硒键药物载体和药物的联合使用是否具有协同或拮抗作用。另有研究者设计并合成了一种两亲性三嵌段共聚物，即 PEG-PUSe-PEG，由一个疏水性聚 Elenide（PUSe）部分和两个亲水性 PEG 部分组成，连接到聚 Elenide 部分的两端。PEG-PUSe-PEG 在水溶液中通过自组装形成胶束聚集体，聚集体在与氧化剂接触后由于聚硒醚部分的亲水和疏水性能的变化而破裂。

7.4 具有硫醇基团的氧化还原性载体系统

通过配位反应可以合成多种具有特殊功能的材料，如导电功能配合物、发光功能配合物、磁性功能配合物、复杂多孔材料等。Gd^{3+}、Fe^{3+}、Mn^{2+} 配合物可作为核磁共振造影剂用于药物的核磁共振成像，而顺铂［$PtCl_2(NH_3)_2$］金属配合物常用于癌症治疗。药物与金属的络合不仅可以改善不溶性药物的水溶性，还可以减少药物的毒副作用，因为络合物只有在特定条件下才会释放药物，如在低 pH、酶、氧化还原和光的刺激下释药。多巴胺的两个酚羟基与一些金属离子形成稳定的配合物。采用多巴胺修饰透明质酸（HA-DOP）作为药物载体，在 Cu^{2+}、Zn^{2+}、Fe^{2+} 和 Ca^{2+} 中选择 Cu^{2+} 作为中心原子，6-巯基嘌呤（6-MP）通过配位反应与 HA 结合，研究者制备了一种氧化还原响应的配位聚合物前体药物 HA-DOP-Cu-MP（HA-DOP-Cu-MP）。HA-DOP-Cu-MP 在含有还原型谷胱甘肽（GSH）的释放介质中快速释放 6-MP，2h 累计释放量超过 94%。在不含 GSH 的释放介质中，药物释放速度较慢，24h 内仅释放 15%的 6-MP。细胞摄取实验显示 HA 可以靶向 CD44 高表达的癌细胞。细胞活力测定表明，HA-DOP-Cu-MP 的细胞毒性高于游离 6-MP。事实上，6-MP 的肿瘤靶向性和肿瘤细胞毒性均得到了改善。多巴胺与金属离子之间的化学键强度（0.8nN）与典型的共价键强度（2nN）相似。这一特性是多巴胺被广泛用于修饰聚乙二醇（PEG）、壳聚糖、介孔二氧化硅和透明质酸（HA）等聚合物的原因。事实上，多巴胺是一种理想的配体。选择 HA 作为载体，并与多巴胺进行修饰，以增强其协同能力。氧化还原反应在细胞中普遍存在，并在细胞代谢过程中发挥重要作用。

研究者通过硫醇-烯点击反应设计并合成了一种 pH 和 ROS 双响应纳米凝胶，以 DOX 作为抗癌模型药物。在有机碱催化剂存在下，3 种单体之间在“一锅”中进行共聚合，使用二丙烯酸酮作为酸不稳定接头（A2 单体），3-巯基丙酸酯是交联单元（B4 单体）。同时，mPEG-丙烯酸酯作为大分子单体，赋予纳米凝胶良好的水分散性。得到的硫醚基团可被氧化成更亲水的链段，有利于加速缩酮键的水解。

为了获得良好的抗肿瘤疗效，采用联合治疗系统已成为一种很有前途的策略。Li 等人设计了一种具有结肠定位和肿瘤靶向功能的新型口服给药系统，用于原位结肠癌化疗和光热联合治疗。他们以聚多巴胺包被纳米金刚石（PND）为光热载体，通过在 PND 表面偶联巯基聚乙二醇叶酸（SH-PEG-FA）实现系统性结肠肿瘤靶向，以姜黄素（CUR）为模型药物，然后用壳聚糖（CS）包被以实现长时间的胃肠道滞留和结肠定位功能，从而获得 PND-PEG-FA \ / CUR@CS 纳米颗粒。研究者构建了一个多功能的纳米颗粒系统，他们将亲和素共价结合到磷酸钙纳米颗粒表面，涂有一层薄薄的二氧化硅外壳，并以巯基（固核直径约 50nm）终止，带有双功能交联剂，将亲和素的氨基连接到纳米颗粒表面的巯基。此外，颗粒被聚合物聚乙烯亚胺包覆，这会诱导质子海绵效应，从而促进功能化磷酸钙纳米颗粒释放到细胞溶胶中。此外，基于硫代缩酮的连接物被氧化并分解为硫醇和酮。另有研究者开发了一种嵌段共聚物

(mPEG-TK-PCL) 制备的聚合物胶束，该共聚物主要由三部分组成，包括：①甲氧基聚乙二醇（mPEG）作为亲水部分；②硫代缩酮（TK）作为活性氧响应部分；③聚［己内酯（PCL）］作为疏水部分。其中，TK 有两种功能，包括与疏水性药物的强亲和力和 ROS 反应性切割。以 DOX 为模型药物，用嵌段共聚物 mPEG-TK-PCL 包封 DOX 以建立聚合物胶束，硫缩酮键断裂，活性氧环境导致聚合物胶束降解。

7.5 具有二茂铁的氧化还原性载体系统

二茂铁（Fc）是一种氧化还原响应性有机金属化合物，具有［$Fe(\eta5\text{-}C_5H_5)2$］的典型三明治结构，具有可逆的氧化还原活性和稳定性，因此被广泛用作智能建筑单元，用于构建各种氧化还原刺激响应性聚合物载体。例如，研究者利用原子转移自由基聚合（ATRP）技术，以聚（*N*-丙烯酰吗啉）（PACMO）为亲水性嵌段，聚（2-丙烯酰氧乙基二茂铁羧酸酯）（PAEFC）为疏水性嵌段，构建了一种含氧化还原反应 Fc 的两亲性嵌段共聚物。它被用于捕获抗癌药物 PTX，并表现出氧化控制的药物释放行为，释放速率可由氧化剂的类型和浓度调节。也有其他研究人员报道了含有两亲性嵌段共聚物的氧化还原响应性线性 Fc，它们可以自组装成不同形状和形式，包括球形胶束、空心纳米胶囊（NCs）、囊泡、纳米管、纳米颗粒（NPs）和多层膜，用于载药和随后的载药分子氧化控制释放。

然而，含有聚降冰片烯的 Fc 两亲性共聚物很少应用于药物传递系统（DCS），这可能是因为对其生物安全性知之甚少。因此，研究者在此报告了一种通过“活性”和“受控”开环复分解聚合（ROMP）制备含 Fc 氧化还原反应的聚降冰片烯基两亲共聚物的有效方法，这是合成定义明确的聚合物的杰出方法。将疏水性 Fc 单元接枝到聚降冰片烯骨架上，并连接树枝化三甘醇（TEG）单元以提供具有适当水溶性的共聚物。采用一锅两步连续 ROMP 法合成了含Fc-和TEG的嵌段共聚物PN（Fc-b-TEG），同时加入含Fc-和TEG的单体制备了无规共聚物PN（Fc-r-TEG），以供比较。以$FeCl_3$为氧化剂、谷胱甘肽（GSH）为还原剂，研究了两种共聚物在CH_2Cl_2中的可逆氧化还原控制自组装行为。进一步测试了自组装胶束分别包封疏水性模型染料分子尼罗红（NR）和抗癌药物DOX，并使用$FeCl_3$刺激研究了氧化触发释放行为。他们还比较了PN（Fc-b-TEG）和PN（Fc-r-TEG）在自组装行为、可逆氧化还原刺激反应、载药和释放方面的差异。更重要的是，通过小鼠成纤维细胞（L-929细胞）和模式生物斑马鱼胚胎对这些新共聚物形成的胶束的生物毒性进行了详细评估，结果证实了这些聚降冰片烯基共聚物具有优异的生物安全性。

在过去的几十年里，关于偶氮苯（Azo）和/或二茂铁（Fc）基团的两亲性聚合物的研究报道较多。众所周知，偶氮基团可以进行缓慢和可逆的反式到顺式的光异构化，两亲性变化幅度很小。另一方面，疏水的Fc基团可以被快速氧化（Ox）成亲水的二茂铁阳离子（Fc^+），然后被还原剂可逆还原（Red）。研究者以聚乙二醇甲基醚（PEG）和4-［4′-（11-二茂铁十一氧基）］偶氮苯甲酸为原料，通过酯化反应合成了新型偶氮两亲聚合物FcC_{11}AzoPEG亲和聚合物，偶氮苯（Azo）和二茂铁（Fc）基团分别为聚合物提供了慢光响应和快速氧化还原响应，制备了一种新型功能化聚乙二醇两亲性聚合物（FcC_{11}AzoPEG），该聚合物在水溶液可以实现双刺激响应自组装和速率控制药物释放。FcC_{11}AzoPEGin水溶液在不同的刺激（光照射、氧化还原反应以及光照射和氧化还原反应的组合）下，可以可逆地自组装成各种纳米结构，并在适当浓度范围内通过光照射缓慢或氧化还原反应快速分解。此外，载药胶束的药物释放可以被不同的刺激精确控制：紫外光照射下释放速率慢且释放量小，$Fe_2(SO_4)_3$氧化下释放速率快且释放量中等，紫外光照射和$Fe_2(SO_4)_3$氧化联合刺激下释放量大。FcC_{11}AzoPEG溶液在不同刺激下的胶束转变如图7-14所示。

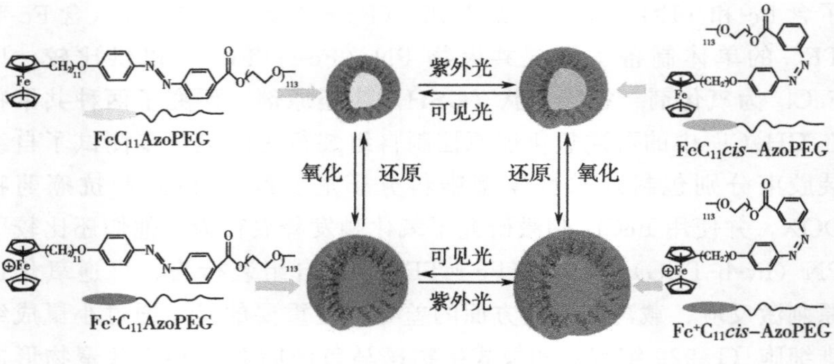

图 7-14 FcC_{11} AzoPEG 溶液在不同刺激下的胶束转变过程

在各种药物载体系统中，介孔二氧化硅纳米颗粒（MSN）被认为是过去几十年中有希望用于癌症化疗的候选药物，主要是因为其独特的性质，包括巨大的负载能力、大的表面积、良好的生物相容性以及丰富的表面修饰功能。研究者通过 β-环糊精修饰的中空介孔二氧化硅纳米颗粒（HMS@β-CD）与含二茂铁的两亲嵌段共聚物 PEG-b-PMAFc（PPFc）之间的主客体相互作用，构建了一种新型的氧化还原响应性中空介孔二氧化硅 HMS@β-CD@PPFc 系统，该系统用于通过氧化还原刺激控制靶向癌症治疗中的药物递送。具体来说，β-CD 通过点击化学固定在中空介孔二氧化硅（HMS）纳米颗粒表面，通过原子转移自由基聚合（ATRP）合成了含二茂铁的两亲性嵌段共聚物 PEG-b-PMAFc（PPFc），并用作氧化还原反应的“守门人”，阿霉素（DOX）被加载到 HMS@β-CD@PPFC。该纳米载体系统通过 HMS@β-CD 和 PPFc 之间的主客体相互作用来交联外壳，以防止循环过程中抗癌药物泄漏，如图 7-15 所示。

有机金属化合物二茂铁（Fc）因其独特的稳定性、可逆的氧化还原活性和易于合成而被研究为一种活性氧响应材料。此外，Fc 的体内安全性已通过临床试验得到证明。研究者从含有 Fc 的聚合物中开发了 ROS 响应性 Fc 纳米载体，这些聚合物包括疏水性 Fc 单体和亲水性羧基［指定为聚（FMMA-r-MA），其中 FMMA 表示

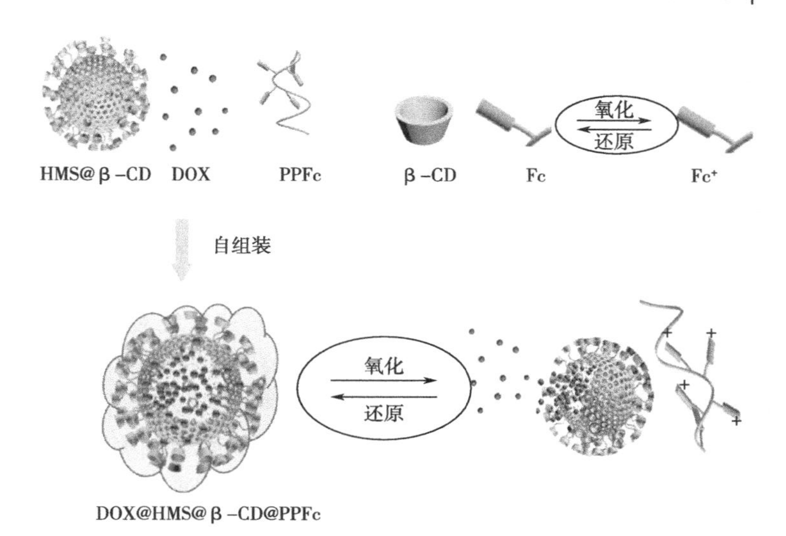

图 7-15　HMS@β-CD@PPFC 的合成和氧化还原响应药物释放示意图

二茂铁甲基丙烯酸甲酯，MA 代表甲基丙烯酸]。当疏水性中性 Fc 被氧化时，它会在不改变分子结构的情况下转化为亲水性二茂铁 (Fc^+)，从而触发包封药物的活性氧响应释放。因此，含有 Fc 的聚合物可以作为有效的 ROS 响应智能药物递送的潜在载体。此外，他们还进一步开发了具有生物相容性、防污性和活性氧响应性的功能性 Fc 聚合物，并应用了多层涂层，以最大限度地减少细菌生物膜的形成和血细胞黏附，从而优化治疗药物的控释。他们通过一种简便的一锅自由基聚合工艺，使用甲基丙烯酸酯类单体合成了一系列两亲性 Fc 聚合物，其中含有：①Fc 部分（用于疏水性载药和活性氧刺激释放）；②聚乙二醇部分（用于增强生物相容性和抗生物污染）；③ COOH 或 NH_2 基团部分。这些聚合物被命名为聚 (FMMA-r-PEGMA-r-MA) 和聚 (FMMA-r-PEGMA-r-DMAEMA)，其中 PEGMA 代表聚（乙二醇）甲基丙烯酸酯，DMAEMA 代表甲基丙烯酸 2-（二甲氨基）乙酯。这些聚合物都具有活性氧刺激响应的药物释放功能。

7.6 其他氧化还原性载体系统

除了上述敏感键外，还有一些基于其他官能团的氧化还原刺激响应性药物递送体系的研究。例如，丁二酰亚胺-硫醚键对还原环境敏感，可被外源谷胱甘肽裂解，实现快速胞内释放。与二硫键相比，丁二酰亚胺-硫醚键表现出更高的血液稳定性和更慢的药物释放。含有“三甲基锁定”苯醌（TMBQ）的给药系统对还原性环境也很敏感，有报道称它可以给实体肿瘤提供药物。随着 $Na_2S_2O_4$ 的还原，TMBQ 从主链上分离，导致纳米颗粒的降解。研究者开发了一种新型 DDS，通过级联放大策略显著增加肿瘤细胞中的 ROS 浓度。β-拉帕醌（Lapa）是一种新型治疗剂，通过 NAD（P）H：醌氧化还原酶-1（NQO1）酶的催化作用产生活性氧。由于 NQO1 在不同的癌细胞中过度表达高达 100 倍，Lapa 对肿瘤细胞的选择性高于健康细胞。因此，使用 Lapa 放大癌细胞中的 ROS 水平可以极大地提高 ROS 应答 DDS 的效率和选择性。此外，Lapa 通过 NQO1 催化的无效氧化还原循环显著消耗还原的烟酰胺腺嘌呤二核苷酸（磷酸）[NAD（P）H] 和三磷酸腺苷（ATP），并影响各种 P-糖蛋白（P-gp）相关通路，如 NF-κB、HIF-1α 和半胱天冬酶，这些通路可下调 P-gp 的表达。由于 P-gp 介导的药物外流是一个 ATP 依赖的过程，Lapa 可以显著促进其他化疗药物在细胞内的积累，从而克服癌细胞的多药耐药（MDR）。他们通过在新型嵌段共聚物聚（乙二醇）-聚 [2-（甲基丙烯酰）乙基烟酸酯]（PEG-PMAN）胶束中同时装载高药物含量的 Lapa 和活性氧反应性阿霉素（DOX）前药（BDOX），开发了级联放大释放纳米颗粒（CARN）。更重要的是，Lapa 可以与 DOX 协同作用，通过防止药物外流和促进核运输，显著逆转癌细胞的耐药性。此外，Lapa 的细胞毒性相对较低，由于 NQO1 表达较低，导致正常细胞中的 ROS 显著增加，从而中断了 DOX 的级联释放过程，导致 CARN 对正常细胞的细胞毒性较低。此外，在众多 ROS 反应性基团中，

芳基硼酸酯因其对 H_2O_2 的敏感反应而备受关注。在 H_2O_2 存在下，芳基硼酸酯键被裂解并氧化为苯酚和硼酸，含有芳基硼酸酯的纳米载体降解释放货物。研究者选择硼酸酯作为各种 ROS 反应基团中的 ROS 反应连接物，因为其本身及其氧化产物硼酸对人体组织都没有毒性。通过将硼酸酯键与 P 物质（sp）多肽功能化的交联支化聚乙烯亚胺（BPEI）相结合，发明了一种新型且有用的基因传递系统。在丰富的活性氧环境中，对活性氧敏感的硼酸酯键的断裂实现了有效的基因释放。

参考文献

[1] Guo X，Yuan C，Zhao X，*et al*. Advances in redox-responsive drug delivery systems of tumor microenvironment [J] . Journal of Nanobiotechnology，2018，16：74.

[2] Xu Y Y，Huang Y S，Lu W，*et al*. 4-Carboxyphenylboronic acid-decorated，redox-sensitive rod-shaped nano-micelles fabricated through co-assembling strategy for active targeting and synergistic co-delivery of camptothecin and gemcitabine [J]. European journal of pharmaceutics and biopharmaceutics，2019，144：193-206.

[3] Cheng F，Su T，Cao J，*et al*. Environment-stimulated nanocarriers enabling multi-active sites for high drug encapsulation as an “on demand” drug release system [J]. Journal of Materials Chemistry B，2018，6 (15)：2258-2273.

[4] Zhu X，Wang C Q. pH and redox-operated nanovalve for size-selective cargo delivery on hollow mesoporous silica spheres [J] . Journal of Colloid & Interface Science，2016：39-48.

[5] Huang L，Zhang Q，Dai L，*et al*. Phenylboronic acid-modified hollow silica nanoparticles for dual-responsive delivery of doxorubicin for targeted tumor therapy [J]. Regenerative Biomaterials，2017，4 (2)：rbw045.

[6] Cheng C A，Deng T，Lin F C，*et al*. Supramolecular Nanomachines as Stimuli-Responsive Gatekeepers on Mesoporous Silica Nanoparticles for Antibiotic and Cancer Drug Delivery [J] . Theranostics，2019，9 (11) .

[7] Lou，XY，Zhang，D，Ling，H，*et al*. Pure redox-sensitive paclitaxel-maleimide prodrug nanoparticles：Endogenous albumin-induced size switching and improved antitumor efficiency [J] . Acta Pharmaceutica Sinica B，2020，11 (7)：

2048-2058.

[8] Tao B，Yin Z. Redox-Responsive Coordination Polymers of Dopamine-Modified Hyaluronic Acid with Copper and 6-Mercaptopurine for Targeted Drug Delivery and Improvement of Anticancer Activity against Cancer Cells [J] . Polymers，2020，12 (5) .

[9] B，Jian Tao Lin A，*et al*. pH and redox dual stimulate-responsive nanocarriers based on hyaluronic acid coated mesoporous silica for targeted drug delivery [J] . Materials Science and Engineering：C，2017，81：478-484.

[10] Zhao D，Wu J，Li C，*et al*. Precise ratiometric loading of PTX and DOX based on redox-sensitive mixed micelles for cancer therapy [J] . Colloids & Surfaces B Biointerfaces，2017，155：51-60.

[11] Zhu Y；Wang L Y；Li，Y P，*et al*. Injectable pH and redox dual responsive hydrogels based on self-assembled peptides for anti-tumor drug delivery [J] . Biomaterials Science，2020，8 (19)：5415-5426.

[12] Li X，Zhao W，Liu X，*et al*. Mesoporous manganese silicate coated silica nanoparticles as multi-stimuli-responsive T1-MRI contrast agents and drug delivery carriers [J]. Acta Biomaterialia，2016，30：378-387.

[13] Zhang L，Wei F，Al-Ammari A，*et al*. An Optimized Mesoporous Silica Nanosphere-Based Carrier System with Chemically Removable Au Nanoparticle Caps for Redox-stimulated and Targeted Drug Delivery [J] . Nanotechnology，2020，31 (47) .

[14] Sun C，Lu J，Wang J，*et al*. Redox-sensitive Polymeric Micelles With Aggregation-induced Emission for Bioimaging and Delivery of Anticancer Drugs [J] . Journal of Nanobiotechnology，2021，19 (1) .

[15] Yin S，Gao Y，Zhang Y，*et al*. Reduction/Oxidation-Responsive Hierarchical Nanoparticles with Self-Driven Degradability for Enhanced Tumor Penetration and Precise Chemotherapy [J] . ACS Applied Materials & Interfaces，2020，12 (16)：18273-18291.

[16] Han Y，Liang N，Yan P，*et al*. A Chitosan-Based Micellar System as Nanocarrier For the Delivery of Paclitaxel [J] . Polymers，2020，12 (2)：380.

[17] Du X J，Wang Z Y，Wang Y C. Redox-sensitive dendrimersomes assembled from amphiphilic Janus dendrimers for siRNA delivery [J] . Biomaterials Science，2018，6 (8)：2122-2129.

[18] Ke K，Du Z，Chang X，*et al*. A dual stimuli-responsive amphiphilic polymer：reversible self-assembly and rate-controlled drug release [J] . Colloid and Polymer Science，2017，295 (10)：1851-1861.

[19] Shi C，Guo X，Qu Q，*et al*. Actively targeted delivery of anticancer drug to tumor cells by redox-responsive star-shaped micelles [J] . Biomaterials，2014，35 (30)：

8711-8722.

[20] Vong L B, Kimura S, Nagasaki Y. Newly Designed Silica-containing Redox Nanoparticles for Oral Delivery of Novel TOP2 Catalytic Inhibitor for Treating Colon Cancer [J] . Advanced Healthcare Materials, 2017, 6 (20): 1700428.

[21] Ali R, Uzma H, Tahir R, *et al*. Redox-responsive nano-carriers as tumor-targeted drug delivery systems [J] . European Journal of Medicinal Chemistry, 2018, 157: 705-715.

[22] Kim H, Kim B, Lee C, *et al*. Redox-responsive biodegradable nanogels for photodynamic therapy using Chlorin e6 [J] . Journal of Materials Science, 2016, 51 (18): 8442-8451.

[23] Chen Y, Wang Y F, He L, *et al*. Redox and pH double stimulus-responsive mesoporous silica nanoparticles for drug delivery [J] . Ferroelectrics, 2019, 549 (1): 1-11.

[24] Hu Y, Wu S, He Y, *et al*. A redox prodrug micelle co-delivering camptothecin and curcumin for synergetic B16 melanoma cells inhibition [J] . Chemical Engineering Journal, 2019, 362: 877-886.

[25] Park K, Park S S, Yun Y H, *et al*. Mesoporous silica nanoparticles functionalized with a redox-responsive biopolymer [J] . Journal of Porous Materials, 2017, 24 (5): 1215-1225.

[26] Bahrami F, Abdekhodaie M J, Behroozi F, *et al*. Nano mesoporous silica for cancer treatment: ROS-responsive and redox-responsive carriers [J] . Journal of Drug Delivery Science and Technology, 2020, 57 (1-2): 101510.

[27] Zhang Q Q, Guo J, Zhang X, *et al*. Redox-and enzyme-responsive fluorescent porous silica nanocarriers for drug delivery [J] . Sensors & Actuators B Chemical, 2018, 276: 370-377.

[28] Chen S, Bian Q, Wang P, *et al*. Photo, pH and redox multi-responsive nanogels for drug delivery and fluorescence cell imaging [J] . Polymer Chemistry, 2017, 8 (39): 6150-6157.

[29] Karimi M, Mirshekari H, Aliakbari M, *et al*. Smart mesoporous silica nanoparticles for controlled-release drug delivery [J] . Nanotechnology Reviews, 2016, 5 (2): 195-207.

[30] Zhao N N, Lin X Y, Zhang Q, *et al*. Redox-Triggered Gatekeeper-Enveloped Starlike Hollow Silica Nanoparticles for Intelligent Delivery Systems [J] . Small, 2015, 11 (48): 6467-6479.

[31] Jin Y, Yang Y, Duan W, *et al*. Synergistic and On-Demand Release of Ag-AMPs Loaded on Porous Silicon Nanocarriers for Antibacteria and Wound Healing [J].

ACS Applied Materials & Interfaces, 2021, 13 (14): 16127-16141.

[32] Chen C, Zheng P, Cao Z, *et al*. PEGylated hyperbranched polyphosphoester based nanocarriers for redox-responsive delivery of doxorubicin [J]. Biomater Sci, 2016, 4 (3): 412-417.

[33] Ding X, Jiang W, Dong L, *et al*. Redox-responsive magnetic nanovectors self-assembled from amphiphilic polymer and iron oxide nanoparticles for a remotely targeted delivery of paclitaxel [J]. J Mater Chem B, 2021, 9 (30): 6037-6043.

[34] Ye M Z, Han Y X, Tang J B, *et al*. A Tumor-Specific Cascade Amplification Drug Release Nanoparticle for Overcoming Multidrug Resistance in Cancers [J]. Advanced Materials, 2017, 29 (38): 1702342.

[35] Qiu G R, Liu X, Wang B R, *et al*. Ferrocene-containing amphiphilic polynorbornenes as biocompatible drug carriers [J]. Polymer Chemistry, 2019, 10 (20): 2527-2539.

[36] Liu J T, Li Y, Zhao M, *et al*. Redox-responsive hollow mesoporous silica nanoparticles constructed via host-guest interactions for controllable drug release [J]. Journal of Biomaterials Science-Polymer Edition, 2020, 31 (4): 472-490.

[37] Jiseob W, Yoonhee N, Won Il Choi, *et al*. Functional ferrocene polymer multilayer coatings for implantable medical devices: Biocompatible, antifouling, and ROS-sensitive controlled release of therapeutic drugs [J]. Acta Biomaterialia, 2021, 125: 242-252.

[38] Hailemeskel B Z, Addisu K D, Prasannan A, *et al*. Synthesis and characterization of diselenide linked poly (ethylene glycol) nanogel as multi-responsive drug carrier [J]. Applied Surface Science, 2018, 449: 15-22.

[39] Sun C X, Ji S B, Li F, *et al*. Diselenide-Containing Hyperbranched Polymer with Light-Induced Cytotoxicity [J]. ACS Applied Materials&Interfaces, 2017, 9 (15): 12924-12929.

[40] Tian Y F, Lei M, Yan L K, *et al*. Diselenide-crosslinked zwitterionic nanogels with dual redox-labile properties for controlled drug release [J]. Polymer Chemistry, 2020, 11 (13): 2360-2369.

[41] Zhou Y, Zhou C, Zou Y, *et al*. Multi pH-sensitive polymer-drug conjugate mixed micelles for efficient co-delivery of doxorubicin and curcumin to synergistically suppress tumor metastasis [J]. Biomaterials Science, 2020. 8 (18): 5029-5046.

[42] Kumar P, Liu B, Behl G. A Comprehensive Outlook of Synthetic Strategies and Applications of Redox-Responsive Nanogels in Drug Delivery [J]. Macromolecular Bioscience, 2019, 19 (8): 1900071.

[43] Li D D, Zhang R H, Liu G T, *et al*. Redox-Responsive Self-Assembled Nanoparti-

cles for Cancer Therapy [J] . Advanced Healthcare Materials，2020，9 (20)：2000605.

[44] Liang J，Xuan M S，Wu W L，*et al*. GSH-responsive nanofibrous prodrug formed by a short naphthylacetic acid-terminated peptide for 6-mercaptopurine delivery [J]. Journal of Drug Delivery Science and Technology，2021，65 (1)：102691.